人体基础与健康维护

余绍明　曹子鹏　孙　力　编著

西北大学出版社
·西安·

图书在版编目（CIP）数据

人体基础与健康维护／余绍明，曹子鹏，孙力编著. — 西安：
西北大学出版社，2024.1

ISBN 978 - 7 - 5604 - 5325 - 5

Ⅰ. ①人… Ⅱ. ①余… ②曹… ③孙… Ⅲ. ①人体生理学
Ⅳ. ①R33

中国国家版本馆 CIP 数据核字（2024）第 019670 号

人体基础与健康维护

编 著	余绍明 曹子鹏 孙 力	
出版发行	西北大学出版社	
邮 编	710069	
电 话	029 - 88302590	
网 址	http：//nwupress. nwu. edu. cn	
电子邮箱	xdpress@ nwu. edu. cn	
经 销	全国新华书店	
印 装	陕西瑞升印务有限公司	
开 本	787mm×1092mm 1/16	
印 张	26	
字 数	425 千字	
版 次	2024 年 1 月第 1 版 2024 年 1 月第 1 次印刷	
书 号	ISBN 978 - 7 - 5604 - 5325 - 5	
定 价	86. 00 元	

如有印装质量问题，请与西北大学出版社联系调换。
电话 029 - 88302966

前　言

在当今社会，健康被越来越多的人视为生活的核心。人们逐渐认识到，健康不仅仅是没有疾病，而是良好身体、心理和社会关系的综合体现。《人体基础与健康维护》一书旨在帮助读者对人体形成较全面的理解，引导大家了解自己的身体，掌握健康维护的基本知识，为自己和家人的健康保驾护航。希望通过这本书，开启广大读者对人体奥秘的探索之旅。

人体由许多复杂而又精妙的系统组成，包括运动、循环、呼吸、神经和内分泌等，这些系统相互关联、相互影响，共同维持着我们的生命活动，是人体健康的基石。通过了解人体结构的基本知识，读者能够更好地理解人体系统的运作机制，以及它们是如何共同维持人体生命活动的。人体健康状况受到多种因素的影响，包括遗传、环境、生活方式、心理状态、社会支持等，理解这些因素并学会管理它们是维护健康的关键。健康维护需要遵循一些基本原则，包括均衡饮食、适量运动、规律作息、避免不良的生活习惯等。除了身体健康，心理健康也同等重要，保持心理健康需要我们学会管理情绪、减轻压力、寻找内心的平静与满足感。

本书分七篇三十章。第一篇介绍人体的基本结构与主要功能，作为了解健康维护知识的基础。第二篇介绍人体的基本物质需要，包括空气、水和食物营养素的作用、特点及人体需要量。第三篇介绍常见口腔疾病的病因、临床表现和预防。人们应从出生开始就重视口腔保健，可极大地提高生活质量和幸福感。第四篇介绍危害人类健康的重大疾病，特别是严重并发症。加强预防可最大限度地避免或减少其发生。第五篇介绍心理学基础与心理健康维护。心理健康是当前人们应该重视的问题。第六篇介绍人体免疫与遗传疾病。许多免疫和遗传疾病尚无有效的治疗手段，提前预防截断传播是最有效的措施。第七篇介绍医院常用诊疗仪器和健康指数，以及常见检验指标的正常值，便于读者参考和随时查阅。在撰写本书的过程中，编者尽量将人体健康知识用通俗易懂的语言表述出来，以使读者获得良好的阅读体验。希望本书能够成为大家学习健康知识、探索生命奥秘的良师益友。

最后，要感谢为本书付出辛勤劳动的西北大学出版社医学编辑部各位工作人员。同时，希望广大读者能够积极反馈，提出宝贵的意见和建议，共同为传播健康知识贡献力量。由于编者水平有限，不足之处与错误在所难免，敬请读者给予批评指正，特此致谢。

让我们一起走进《人体基础与健康维护》的世界，探索生命的奥秘，感受健康的魅力！

编　者

2023 年 8 月

目　录

第二篇　人体营养需要

第三篇　口腔常见疾病与健康维护

第四篇　人体常见重大疾病与预防

第五篇　人体心理学基础与心理健康维护

第六篇　人体免疫和遗传病的预防

第七篇　人体组织与器官检查

第一篇

人体基础

　　构成人体的最基本结构和功能单位是细胞。人体大约有 10^{14} 个细胞，按其功能可分为 200 余种。每一种细胞主要执行一种特定的功能，有的细胞也可执行多种功能。细胞的结构由三部分组成，即细胞膜、细胞质和细胞核。细胞膜有保护细胞，维持细胞内部稳定性，控制细胞内外物质交换的作用。细胞质是细胞新陈代谢的中心。细胞核内有核仁和染色质，染色质含有核酸和蛋白质，核酸是控制生物遗传的物质。不同的细胞群构成了各种组织，分为四类，即上皮组织、神经组织、肌组织和结缔组织。上皮组织又可分为被覆上皮、腺上皮和感觉上皮。神经组织则由神经元和神经胶质细胞构成，具有高度的感应性和传导性。肌组织由肌细胞组成，分为骨骼肌、平滑肌和心肌。结缔组织由细胞、细胞间质和纤维构成，广泛分布于体内，如纤维性的肌腱、韧带、筋膜，固体状的软骨和骨，流体状的血液等。结缔组织主要起着支持、连接、营养和保护等多种功能。组织是构成器官的基本成分，按组织排序结合，组成具有一定形态并完成相应生理功能的结构，称为器官。各器官联系起来，成为能完成一系列连续生理机能的体系，称为系统。如由口腔、咽、食管、胃、小肠、大肠、肛门以及肝、胆、胰等一系列器官联系起来，共同完成食物的消化和吸收，组成了消化系统。组成人体的还有运动、呼吸、循环、神经、泌尿、生殖、内分泌系统和感觉器。

　　各系统生理功能的正常运行，主要通过神经、体液和自身调节三种方式进行调控。它们的调节活动既可以单独存在、独立完成，也可相互配合，协同完成，保证了人体生理功能的正常运行。神经调节，机体许多生理功能是由神经系统的活动调节完成的，反射是神经调节的基本形式。它由五个基本成分组成，即感受器、传入神经、中枢、传出神经和效应器。神经反射的特点是反应迅速、起作用快、调节精确。通常神经反射包括非条件反射和条件反射。非条件反射是与生俱来的，其反射中枢基本位于大脑皮质以下较低部位，反射弧相对固定，是生物体进化的产物。然而，机体更多的反射活动是通过后天学习获得的条件反射。条件反射是建立在非条件反射基础上的，是人或高等动物在生活过程中根据不同环境条件和体验建立起来的。体液调节，是机体的某些组织细胞所分泌的特殊的化学物质，通过体液途径到达并作用于靶细胞上的相应受体，影响靶细胞生理活动的一种调节方式。人体内也有很多内分泌腺的活动接受来自神经和体液的双重调节，称为神经－体液调节。与神经调节相比，体液调节是一种较为原始的调节方式，其作用缓慢而持久，作用面较广泛，调节方式相对恒定，它对人体生命活动的调节和自身稳态的维持起着十分重要的作用。自身调节，是某些细胞或组织器官凭借本身内在特性，不依赖神经调节和体液调节，对内环境变化产生特定适应性反应的过程。自身调节的特点是调节强度较弱，影响范围小，灵敏度较低，调节常局限于某些器官或组织细胞内，但对于该器官或组织细胞生理活动的功能调节仍然具有一定的意义。人体的构成、功能、新陈代谢与调节都十分复杂，正确认识人体生命活动规律的特征，是做好机体健康维护的基础。

第一章　运动系统

　　运动系统由骨、骨连结和骨骼肌组成，占成人体重的 60% ~ 70%。骨以不同形式连结在一起，并为骨骼肌提供附着点。在神经的支配下，肌肉收缩牵拉所附着的骨，以可动的骨连结为枢纽，产生杠杆运动。

　　运动系统的主要功能是运动。人的运动十分复杂，即使是一个简单的运动，往往也需有多块肌肉参加。第二个功能是支持，即构成人体体型、支撑体重和内部器官以及维持体姿。第三个功能是保护，以防止颅腔、胸腔、腹腔等腔内重要器官受外力冲击，减缓震荡、损伤等作用。

第一节　骨

一、人体骨骼

　　1. 颅面骨 (craniofacial bone)　颅骨共 23 块 (中耳内的 3 对听小骨未计入)，其中脑颅骨 8 块，成对的为颞骨和顶骨，不成对的有额骨、筛骨、蝶骨和枕骨。颅骨以眶上缘、外耳门上缘和枕外隆突的连线为界，上部是脑颅骨，下部为面颅骨。面骨 15 块，成对的有上颌骨、腭骨、颧骨、鼻骨、泪骨及下鼻甲。不成对的是犁骨、下颌骨和舌骨。面颅骨连接构成眼眶、鼻腔和口腔的骨性支架。

　　2. 躯体骨 (somatic bone)　躯体骨包括躯干骨和附肢骨。躯干骨共51 块。其中椎骨 24 块、骶骨 1 块、尾骨 1 块、胸骨 1 块和肋骨 12 对。分别参与构成脊柱、骨性胸廓和盆骨。幼年时椎骨为 32 或 33 块，分为颈椎 7 块、胸椎 12 块、腰椎 5 块、骶椎 5 块、尾椎 3 ~ 4 块。成年后 5块骶椎融合成骶骨，3 ~ 4 块尾椎融合成尾骨。附肢骨包括上肢骨和下肢骨。上肢骨每侧 32 块，共 64 块。下肢骨每侧 31 块，共 62 块。

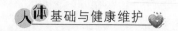

二、骨的结构

骨以骨质为基础，表面覆盖以骨膜，内部充以骨髓，分布于骨的血管、神经，先进入骨膜，然后穿入骨质再进入骨髓。

1. 骨质（bone substance）　骨质由骨组织构成。骨组织含大量钙化的细胞间质和多种细胞——骨细胞、骨原细胞、成骨细胞和破骨细胞。骨细胞数量最多，位于骨质内，其余的则位于骨质靠近骨膜的边缘部。骨质由于结构不同可分为两种：一种由多层紧密排列的骨板构成，叫作骨密质；另一种由薄骨板即骨小梁互相交织构成立体的网，呈海绵状，叫作骨松质。骨密质质地致密，抗压抗扭曲性很强，而骨松质则按力的一定方向排列，虽质地疏松但却体现出既轻便又坚固的性能，符合以最少的原料发挥最大功效的构筑原则。不同形态的骨，由于其功能侧重点不同，在骨密质和骨松质的配布上也呈现出各自的特色。以保护功能为主的扁骨，其内外两面是薄层的骨密质，叫作内板和外板，中间镶夹着骨松质，叫作板障。骨髓即充填于骨松质的网眼中。以支持功能为主的短骨和长骨的骨骺，外周是薄层的骨密质，内部为大量的骨松质。骨小梁的排列显示两个基本方向，一是与重力方向一致，叫作压力曲线；另一则与重力线相对抗而适应于肌肉的拉力，叫作张力曲线。二者构成最有效的承担重力的力学系统。以运动功能见长的长管状骨骨干，则有较厚的骨密质，向两端逐渐变薄而与骨骺的薄层骨密质相续，在靠近骨骺处，内部有骨松质充填，但骨干的大部分骨松质甚少，中央形成大的骨髓腔。在承力过程中，长骨骨干的骨密质与骨骺的骨松质和相邻骨的压力曲线，共同构成与压力方向一致的统一功能系统。

2. 骨膜（periosteum）　骨膜由致密结缔组织构成，被覆于除关节面以外的骨质表面，并有许多纤维束伸入骨质内。此外，附着于骨的肌腱、韧带在附着部位都与骨膜编织在一起。因而骨膜与骨质结合甚为牢固。骨膜富含血管、神经，通过骨质的滋养孔分布于骨质和骨髓。骨髓腔和骨松质的网眼也衬着一层菲薄的结缔组织膜，叫作骨内膜。骨膜的内层和骨内膜有分化成骨细胞和破骨细胞的能力，以形成新骨质和破坏、改造已生成的骨质，所以对骨的发生、生长、修复等具有重要作用。老年人骨膜变薄，成骨细胞和破骨细胞的分化能力减弱，因而骨的修复机能减退。

3. 骨髓(bone marrow)　骨髓是柔软的富于血管的造血组织，隶属于结缔组织，存在于长骨骨髓腔及各种骨的骨松质网眼中。在胚胎时期和婴幼儿，所有骨髓均有造血功能，由于含有丰富的血液，肉眼观呈红色，故名红骨髓。约从六岁起，长骨骨髓腔内的骨髓逐渐为脂肪组织所代替，变为黄红色且失去了造血功能，叫作黄骨髓。所以成人的红骨髓仅存于骨松质网眼中。

第二节　骨连结

骨连结是指人体骨和骨之间借助于结缔组织、软骨或骨连结起来。从连结形式上可分为直接连结(不动连结)和间接连结(可动连结，关节)两种。

一、直接连结

1. 韧带连结(syndesmosis)　两骨之间靠结缔组织直接连结的叫韧带连结。韧带(ligament)多呈膜状、扁带状或束状，由致密结缔组织构成。肉眼观呈白色，有光泽，附着于骨的地方与骨膜编织在一起，很难剥除，有的韧带由弹性结缔组织构成，肉眼观呈淡黄色，叫作黄韧带(如项韧带)。一般的韧带连结允许两骨间有极微的动度。但有些骨与骨之间，两直线缘相对或互以齿状缘相嵌，中间有少量结缔组织纤维穿入两侧的骨质中，使连结极为紧密，叫作缝，如颅骨的冠状缝和人字缝。

2. 软骨结合(synchondrosis)　相邻两骨之间以软骨相连结叫软骨结合。软骨组织属结缔组织的一种，呈固态有弹性，由大量的软骨细胞和间质构成，由于间质的成分不同，又有透明软骨、纤维软骨和弹力软骨的区分。第一肋骨连于胸骨的软骨属透明软骨，而相邻椎骨椎体之间的椎间盘则由纤维软骨构成。由于软骨具有一定弹性，所以能做轻微的活动。有的软骨结合保持终生，而大部分软骨结合在发育过程中骨化变为骨结合。

3. 骨结合 (osseointegration)　由软骨结合经骨化演变而成, 完全不能活动, 如 5 块骶椎以骨结合融为 1 块骶骨。

二、间接连结——关节

1. 关节 (joint)　关节一般由相邻接的两骨相对形成, 如由 3 块以上的骨参加构成的叫作复关节。关节的基本构成为两骨相对的骨面, 上覆以软骨形成关节面。周围包以结缔组织的被囊称为关节囊, 囊腔内含有少量滑液。

2. 关节面 (articular surface)　构成关节两骨的相对面叫作关节面, 一般是一凸一凹互相适应。凸的叫作关节头, 凹的称为关节窝。关节面为关节软骨所被覆, 除少数关节 (胸锁关节、颞下颌关节) 的关节软骨是纤维软骨外, 其余均为透明软骨。关节软骨使关节头和关节窝的形态更为适应, 其表面光滑, 面间有少许滑液, 摩擦系数小于冰面, 故使运动更加灵活, 且由于软骨具有弹性, 因而可承受负荷和减缓震荡。关节软骨无血管和神经分布, 由滑液和关节囊滑膜层血管渗透供给营养。

3. 关节囊 (articular capsule)　关节囊包在关节的周围, 两端附着于与关节面周缘相邻的骨面。关节囊可分为外表的纤维层和内面的滑膜层。纤维层由致密结缔组织构成, 其厚薄、松紧随关节的部位和运动的情况而不同, 此层有丰富的血管、神经和淋巴管分布。滑膜层薄而柔润, 其构成以薄层疏松结缔组织为基础, 内面衬以单层扁平上皮, 周缘与关节软骨相连续。滑膜上皮可分泌滑液, 滑液是透明蛋清样液体, 略呈碱性, 除具润滑作用外, 还是关节软骨和关节盘等进行物质代谢的媒介。

4. 关节腔 (articular cavity)　关节腔由关节囊滑膜层和关节软骨共同围成, 含少量滑液, 呈密闭的负压状态, 这种结构也体现了关节运动灵活性与稳固性的统一。

三、关节的辅助结构

1. 韧带 (ligament)　韧带由致密结缔组织构成, 呈扁带状、圆束状或膜状, 一般多与关节囊相连, 形成关节囊局部特别增厚的部分, 有的则独立存在。韧带的附着部与骨膜或关节囊相编织。韧带的主要功能是限制关节的运动幅度，增强关节的稳固性，其次是为肌肉或肌腱提供附着点，有的韧带如膝关节的髌韧带本身就是由肌腱延续而成的。此外尚有一些韧带位于关节内，叫关节（囊）内韧带，如股骨头圆韧带、膝交叉韧带等，它们的周围都围以滑膜层。

2. 关节盘（articular disc） 一些关节的关节腔内生有纤维软骨板，叫作关节盘。盘的周缘附着于关节囊，关节盘将关节腔分隔为上、下两部。它的作用是使关节头和关节窝更加适应，关节运动可分别在上、下关节腔进行，从而增加了运动的灵活性和多样化。此外它也具有缓冲震荡的作用。膝关节内的关节盘不完整，是两片半月形的软骨片，叫作半月板，其功能与关节盘相似。

3. 关节唇（articular labrum） 关节唇是由纤维软骨构成的环，围在关节窝的周缘，以加深关节窝，增加关节的稳固性。

4. 滑膜襞（plica synovialis） 滑膜襞是滑膜层突入关节腔所形成的皱襞。如襞内含脂肪组织则形成滑膜脂肪襞或脂垫。滑膜襞增大了滑膜的表面积，利于滑液的分泌和吸收。另外，在关节（尤其是负重较大的）运动时，起缓和冲撞和震荡的作用。

第三节 骨骼肌

一、肌的组成

1. 头颈肌（muscles of head and neck） 头颈肌由头肌和颈肌组成。头肌分为面肌和咀嚼肌；颈肌分为颈浅肌与颈外侧肌、颈前肌和颈深肌。

（1）头肌（muscle of head）：面肌由枕额肌、眼轮匝肌、口轮匝肌、提上唇肌、提口角肌、颧肌、降口角肌、降下唇肌、颊肌和鼻肌组成。面肌分布于面部口、眼、鼻等周围，有闭合和开大上述孔裂的作用，同时牵动面部皮肤而显示喜、怒、哀、乐等各种表情，故面肌又称表情肌；咀嚼肌由咬肌、颞肌、翼内肌和翼外肌组成，主要参与咬合功能。

（2）颈肌（cervical muscle）：颈浅肌和颈外侧肌由颈阔肌和胸锁乳突肌组成。颈前肌由二腹肌、下颌舌骨肌、茎突舌骨肌、颏舌骨肌、胸骨舌骨肌、肩胛舌骨肌、胸骨甲状肌和甲状舌骨肌组成。颈深肌由前斜角肌、中斜角肌和后斜角肌组成。

2. 躯干肌(trunk muscle) 躯干肌由背肌、胸肌和腹肌组成。背肌分为背浅肌与背深肌。背浅肌由斜方肌、背阔肌、肩胛提肌、菱形肌组成。背深肌由竖脊肌和夹肌组成。胸肌分为胸上肢肌和胸固有肌。胸固有肌参与构成胸壁。胸上肢肌包括胸大肌、胸小肌、前锯肌;胸固有肌包括肋间外肌、肋间内肌、肋间最内肌和胸横肌。另外,胸腔内下部与腹腔相隔的肌为膈肌。

腹肌参与腹壁的组成,分为前外侧群和后群两部分。前外侧群有腹外斜肌、腹内斜肌、腹横肌和腹直肌。后群有腰大肌、腰方肌。

3. 附肢肌(appendicular muscles) 附肢肌由上肢肌和下肢肌组成。上肢肌分为上肢带肌、臂肌、前臂肌、手肌。臂肌前群为屈肌,后群为伸肌。前臂肌分为前屈肌和后伸肌两群。手肌分为外侧、中间和内侧三群。下肢肌分为髋肌、大腿肌、小腿肌和足肌。髋肌分为前、后两群。大腿肌分为前群、后群和内侧群。小腿肌分为前群、后群和外侧群。足肌分为足背肌和足底肌。

二、肌的结构

人体肌(human muscle)分为心肌、平滑肌和骨骼肌。心肌组成心壁,平滑肌主要分布于内脏中的中空性器官和血管壁。心肌与平滑肌不直接受人的意志支配。

运动系统的肌肉属于横纹肌,由于绝大部分附着于骨,故又名骨骼肌(skeletal muscle)。每块肌肉都是具有一定形态、结构和功能的器官,有丰富的血管、淋巴分布,在躯体神经支配下收缩或舒张,进行随意运动。肌肉具有一定的弹性,被拉长后,当拉力解除时可自动恢复到原来的状态。肌肉的弹性可以减缓外力对人体的冲击。肌肉内还有感受本身体位和状态的感受器,可不断将冲动传向中枢,反射性地保持肌肉的紧张度,以维持体姿和保障运动时的协调。

人体肌肉众多,但基本结构相似。一块典型的肌肉,可分为中间部的肌腹和两端的肌腱。肌腹(muscle belly)是肌的主体部分,由横纹肌纤维组成的肌束聚集构成,色红,柔软有收缩能力。肌腱(tendon)呈索条或扁带状，由平行的胶原纤维束构成，色白，有光泽，但无收缩能力，腱附着于骨处与骨膜牢固地编织在一起。阔肌的肌腹和肌腱都呈膜状，其肌腱叫作腱膜（aponeurosis）。肌腹的表面包以结缔组织性外膜，向两端则与肌腱组织融合在一起。

肌的形态各异，有长肌、短肌、阔肌、轮匝肌等基本类型。长肌多见于四肢，主要为梭形或扁带状，肌束的排列与肌的长轴相一致，收缩的幅度大，可产生大幅度的运动，但由于其横截面肌束的数目相对较少，故收缩力也较小；另有一些肌有长的腱，肌束斜行排列于腱的两侧，酷似羽毛，名为羽状肌（如股直肌），或斜行排列于腱的一侧，叫半羽状肌（如半膜肌、拇长屈肌）。这些肌肉的生理横断面肌束的数量大大超过梭形或带形肌，故收缩力较大，但由于肌束短，所以运动的幅度小。短肌多见于手、足和椎间。阔肌多位于躯干，组成体腔的壁。轮匝肌则围绕于眼、口等开口部位。

三、肌的辅助结构

1. 筋膜（fascia） 筋膜可分为浅、深两层。

（1）浅筋膜（superficial fascia）：为分布于全身皮下层深部的纤维层，它由疏松结缔组织构成。

（2）深筋膜（profundal fascia）：又叫固有筋膜，由致密结缔组织构成，遍布全身，包裹肌肉、血管神经束和内脏器官。深筋膜除包被于肌肉的表面外，当肌肉分层时，深筋膜也分层。在四肢，由于运动较剧烈，深筋膜特别发达，且厚而坚韧，并向内伸入直抵骨膜，形成筋膜鞘将作用不同的肌群分隔开，叫作肌间隔。在体腔肌肉的内面，也衬以深筋膜，如胸内、腹内和盆内筋膜等，甚而包在一些器官的周围，构成脏器筋膜。一些大的血管和神经干在肌肉间穿行时，深筋膜也包绕它们，形成血管鞘。筋膜的发育与肌肉的发达程度相伴行，肌肉越发达，筋膜的发育也愈好，如大腿部股四头肌表面的阔筋膜，厚而坚韧。筋膜除对肌肉和其他器官具有保护作用外，还对肌肉起约束作用，保证肌群或单块肌的独立活动。在手腕及足踝部，深筋膜增厚形成韧带并伸入深部分隔成若干隧道，以约束深面通过的肌腱。在筋膜分层的部位，筋膜之间的间隙充以疏松结缔组织，叫作筋膜间隙，正常情况下这种疏松的联系保证了肌肉的运动，炎症时，筋膜间隙往往成为脓液的蓄积处，一方面限制了炎症的扩散，一方面脓液可顺筋膜间隙蔓延。

（3）腱鞘（tendon sheath）：腱鞘是包围在肌腱外面的鞘管，位于活动性较大的部位，如腕、手指、踝和足趾等处。腱鞘分为纤维层和滑膜层，纤维层是腱鞘外层，起滑车和约束肌腱的作用。滑膜层位于腱纤维鞘内，是由滑膜构成的双层圆形鞘，其内层包在肌腱表面，称为脏层，外层紧贴在纤维层的内面和骨面，称为壁层，两层间形成腔隙，内含少量滑液，使肌腱能在鞘内滑动。当腱鞘受损时，产生疼痛并影响肌腱的滑动，称为腱鞘炎。

2. 滑液囊（synovial bursa） 在一些肌肉抵止腱和骨面之间，生有结缔组织小囊，壁薄，内含滑液，叫作滑液囊。其功能是减小肌腱与骨面的摩擦。滑液囊有的是独立封闭的，有的与邻近的关节腔相通，可视为关节囊滑膜层的突出物。

第二章　消化系统

消化系统(digestive system)由消化管和消化腺两大部分组成。消化管包括口腔、咽、食管、胃、小肠(十二指肠、空肠、回肠)和大肠(盲肠、阑尾、结肠、直肠、肛管)等部。临床上常把口腔到十二指肠的这一段称上消化道,空肠及以下的部分称下消化道。消化腺有小消化腺和大消化腺两种。小消化腺分布于消化管各部的管壁内,大消化腺有三对唾液腺(腮腺、下颌下腺、舌下腺)、肝脏和胰脏。

消化系统的基本生理功能是摄取、转运、消化食物和吸收营养,排泄废物,这些生理功能的完成有利于整个胃肠道协调的生理活动。食物的消化和吸收,供给机体所需的物质和能量,食物中的营养物质除维生素、水和无机盐可以被直接吸收利用外,蛋白质、脂肪和糖类等物质均不能被机体直接吸收利用,需在消化管内被分解为结构简单的小分子物质,才能被吸收利用。食物在消化管内被分解成结构简单、可被吸收的小分子物质的过程就称为消化。这种小分子物质透过消化管黏膜上皮细胞进入血液和淋巴液的过程就是吸收。对于未被吸收的残渣部分,消化道则通过大肠以粪便形式排出体外。

消化过程分为物理性(机械性)消化和化学性消化两种。就对食物进行化学分解而言,由消化腺所分泌的各种消化液,将复杂的各种营养物质分解为肠壁可以吸收的简单的化合物,如糖类分解为单糖,蛋白质分解为氨基酸,脂类分解为甘油及脂肪酸,这些分解后的营养物质被小肠(主要是空肠)吸收进入血液和淋巴液。这种消化过程叫化学性消化。机械性消化和化学性消化同时进行,共同完成消化过程。

第一节 口腔、咽和食管

一、口腔、咽和食管的结构

1. 口腔(oral cavity) 口腔由唇、颊、腭、牙、舌、口底和唾液腺(包括腮腺、下颌下腺和舌下腺，腺管开口于口腔)组成，后经咽门与口咽部相延续。

2. 咽(pharynx) 咽是呼吸道和消化道的共同通道，长12~14cm。咽依据与鼻腔、口腔和喉等的通路，可分为鼻咽、口咽、喉咽。咽与食管相通。

3. 食管(esophagus) 食管是一长条形的肌性管道，全长25~30cm。食管有三个狭窄部，第一个位于食管入口，即咽与食管的交接处；第二个位于左支气管跨越食管的部位；第三个是食管通过膈肌的裂孔处。三个狭窄部易滞留异物，也是食管癌的好发部位。

二、口腔、咽和食管的功能

1. 口腔 口腔主要具有咀嚼、吞咽、言语、消化和感觉(味觉、触压觉、温度觉和痛觉)等功能。人出生后6周至2岁左右萌出20颗乳牙，6~13岁逐渐更换为28颗恒牙，17~25岁萌出最后4颗第三磨牙(俗称智齿)。牙齿的食物研磨功能在物理性消化中起到重要作用。健全的口腔器官是语音功能的基础，其良好的协调作用保证了食物的研磨。正常成人每天的唾液分泌量为1000~1500mL，唾液内的淀粉酶能将食物中的淀粉分解成麦芽糖而有利于消化；唾液中的溶菌酶和免疫球蛋白A可溶解某些细菌及减少变形链球菌在牙面的聚集。口腔为人体多种感觉较为集中的部位，除具有一般的痛觉、温度觉、触觉和压觉外，还具有特殊的味觉功能，舌体表面的味蕾起着主要作用；软腭的舌面、会厌等也参与味觉感受。味觉的改变受多种因素的影响，如年龄、精神和心理、局部与全身疾病、内分泌的变化等，食物在20~30℃时味觉的敏感度最高。

2. 吞咽　吞咽是一种复杂的反射活动，它将食团从口腔经咽、食管输入胃内。吞咽除了是消化系统功能活动的重要组成部分外，对儿童口、颌、面的生长发育也起着不可缺少的作用。

3. 食管　食管是一条内覆有黏膜层的薄的肌肉管道，上连咽部，下连胃。食物在食管内的推进，是靠肌肉有节律的收缩和松弛挤压食团，送入胃内。食管还有防止呼吸时空气进入食管，以及阻止胃内容物逆流入食管的作用。

第二节　胃

一、胃的结构

胃（stomach）上连食管，下续十二指肠。胃空虚时略呈管状，高度充盈时呈球囊形。胃的近端与食管连接处是胃的入口，称贲门。胃的远端接续十二指肠处，是胃的出口，称幽门。胃的大部分称胃体，胃体下界与幽门间的部分称幽门部。幽门部邻近幽门段长 2～3cm 为幽门管，幽门部与胃体连续段为幽门窦。幽门窦常位于胃的最低部分，胃溃疡和胃癌多发生于胃的幽门窦近胃小弯处。

二、胃的功能

成人的胃容量为 1500～2000mL，食物在胃内经化学性及机械性消化成为食糜，并以一定速度向十二指肠排出。一般食物入胃后 5 分钟即有部分食糜排入十二指肠。总体而言，流体食物比稠的固体食物排空快，颗粒小的食物比大块食物排空快。在食物的分类中，糖类排空最快，蛋白质次之，脂肪类排空最慢，混合食物由胃完全排空需 4～6小时。

胃黏膜内含有外分泌腺，即贲门腺（位于贲门部）分泌黏液，泌酸腺（位于胃体和胃底）分泌盐酸、胃蛋白酶原和黏液，幽门腺（位于幽门部）分泌碱性黏液。进食是胃分泌的自然刺激，通过神经和体液因素进行调节。

胃内的化学性消化是由胃的分泌腺分泌的消化液发生作用的。正常成人每日分泌胃液量为 1.5～2.5L，其 pH 为 0.9～1.5，为无色液体。胃的机械性消化是当食物进入胃内后，胃壁肌规律地蠕动而将食物进一步磨碎。

第三节　肝和胰腺

一、肝的构成

肝大部分位于右季肋区和腹上区，小部分位于左季肋区。肝的前面大部分被肋所掩盖，仅在腹上区的左、右肋弓之间有一小部分露出于剑突之下，直接与腹前壁相接触。我国成年人肝（liver）的大小：长度（左右径）约 258mm×宽（上下径）约 152mm×厚（前后径）约 58mm。重量：男性为 1154～1447g，女性为 1029～1379g。肝分为左右两叶，肝左叶小而薄，肝右叶大而厚。两叶间的腹右侧有一宽而浅的纵沟称胆囊窝，胆囊位于此处。胆囊是储存和浓缩胆汁的囊状器官，呈梨形，长 8～12cm，宽 3～5cm，容量 40～60mL。

二、肝的功能

1. 分泌和排泄胆汁　肝细胞不断分泌胆汁，经肝内外胆道系统输送到十二指肠，成人每天分泌胆汁 800～1000mL，胆汁的 pH 约 7.4。在非消化期间，胆汁大部分流入胆囊内储存，储存的胆汁可浓缩 4～10 倍，在进食时胆汁排入肠道内消化食物。胆汁（bile）内除水分和钠、钾、钙、碳酸氢盐等无机成分外，其有机成分有胆汁酸、胆色素、脂肪酸、胆固醇、卵磷脂和粘蛋白等。胆汁酸与甘氨酸或牛磺酸结合形成的钠盐或钾盐称胆盐，它是胆汁参与消化和吸收的主要成分。肝能合成胆固醇，其中一半转化为胆汁酸，剩余的一半随胆汁排入小肠。

胆汁对脂肪的消化和吸收具有重要意义，胆汁中的胆盐、胆固醇和卵磷脂等都可作为乳化剂，使脂肪裂解为脂肪微滴，分散在肠腔内，增加了胰脂肪酸酶的作用面积，使其分解脂肪的速度加快。当胆盐达到一定浓度后，可聚合形成微胶颗粒。肠腔中脂肪的分解产物，如脂肪酸、甘油一酯等均可掺入到微胶粒中，形成水溶性复合物。因此，胆盐变成了不溶于水的脂肪分解产物。通过肠上皮表面静水层到达肠黏膜表面所必需的运载工具，对于脂肪消化产物的吸收有重要意义。胆汁通过促进分解产物的吸收，对脂溶性维生素(维生素A、D、E、K)的吸收也有促进作用。胆汁在十二指肠中可以中和一部分胃酸。胆盐在小肠内被吸收后通过静脉又回到肝脏，再组成胆汁分泌入肠。每次进餐后可进行2～3次肠肝循环，胆碱酶循环一次仅损失5%左右，返回肝的胆盐有刺激肝胆汁分泌的作用。

2. 机体的代谢合成 各种食物经消化道吸收以后，经过肝脏的分解代谢加工，形成糖的转化、蛋白质的合成、脂肪代谢等才能被人体利用。

3. 机体的解毒 外来或体内产生的有毒物质均要在肝内解毒，变为无毒的或溶解度大的物质，随胆汁或尿液排出体外。

4. 机体的凝血 几乎所有的凝血因子都由肝合成，肝在凝血与抗凝血这一动态平衡的调节中起着重要作用。

5. 机体的免疫 肝脏属于免疫系统的重要组成部分，其功能是可以吞噬、抵御、消灭各种入侵身体的病原微生物等。

三、胰的结构

胰(pancreas)位于上腹部，位置较深，前方有胃、横结肠和大网膜等组织遮盖。胰长17～20cm，宽3～5cm，厚1.5～2.5cm，重82～117g。胰的胰管与胆总管汇合开口于十二指肠。

胰是人体第二大消化腺，由外分泌部和内分泌部组成。外分泌部(腺细胞)分泌胰液，内含多种消化酶(如蛋白酶、脂肪酶及淀粉酶等)，有分解消化蛋白质、脂肪和糖类等作用。内分泌部即胰岛，散在分布于胰实质内，主要分泌胰岛素，可调节血糖浓度。

四、胰的功能

正常成人每日分泌胰液量为1～2L，胰液的pH为7.8～8.4。胰液由多种消化酶组成，种类达10余种，主要有碳水化合物水解酶(胰淀粉酶)、脂类水解酶(胰脂肪酶、辅脂酶)、蛋白质水解酶(胰蛋白酶、糜蛋白酶),胰蛋白酶和糜蛋白酶以不具备活性的酶原形式存在于胰液中。肠液中的肠致活酶可以激活胰蛋白酶元,使之变为具有活性的胰蛋白酶。此外,胃酸、胰蛋白酶本身,以及组织液也能使胰蛋白酶元激活。糜蛋白酶元可在胰蛋白酶作用下转为有活性的糜蛋白酶。当两者共同作用于蛋白时,则可消化蛋白质。胰液中含有三种主要营养物质的水解酶,是所有消化液中消化食物最全面、消化力最强的一种消化液。当胰腺分泌功能发生障碍时,会明显影响蛋白质和脂肪的消化吸收,但对糖的消化吸收影响不大。

第四节 小 肠

一、小肠的结构

小肠(small intestine)上端起至幽门,下端连续盲肠。成人小肠的长度为 5~7m,分为十二指肠、空肠和回肠三部分。十二指肠长约 25cm,呈"C"形包绕胰腺头,从肝胆发出的胆总管和从胰腺发出的胰管汇集一起开口于十二指肠。空肠和回肠上端起至十二指肠,下端连续盲肠。空肠和回肠的形态结构不完全一致,但二者无明显界线,空肠与回肠的长度分别占 2/5 和 3/5。

二、小肠的功能

小肠内的十二指肠黏膜下层中的肠腺能分泌碱性液体,其黏度高,主要功能是保护十二指肠上皮不被胃酸侵蚀。分布于全部小肠黏膜内的小肠腺是分泌肠液的主要部分,成人每日分泌量为 1~3L,肠液的 pH 约为 7.6。大量的肠液可稀释消化产物,有利于吸收的进行。小肠液分泌后又很快被绒毛重吸收。这种液体交流为小肠内营养物质的吸收提供了媒介。

当胃内的食糜进入小肠后,机械和化学刺激作用于肠壁感受器引起小肠蠕动,随着食糜的推进,蠕动呈分节运动。通常,食糜从幽门到回肠瓣历时 3～8 小时。小肠运动还受交感神经、体液因素的调节。小肠内消化是整个消化过程中最重要的阶段，此阶段的食糜受到胰液、胆汁和小肠液的化学性消化以及小肠运动的机械性消化，消化过程基本完成。

第五节　大　肠

一、大肠的结构

大肠(large intestine)是消化管的下段，全长约 1.5m，全程围绕于空、回肠的周围，为盲肠、阑尾、结肠、直肠和肛管五部分。盲肠是大肠的起始部，长 6～8cm。阑尾是附属于盲肠的一段肠管，一般长 6～8cm，特殊短者仅为一痕迹，长者可达 30cm。阑尾的外径为 0.5～1.0cm。结肠位于盲肠与直肠之间，包绕于空、回肠周围，分为升结肠(约 15cm)、横结肠(50cm)、降结肠(20cm)、乙状结肠(45cm)。直肠长为 10～14cm。肛管是消化管的终端，长 3～4cm，下端终于肛门。肛管由肛门括约肌所包绕，平时处于收缩状态，有控制排便的作用。

二、大肠的功能

大肠黏膜分泌的大肠液，富含黏液蛋白和碳酸氢盐，起到保护肠黏膜和润滑粪便的作用。大肠的主要功能是吸收水和电解质，参与机体对水和电解质的平衡调节。吸收由结肠内微生物产生的 B 族维生素和维生素 K。完成对食物残渣的加工，形成并暂时储存粪便。食物残渣在大肠内停留时间一般在 10 小时以上。正常人的直肠内通常是没有粪便的，当肠蠕动将粪便推入直肠内，肠壁的感受器将信号传至初级排便中枢，同时上传到大脑皮质，引起便意和排便反射，但人的意识可加强或抑制排便。

第三章　呼吸系统

呼吸系统（respiratory system）包括呼吸道（鼻腔、咽、喉、气管、支气管）和肺。通常称鼻、咽、喉为上呼吸道，气管和各级支气管为下呼吸道。呼吸系统的主要功能是进行气体交换，即吸入氧气，排出体内的二氧化碳。

第一节　呼吸道

一、上呼吸道

鼻、咽、喉构成上呼吸道（upper respiratory tract）。鼻分为三部（外鼻、鼻腔和鼻旁窦）。外鼻以鼻骨和软骨为支架，外被皮肤、内覆黏膜。鼻腔被鼻中隔分为两半，两侧有上、中、下三个鼻甲。鼻旁窦是鼻腔周围颅面骨开口于鼻腔的含气空腔，内衬以黏膜。鼻旁窦分别位于额骨、筛骨、蝶骨和上颌骨内，称为额窦、筛窦、蝶窦和上颌窦。咽是气体进入下呼吸道的门户，也是食物通过的必经之路。喉由软骨和喉肌构成，表面由黏膜覆盖，会厌与声带是喉重要的组织结构。会厌在进食吞咽时为防止食物误入气道而关闭。声带则是重要的发音器官。

二、下呼吸道

气管（trachea）是连接喉与支气管之间的管道，成年男、女性气管平均长度分别是 10.31cm 和 9.71cm，直径 15～20mm。气管由软骨、平滑肌和结缔组织构成，气管软骨有 14～17 个，彼此借韧带相连。

支气管（bronchi）是由气管分出的各级分支，其中一级分支为左、右主支气管。右主支气管男性平均长 2.1cm，女性平均长 1.9cm；其外径男性 1.5cm，女性 1.4cm。左主支气管男性平均长 4.8cm，女性平均长 4.5cm；其外径男性平均 1.4cm，女性 1.3cm。左、右主支气管的特点是：前者常有 7~8 个软骨环，嵴下角大（气管中线与主支气管下缘间的夹角称嵴下角），斜行；后者常有 3~4 个软骨环，嵴下角小，走行较直。

下呼吸道（lower respiratory tract）从气管向下逐级分支，从主支气管到肺泡分为 24 级，每分一级其总面积比上一级大 20% 左右。下呼吸道又分为传导气管和呼吸区，传导气管由气管分支的前 16 级组成，包括气管、支气管、细支气管和终末细支气管。呼吸区是呼吸性细支气管（17~19 级）向肺泡过度的阶段，从第一级呼吸性细支气管起，管壁开始有部分肺泡，行使部分气体交换的功能。肺泡管（20~22 级）从终末呼吸性细支气管分出，一个终末呼吸性细支气管至少有 40 个肺泡管和囊。腺泡是终末细支气管以下肺的功能单位，由移行区与呼吸区肺组织构成，一个腺泡可包括 400 个肺泡和肺泡囊。

第二节　肺

肺（lung）位于胸腔内，纵隔将其分为左右两侧胸腔。人出生时肺呈淡红色，成人呈斑驳的深灰色。质地柔软似海绵状，富有弹性。肺的重量男性为 1000~1300g，女性为 800~1000g。两肺外形略有不同：右肺宽而短，分为上、中、下三叶；左肺狭而长，分为上、下两叶。

肺以支气管反复分支形成支气管树为基础，最后形成肺泡。支气管树内黏膜分布有腺体和细小纤毛。支气管各级分支之间以及肺泡之间都由结缔组织性的间质所充填，血管、淋巴管、神经等随支气管的分支分布在结缔组织内。

第三节　呼吸道和肺的功能

一、呼吸道的调节功能

呼吸道黏膜面积大，且具有丰富的毛细血管网及分泌黏液的细胞，可将吸入的空气加温加湿，到达咽部的气体相对湿度可达 80% 以上。进入肺内的空气的温湿度经调节后有利于肺换气。

二、呼吸道的防御功能

吸入的微粒经气管壁纤毛运动排斥清除。纤毛运动以约 1cm/min 的速度推动覆盖在细支气管、支气管和气管表面的黏液，被黏液黏附的许多吸入物，可通过这种方式被清除。对于能够抵达肺泡的足够小的颗粒则被肺泡巨噬细胞清除。呼吸道还具有重要的防御性反射。当喉、气管和支气管的黏膜受到机械性或化学性刺激时，可触发一系列反射效应，引起咳嗽反射。喷嚏反射类似于咳嗽反射，当刺激作用于鼻黏膜感受器时，便以喷嚏形式清除鼻腔中的刺激物。支气管树的各种腺体分泌物中含有抑菌和抗病毒物质，如溶菌酶、IgA 型抗体等，可起到局部免疫防护的作用。然而，呼吸道内分泌物过多或发生病理变化时可阻塞气管，造成肺部疾患。

三、呼吸道的发音功能

喉是重要的发音器官，发音时声带向中线移动，声门闭合，肺内呼出的气体冲击声带而产生振动形成声音。参与语音形成的除了鼻腔、鼻窦、咽腔、喉腔和胸腔外，还有嘴唇、牙齿和舌体，各发音器官在神经系统的作用下共同协调完成。

四、肺的交换氧气功能

肺是吸入新鲜氧气，排出体内二氧化碳的重要器官。呼吸的全过程包括：①外呼吸(肺通气和肺换气)。肺通气是指肺泡与外界环境之间的气体交换过程，肺换气则为肺泡与肺毛细血管血液之间的气体交换过程。②气体运输。是指氧和二氧化碳在血液中的运输，是衔接外呼吸和内呼吸的中间环节。③内呼吸。是指组织细胞与组织毛细血管之间的气体交换，以及组织细胞内的氧化代谢的过程。上述环节既相互衔接又同时进行。

正常成年人在安静状态下呼吸时，每次吸入或呼出的气量称为潮气量，为 400～600mL，呼吸频率 12～18 次/分。在平和吸气后再做最大吸气，称为补吸气量，为 1500～2000mL。当平和呼气之后再做最大呼气，称为补呼气量，为 900～1200mL。余气量是指最大呼气末尚存留于肺内不能再呼出的气量，为 1000～1500mL。临床上常用的肺活量检查，是在受检者尽力吸气后，从肺内所能呼出的最大气体量。它是潮气量、补吸气量与补呼气量之和。男性肺活量平均约为 3500mL，女性约为 2500mL。

肺换气的扩散速度与扩散面积成正比。正常成年人两肺的总扩散面积约 70m^2，在安静状态下，用于气体扩散的呼吸膜（肺泡－毛细血管膜）面积约 40m^2。因此肺有相当大的储备面积。

第四章　循环系统

　　循环系统(circulatory system)包括心血管系统和淋巴系统。心血管系统内循环流动的是血液，淋巴系统内流动的是淋巴液。淋巴液沿着一系列的淋巴管道向心流动，最终汇入静脉，因此淋巴系统也可认为是静脉系统的辅助部分。

　　心血管系统(cardiovascular system)中，心脏是血液循环的动力器官。动脉将心脏输出的血液运送到全身各器官，是离心的管道。静脉则把全身器官的血液带回心脏，是回心的管道。根据血液在心血管系统中的循环途径和功能的不同，又将血液循环分为体循环与肺循环两部分。体循环是指血液由左心室射出，经主动脉及其各级分支流向全身毛细血管网，然后流经小静脉、大静脉，汇集成上、下腔静脉，最后回流到右心房。在体循环中，血液把氧和营养物质运送到身体各组织，同时又把各部组织在新陈代谢中产生的二氧化碳和代谢产物运送到肺和排泄器官。肺循环是指血液由右心室射出，经肺动脉及各级分支，再经肺泡壁毛细血管网，最后由肺静脉回流到左心房。在肺循环中，血液中的二氧化碳经肺泡排出体外，而吸入肺内的氧则经肺泡进入血液，因此血液由静脉血变为动脉血。

第一节　心血管

一、心脏

　　心脏(heart)位于胸腔的纵隔内，约2/3位于正中线的左侧，1/3位于正中线的右侧，两侧与胸膜腔和肺相邻。前方对向胸骨体和第2~6肋软骨。成年男性正常心脏重量为284g±50g，女性为258g±49g。心脏由心内膜、心肌层和心外膜组成。心被心间隔分为左、右两半心，左、右半心又各分成左、右心房与左、右心室四个腔，同侧心房和心室借房室口相通。右心房与右心室之间的瓣膜称三尖瓣，左心房与左心室之间的瓣膜称二尖瓣。正常情况下，静脉通过上、下腔静脉汇入右心房，在右心室舒张的过程中，右心房和右心室之间的三尖瓣打开，血液即从右心房顺利地流入右心室中。在右心室充盈的末期，右心房也会收缩，帮助血液进一步地流入到右心室中。右心室与肺动脉相通，借肺动脉瓣相隔。左心房连接的是肺静脉，在肺泡毛细血管内和肺动脉里的静脉血，吸收氧气之后，交换二氧化碳变成动脉血，因此，肺静脉中流动的是动脉血。肺静脉的血液回流到左心房之后流经二尖瓣进入左心室，通过左心室的收缩搏出，经过主动脉瓣，血液被搏入主动脉，流经各级分支供给全身各器官。

二、心传导系

组成心肌的细胞分为普通心肌细胞和特殊心肌细胞。前者构成心房壁和心室壁的主要部分，主要功能是收缩；后者构成心传导系，位于心肌内，包括窦房结、结间束、房室结区、房室束、左束支、右束支和浦肯野纤维网（purkinje network），其具有自律性和传导性，能产生和传导兴奋，控制心的节律性活动。

三、心脏的血液供应

心脏本身的血供来源于主动脉发出的左、右冠状动脉，回流的静脉血大部分流入右心房。因心脏功能的重要地位，其血供占心输出量的4%~5%。

1. 左冠状动脉（left coronary artery） 左冠状动脉主干长 5 ~ 10mm，继续走行分出前室间支（前降支），在主干分叉处常发出对角支，供血于左室前壁、心尖、前乳头肌、右室前壁的一小部分、室间隔的前 2/3 以及心传导系的右束支和左束支的前半。旋支的主要分支为左旋支、左室后支、窦房结支、心房支、左房旋支，供血于心左缘及邻近的左室壁、左室膈面的外侧部，以及左房前壁、外侧壁和后壁。

2. 右冠状动脉（right coronary artery） 右冠状动脉分支有窦房结支、右缘支、后室间支、右旋支、右房支、房室结支，供应相应区域心肌。心脏的静脉分为浅、深静脉两个系统，浅静脉在心外膜下汇合，最终回流入右心房；深静脉起源于心肌层，多直接汇入右心房。

第二节　动　脉

由左心室发出的主动脉及各级分支运送的动脉血滋养全身各组织和

器官。各动脉支的分布遵循的基本规律：①动脉的配布与人体的结构相适应。②每一区域（如头颈、躯干、四肢）都有 1～2 条动脉干。③躯干部在结构上有体壁和内脏之分，动脉分布亦如此。④动脉常有静脉和神经伴行。⑤动脉在行程中多居于身体的屈侧、深而隐蔽的部位。⑥动脉多以最短的距离到达它所分布的器官。⑦动脉分布的形式与器官的形态有关。如胃、肠等，其动脉多先在器官外形成弓状的血管吻合，再分支进入器官内部。一些实质性器官如肝、肾等，动脉常从凹侧穿入，部位常称为"门"。⑧动脉的管径有时不完全取决于它所供血器官的大小，而与该器官的功能有关。如肾动脉的管径就大于肠系膜上的动脉，这与肾的泌尿功能有关。

一、肺循环动脉

来自全身回流的上、下腔静脉，经右心房→右心室→肺动脉（气体交换）→肺静脉（左心房）→左心室→主动脉，供全身动脉血液。

二、体循环动脉

1. 脑动脉（cerebral artery）　来自颈内动脉和椎 - 基底动脉。

（1）颈内动脉（internal carotid artery）：起自颈总动脉，沿咽侧壁上升至颅底，穿行颈动脉管至颅内。两侧颈内动脉入颅后分别的主要分支有眼动脉、后交通动脉、脉络膜前动脉、末端分出的大脑前动脉和大脑中动脉。供应眼部和大脑半球前 3/5 部分（额叶、颞叶、顶叶和基底节）的血液。左、右大脑前动脉之间有前交通动脉相连。

（2）椎 - 基底动脉（vertebral basilar artery）：两侧椎动脉均由锁骨下动脉的根部上后方发出，经第 6 颈椎至第 1 颈椎的横突孔入颅，在脑桥下缘汇合成基底动脉。椎动脉和基底动脉均有多个分支，大脑后动脉是基底动脉终末支。该系统供应大脑半球后 2/5 部分、丘脑、脑干和小脑的血液。

脑底动脉环（cerebral arterial circles）：颈内动脉和椎 - 基底动脉在脑底可通过前交通动脉使两侧大脑前动脉互相沟通；颈内动脉或大脑中动脉与大脑后动脉之间由后交通动脉沟通，在脑底部形成环状吻合，称为脑底动脉环，又称 Willis 环。

2. 体动脉（somatic artery） 体动脉循环见图 1。

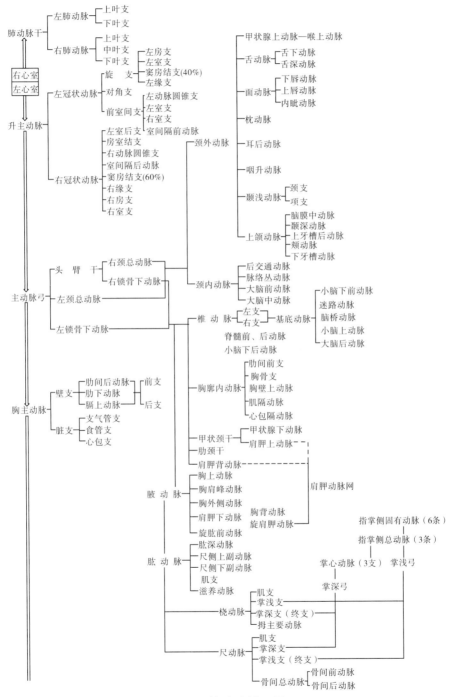

图 1 体动脉循环图

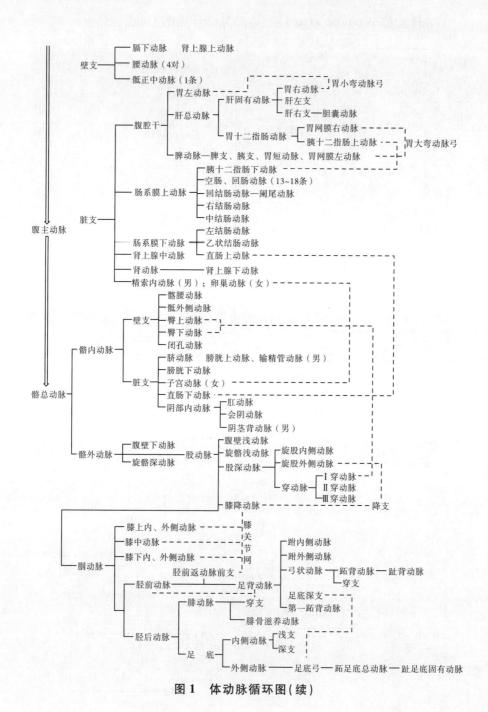

图1 体动脉循环图(续)

第三节 静 脉

一、脑静脉

由脑静脉（cerebral vein）和静脉窦组成。大脑浅静脉分为三组。①大脑上静脉：汇集大脑皮质的大部分血液注入上矢状窦；②大脑中静脉：汇集大脑外侧沟附近的血液注入海绵窦；③大脑下静脉：汇集大脑半球外侧面下部和底部的血液，注入海绵窦和大脑静脉。大脑深静脉主要为大脑大静脉，深浅两组静脉的血液经乙状窦由颈内静脉出颅。

二、体静脉（somatic vein）

全身静脉回流见图2。

三、静脉的特点

静脉系统（venous system）起始于毛细血管，向心汇集接收各级属支，运送静脉血液经上、下腔静脉入右心房。静脉血管的结构特点：①静脉瓣成对，半月形，游离缘朝向心。静脉瓣的作用是保证血液向心流动，防止逆流。静脉瓣的分布四肢多，而躯体较大的静脉少或无瓣膜。②体循环静脉分为浅、深静脉。浅静脉又称皮下静脉，多不与动脉伴行，最后注入深静脉。③静脉的吻合比较丰富。④结构特殊的静脉，包括硬脑膜窦和板障静脉，无平滑肌、无瓣膜。

第四节 心血管的功能

一、心脏的搏动

心脏能发生节律性兴奋和传导，进行协调的收缩与舒张交替活动，与其生物电活动相关。心肌细胞分为工作细胞和自律细胞，工作细胞包括心房肌和心室肌，它们有稳定的静息电位，主要执行收缩功能；自律细胞包括窦房结细胞和浦肯野细胞，它们组成心内特殊的传导系统，大多没有稳定的静息电位，并可自动产生节律性兴奋。窦房结是心的正常起搏点，其产生的兴奋依次传向结间束、房室结区、房室束、左右束支，最后到浦肯野纤维网（purkinje network）。正常情况下，心脏各房、室规律地收缩和舒张交替行使其功能。

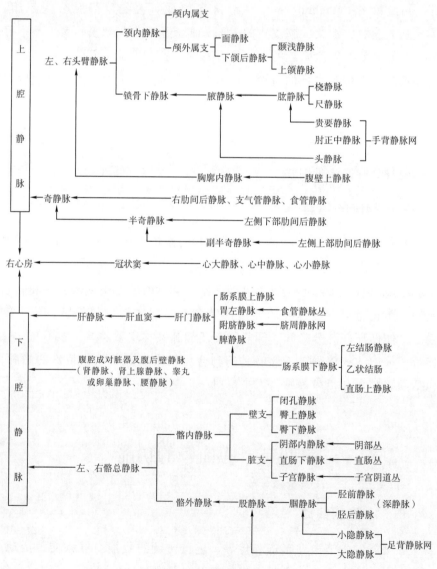

图2 全身静脉回流图

二、心脏的泵血

心脏是动力器官，能将全身回流的静脉血液由右心室泵入肺内，通过肺泡细胞排出二氧化碳、吸入新鲜氧气后回流至心脏，即完成肺小循环的血氧交换。心脏由左心室将带氧气和各种经肠吸收的营养物质、内分泌腺分泌入血的激素泵入主动脉从而循环于全身，帮助人体细胞保持正常的新陈代谢和功能。心脏泵血还可为全身血流提供压力，保证全身血流的压力平衡，有利于各组织器官的血流保障。

三、心血管内的血液分布

人体内各组织器官的血管是一个连续且相对密闭的管道系统，包括动脉、静脉和心脏连为一体的循环系统。体循环中的血量约为总血量的84%，其中约64%位于静脉系统内，约13%位于大、中动脉内，约7%位于小动脉和毛细血管内，心腔的血量仅占其7%左右，肺循环中的血量占其9%。

第五节　淋巴系统

淋巴系统(lymphatic system)由淋巴细胞、淋巴管、淋巴结及非淋巴结的淋巴组织或器官(如扁桃体、脾脏及胸腺)所构成。

一、淋巴管

淋巴管包括毛细淋巴管、淋巴管、淋巴干及淋巴导管。毛细淋巴管是淋巴管道的起始段，以膨大的盲端起始。淋巴管由毛细淋巴管汇合而成，管壁与静脉相似，外形呈串珠状。淋巴干由淋巴管汇合形成，全身淋巴干共有9条：即左、右颈干，左、右锁骨下干，左、右支气管纵隔干，左、右腰干以及肠干。淋巴导管有两条，即左侧的胸导管和右侧的右淋巴导管，分别进入左、右锁骨下静脉。胸导管长30～40cm，管径2～5mm，内有瓣膜，由左、右腰淋巴干和肠区淋巴干汇成，下段有膨大的乳糜池。胸导管还收集左上半身和下半身的淋巴，约占全身淋巴总量的3/4。右淋巴导管为一短干，长1.0～1.5cm，管径2mm，由右颈淋巴干、右锁骨下淋巴干和右支气管纵隔淋巴干汇成，收集右上半身的淋巴，约占全身淋巴总量的1/4。淋巴液沿淋巴管道向心流动，最后汇入静脉。淋巴循环的一个重要特点是单向流动而不形成真正的循环。

二、淋巴系统的功能

1. 抵制病原体入侵 当病原体、异物等有害成分侵入机体内部浅层结缔组织时，这些有害成分很容易随组织液进入遍布全身的毛细淋巴管，随淋巴回流到达淋巴结。在淋巴窦中由于容积极大增加，淋巴的流速变得极为缓慢，使得淋巴中的有害成分在迂回曲折的流动时，有充分与窦内的巨噬细胞接触的机会，绝大多数被清除或局限在淋巴结中，有效地防止有害成分进入血液循环侵害机体的其他部位。

2. 参与免疫反应 在机体体液免疫和细胞免疫等特异免疫反应中，淋巴结起着重要作用。淋巴回流使淋巴结能很快地接受侵入机体的抗原刺激，经过一系列复杂的细胞和体液因子的作用，发动了对此抗原特异性的免疫反应。淋巴结不仅能通过免疫反应消除进入淋巴结内的抗原成分，而且通过输出效应淋巴细胞或免疫活性成分，发动身体其他部位，特别是有害成分侵入区域的免疫反应，及时解除对机体的伤害。免疫反应后，淋巴结产生的抗原特异性记忆细胞又通过淋巴细胞的再循环随时对这些有害成分再次入侵进行监视。

3. 吸收营养物质 组织间液中的蛋白质分子不能通过毛细血管壁进入血液，但比较容易透过毛细淋巴管壁而成为淋巴的组成部分。每天有75～200g蛋白质由淋巴带回血液，使组织间液中的蛋白质浓度保持在较低水平。

4. 其他功能 淋巴器官还可参与造血、储血、清除衰老红细胞以及免疫应答。

第五章 神经系统

神经系统(nervous system)是人体各系统中起主导作用的控制和调节系统，分为中枢神经系统和周围神经系统。位于颅腔内的脑和位于椎管内的脊髓为中枢神经。身体各处与脑相连的脑神经和与脊髓相连的脊神经，称为周围神经。根据周围神经在各器官、系统中所分布的对象不同，又可把周围神经系统分为躯体神经和内脏神经。躯体神经分布于体表、骨、关节和骨骼肌；内脏神经分布至内脏、心血管、平滑肌和腺体。按其功能又分为感觉神经和运动神经，感觉神经将神经冲动自感受器传向中枢。运动神经是将神经冲动自中枢传向周围的效应器。内脏运动神经的活动不受人的主观意志控制，故又称自主神经或植物神经，其又可分为交感神经和副交感神经。

第一节 中枢神经

一、脊髓

1. 概述 脊髓(spinal cord)位于脊椎管内，外包 3 层被膜，由内向外依次为软脊膜、蛛网膜和硬膜。脊髓全长 42～45cm，最宽处横径 1.0～1.2cm，重 20～25g。脊髓可分为 31 节段：颈髓(C)8 个节段、胸髓(T)12 个节段、腰髓(L)5 个节段、骶髓(S)5 个节段和尾髓(Co)1 个节段。脊髓上端在枕骨大孔处与延髓相连，骶髓、尾髓节段约平对第一腰椎。

2. 功能 脊髓是中枢神经的低级部分，正常状态下，脊髓的活动是在脑的控制下进行的，但脊髓本身也能完成许多反射活动。脊髓的功能有：①接受身体大部分区域的躯体和内脏感觉信息，信息的一部分向上传递至高级中枢，一部分传递给运动神经和其他脊髓神经；②躯体和内脏运动的低级中枢经脊髓发出运动纤维，管理躯体运动和内脏活动；③是脊髓反射的中枢；④通过下行传导通路，接受上级中枢的控制和调节，完成高级中枢的功能以及脊髓固有反射。

二、脑

1. 概述　脑（brain）位于颅腔内，成人其重量约1400g。一般将脑分为6部分，即端脑、间脑、中脑、脑桥、延髓和小脑。

（1）脑干（brain stem）：中枢神经系统中位于脊髓和间脑之间的一部分，自下而上由延髓、脑桥和中脑3部分组成。延髓在枕骨大孔处与脊髓相连。

（2）小脑（cerebellum）：位于颅后窝，借其上、中、下3对小脑脚连于脑干背面，上方借大脑横裂和小脑幕与大脑分隔。

（3）间脑（diencephalon）：位于中脑与端脑之间，连接大脑半球和中脑。间脑包括上丘脑、背侧丘脑、后丘脑、底丘脑和下丘脑5个部分。间脑的结构和功能十分复杂，是仅次于端脑的中枢高级部位。

（4）端脑（telencephalon）：端脑是脑的最高级部位，由左、右大脑半球和半球间连合及其内腔构成。大脑半球表面的灰质层称大脑皮质，深部的白质称髓质，埋在大脑髓质内的灰质核团称为基底核。大脑半球内的腔隙称为侧脑室。端脑将每侧大脑半球分为5叶，分别为额、顶、枕、颞叶及岛叶。

2. 功能

（1）脑干：是大脑、小脑与脊髓相互联系的重要通路。脑干内的神经核与接受外围的传入冲动和传出冲动支配器官的活动，以及上行下行传导束的传导有关。在延髓和脑桥里有调节心血管运动、呼吸、吞咽、呕吐等重要生理活动的反射中枢。延髓的主要功能是控制呼吸、心跳、消化等，支配呼吸、排泄、吞咽、肠胃活动。脑桥可将神经冲动从小脑一半球传至另一半球，发挥协调身体两侧肌肉活动的功能，对人的睡眠有调节和控制作用。中脑是视觉与听觉的反射中枢，控制瞳孔、眼球、肌肉等的活动。脑干内的网状系统，控制觉醒、注意、睡眠不同层次的意识状态。

（2）小脑：是人体平衡的高级中枢，以调节、维持躯体平衡，具有控制、调节身体的肌张力，协调身体的随意运动，使其更加精准。

（3）间脑

①上丘脑：主要的结构为松果体，松果体是一个内分泌腺。

②背侧丘脑：前核具有与内脏活动有关的功能，内侧核可能是躯体和内脏感觉的冲动整合中枢；外侧核是躯体感觉通路的中继站，它将皮肤感觉、本体感觉冲动传向大脑皮质中央后回。

③后丘脑：接受听觉纤维、视觉纤维的传入，并发出纤维到达大脑中枢。

④底丘脑：为中脑和间脑的过渡地区。

⑤下丘脑：是神经－内分泌的调节中心，又是内脏活动的高级调节中枢。

神经－内分泌的调节：下丘脑是控制内分泌的重要结构，通过其功能性轴系将神经调节与激素调节融为一体。这些功能性轴系主要包括下丘脑－垂体－甲状腺轴系、下丘脑－垂体－性腺轴系和下丘脑－垂体－肾上腺轴系。自主神经的调节：下丘脑是调节交感与副交感活动的主要皮质下中枢。下丘脑还参与体温、摄食行为、昼夜节律及情绪活动的调节。有研究表明，下丘脑参与情感、学习与记忆等调节。

（4）端脑

①额叶（frontal lobe）：占大脑半球表面的1/3。主要功能与精神、语言和随意运动有关，其主要功能区包括：

皮质运动区：支配对侧半身的随意运动。

运动前区：与联合运动、姿势调节、共济运动、肌张力调节等功能有关。

皮质侧视中枢：负责双眼同向侧视运动。

书写中枢：支配手部运动。

运动性语言中枢：管理语言运动。

额叶前部：与记忆、判断、抽象思维、情感和冲动行为有关。

②顶叶（parietal lobe）：与感觉、复杂动作和阅读等功能有关。其主要功能包括：

皮质感觉区：接受对侧肢体的深浅感觉信息。

运动中枢：与复杂动作、劳动技巧有关。

视觉性语言中枢：又称阅读中枢，为理解看到的文字和符号的皮质中枢。

③颞叶（temporal lobe）：主要功能是维持正常的听觉、语言、记忆及精神活动。

感觉性语言中枢：与语言理解功能有关。

听觉中枢：与听觉功能有关。

嗅觉中枢：与嗅觉功能有关。

颞叶前部：与记忆、联想和比较等高级神经活动有关。

颞叶内侧面：与记忆、精神、行为和内脏功能有关。

④枕叶（occipital lobe）：主要与视觉有关，一侧视觉区接受双眼同侧半视网膜来的冲动，主司双眼对侧半视野的视觉，损伤一侧视觉区可引起双眼对侧视野偏盲，称同向性偏盲。

⑤岛叶（insular lobe）：有第Ⅱ躯体运动和第Ⅱ躯体感觉中枢，与对侧上、下肢运动和双侧躯体感觉（以对侧为主）有关。

3. 脑室　脑室（ventricle）由脑内一系列相互连通的空腔和管道组成。侧脑室位于两侧大脑半球内。侧脑室在靠近嘴侧底部通过室间孔与第三脑室相通。第三脑室是位于丘脑和下丘脑左右两部分之间的一个狭窄腔隙。第三脑室的尾侧与大脑水管相通，而大脑水管是行经中脑全长的窄管，并与第四脑室相通。第四脑室是位于脑干和小脑之间的一个宽帐篷型腔隙，其尾侧连于脊髓中央管。

（1）脑脊液的产生与流向：脑脊液（cerebrospinal fluid）主要由侧脑室和第三、第四脑室的脉络丛分泌产生，脑脊液总量在成人平均约150mL。脑脊液由侧脑室流经室间孔至第三脑室，与第三脑室内的脑脊液一起，经中脑水管流入第四脑室，再汇合第四脑室中的脑脊液一起经正中孔和两个外侧孔流入蛛网膜下隙。

（2）脑脊液的功能：脑脊液为无色透明液体，在中枢神经系统中发挥淋巴液的功能，为脑细胞提供营养物质，运输脑组织的代谢产物，调节中枢神经系统的酸碱平衡，并能缓冲大脑和脊髓的压力而起到保护和支撑的作用。

第二节 周围神经

周围神经（peripheral nerve）是连接于脑的脑神经和连于脊髓的脊神经。脑神经有 12 对，脊神经有 31 对。周围神经可根据分布的对象不同分为躯体神经和内脏神经。躯体神经分布于体表、骨、关节和骨骼肌。内脏神经分布于内脏、心血管、平滑肌和腺体。

周围神经还可根据传递神经冲动方向不同，分为传入神经（又称感觉神经）和传出神经（又称运动神经）。躯体神经和内脏神经都含有传入、传出神经。内脏神经可再分为内脏感觉神经和内脏运动神经。内脏运动神经又称为自主神经或植物神经，内脏运动神经还可根据功能分为交感神经和副交感神经。

一、脊神经

1. 颈丛（cervical plexus） 颈丛由第 1～4 颈神经前支相互交织构成。主要分支为枕小神经、耳大神经、颈横神经、锁骨上神经及膈神经。其大部为感觉神经，支配头枕部及颈前后部、胸肩部的皮肤感觉。膈神经的运动纤维支配膈肌的运动，感觉纤维分布于胸膜、心包以及膈肌下面的部分腹膜。

2. 臂丛（brachial plexus） 臂丛由第 5～8 颈神经前支和第 1 胸神经前支的大部分纤维交织汇集而成。主要分支为锁骨上分支（胸长神经、肩胛背神经和肩胛上神经）、锁骨下分支（肩胛下神经、胸内侧神经、胸外侧神经、胸背神经、腋神经、肌皮神经、正中神经、尺神经、桡神经、臂内侧皮神经和前臂内侧皮神经）。分布于上肢和胸背等部位，支配相应区域的感觉和运动。

3. 胸神经前支（anterior branch of thoracic nerve） 胸神经前支共有 12 对，第 1～11 对均位于相应的肋间隙中，称为肋间神经；第 12 对胸神经前支位于第 12 肋的下方，称肋下神经。胸神经前支支配肋间内、外肌、腹肌前外侧。肋间神经的皮支分布于胸、腹壁的皮肤以及胸腹膜壁层。肋间神经的 2～4 前皮支和 4～6 外皮支均有分支分布于乳房。胸神经前支在胸、腹壁皮肤的分布有明显的节段性，如第 2 胸神经前支（T_2）分布于胸骨角平面，第 4 胸神经前支（T_4）分布于乳头平面，第 6 胸神经前支（T_6）分布于剑突平面，第 8 胸神经前支（T_8）分布于肋弓平面，第 10 胸神经前支（T_{10}）分布于脐平面，第 12 胸神经前支（T_{12}）则分布于耻骨联合与脐连线中点平面。

4. 腰丛（lumbar plexus）　腰丛由第 12 胸神经前支的一部分、第 1~3 腰神经前支及第 4 腰神经前支的一部分组成。腰丛的分支有髂腹下神经、髂腹股沟神经、股外侧皮神经、股神经、闭孔神经和生殖股神经。髂腹下神经支配臀外侧部、腹股沟区和下腹部的一些皮肤和腹壁肌。髂腹股沟神经支配会阴的皮肤和腹壁的肌肉。股外侧皮神经主要支配大腿外侧的皮肤。股神经主要支配大腿前方的肌肉和皮肤。闭孔神经主要支配大腿内侧的皮肤和肌肉。生殖股神经主要支配股三角区的一些皮肤及会阴区的皮肤和肌肉。

5. 骶丛（sacral plexus）　骶丛由来自腰丛的腰骶干和所有骶、尾神经前支组成。骶丛的分支有臀上神经、臀下神经、股后皮神经、阴部神经、坐骨神经。主要支配盆壁、臀部、会阴、股后部、小腿以及足部的肌肉和皮肤。

二、脑神经

与脑相连的周围神经共 12 对（表 1）。

表 1　脑神经的序号、名称、连脑部位、出颅部位及功能

序号	名称	连脑部位	出颅部位	功能
I	嗅神经	端脑	筛孔	嗅觉
II	视神经	间脑	视神经管	视觉
III	动眼神经	中脑	眶上裂	眼球的运动 调节瞳孔反射
IV	滑车神经	中脑	眶上裂	眼球的运动
V	三叉神经	脑桥	第一支　眼神经　眶上裂 第二支　上颌神经　圆孔 第三支　下颌神经　卵圆孔	头部的一般感觉 咀嚼肌的运动

续表

序号	名称	连脑部位	出颅部位	功能
Ⅵ	展神经	脑桥	眶上裂	眼球的运动
Ⅶ	面神经	脑桥	茎乳孔	味觉 面部运动 支配唾液腺和泪腺的分泌
Ⅷ	前庭蜗神经	脑桥	内耳门	平衡觉 听觉
Ⅸ	舌咽神经	延髓	颈静脉孔	味觉 咽的一般感觉和运动支配 颈动脉小球和颈动脉窦 咽、喉和食管的一般感觉和运动支配
Ⅹ	迷走神经	延髓	颈静脉孔	胸腹腔脏器包括主动脉小球和主动脉弓的一般内脏感觉 胸腹腔脏器的副交感支配
Ⅺ	副神经	延髓	颈静脉孔	头颈肌的运动
Ⅻ	舌下神经	延髓	舌下神经管	舌肌的运动

第三节　内脏神经

内脏神经(visceral nerve)按照分布部位的不同，可分为中枢部和周围部。按照纤维的性质，可分为感觉性和运动性两种。内脏运动神经调节内脏、心血管等器官的运动及腺体的分泌，通常不受人的意志控制，是不随意的，故又称自主神经。又因它主要是控制和调节动、植物共有的物质代谢活动，并不支配动物所特有的骨骼肌的运动，所以也称植物神经。

内脏感觉神经如同躯体感觉神经，其初级感觉神经元的脑体也位于感觉性脑神经节和脊神经节内，周围突则分布于内脏和心血管等器官的内感受器，把感受到的刺激传递到各级中枢，也可到达大脑皮质。内脏感觉神经传递的信息经中枢整合后，通过内脏运动神经调节相应器官的活动，从而在维持机体内、外环境的动态平衡和机体正常生命活动中发挥重要作用。内脏运动神经分为交感神经和副交感神经。

一、内脏运动神经

1. 交感神经 交感神经(sympathetic nerve)的低级中枢位于脊髓 T_1 ~ L_3 节段的灰质侧柱的中间外侧核。由此核发出的节前纤维经脊神经前根和前支到达交感神经节。交感神经的周围部包括交感干、交感神经节，以及由节发出的分支和交感神经丛等。

（1）颈交感干(cervical sympathetic trunk)：位于颈横突的前方，每侧有 3~4 个交感神经节，分别称颈上、中、下神经节。颈交感干神经节发出的节后神经纤维分布：①连于 8 对颅神经，并随颈神经分支分布于头颈和上肢的血管、汗腺、竖毛肌等；②直接伴随颈部的动脉分支至头颈部的腺体、竖毛肌、血管、瞳孔开大肌；③发出咽支，进入咽壁组成咽丛；④下行进入胸腔，加入心丛。胸交感干位于肋骨小头的前方，每侧有 10~12 个胸神经节。

（2）胸交感干(thoracic sympathetic trunk)：胸交感干位于胸椎两侧。胸交感干发出的分支：①连接 12 对胸神经，随其分布于胸腹壁的血管、汗腺、竖毛肌等；②从上 5 对胸神经节发出分支，参与胸主动脉丛、食管丛、肺丛及心丛等；③由穿过第 5 或第 6~9 胸交感干神经节的节前纤维组成，向前下方行走中合成一干，下行穿过膈脚，终于腹腔神经节；④由穿过第10~12 胸交感干神经节的节前纤维组成，下行穿过膈脚，终于主动脉肾神经节等，由这些神经节发出的节后纤维，分布至肝、脾、肾等和结肠左曲以上的消化管进入肾丛神经。

（3）腰交感干(lumbar sympathetic trunk)：有 4 对神经节，位于腰椎

体前外侧与腰大肌内侧缘之间。其分支：①连接 5 对腰神经，并随之分布；②由穿过腰神经节的前纤维组成，终于腹主动脉和肠系膜下丛内的椎前神经节，交换神经元后纤维分布至结肠左曲以下的消化道及盆腔脏器，并有纤维伴随血管分布至下肢。

（4）盆交感干（pelvic sympathetic trunk）：位于骶骨前面，骶前孔内侧，有 2～3 对骶神经节和一个奇神经节。节后纤维的分支有：①灰交通支，连接骶尾神经，分布于下肢及会阴部的血管、汗腺和竖毛肌；②一些小支分布于盆腔器官。

2. 副交感神经　副交感神经（parasympathetic nerve）的低级中枢位于脑干的一般内脏运动核和脊髓骶部第 2～4 节段灰质的骶副交感核。周围部的副交感神经节，位于器官的周围或器官的壁内。

（1）颅部的副交感神经：其节前纤维行于Ⅲ、Ⅶ、Ⅸ、Ⅹ对脑神经内。

①随动眼神经走行的副交感神经节前纤维：由中脑的动眼神经副核发出，进入眼眶，分布于瞳孔括约肌和睫状肌。

②随面神经走行的副交感神经节前纤维：由脑桥发出，一部分经翼腭窝内的翼腭神经节，分布于泪腺、鼻腔、口腔以及腭黏膜的腺体，另一部分加入舌神经，分布于下颌下腺和舌下腺。

③随舌咽神经走行的副交感神经：由延髓发出，经鼓室神经至卵圆孔下方的耳神经节分布于腮腺。

④随迷走神经行走的副交感神经：由延髓发出，随迷走神经的分支到达胸腹腔脏器附近或壁内，分布于胸、腹腔脏器。

（2）骶部的副交感神经：由脊髓骶部第 2～4 节段的骶副交感核发出，随骶神经出骶前孔，而后从骶神经分出组成盆内脏神经加入盆丛分支分布到盆腔脏器。

二、内脏感觉神经

人体各内脏器官除有运动神经（交感神经和副交感神经）分布外，也有感觉神经分布。内脏感觉神经元的细胞体也位于脑神经节和脊神经节内。传导内脏感觉的脑神经节包括膝神经节、舌咽神经下节和迷走神经下节。脑神经节细胞的周围突，随同面、舌咽、迷走神经分布于内脏器官，中枢突随同面、舌咽、迷走神经进入脑干，终止于孤束核。

在中枢内，内脏感觉纤维一方面直接或间接经中间神经元与内脏运动神经元相联系，以完成内脏－内脏反射；或与躯体运动神经元联系，形成内脏－躯体反射。另一方面可经过较复杂的传导途径，将冲动传导到大脑皮质，形成内脏感觉。

内脏感觉神经(visceral sensory nerve)与躯体感觉神经(somatic sensory nerve)的不同：①内脏感觉神经的纤维数目较少，多为细纤维，故痛阈较高，一般强度的刺激不引起主观感觉；②内脏感觉的传入途径比较分散，即一个脏器的感觉纤维经过多个节段的脊神经进入中枢，而一条脊神经又包含来自几个脏器的感觉纤维。因此，内脏痛往往是弥散的，定位亦不准确。

第六章　内分泌系统

内分泌系统(endocrine system)是机体内最复杂的调节系统,由内分泌腺和内分泌组织所分泌的激素发挥作用。达到调节机体的新陈代谢、促进机体的生长发育、维持机体的内环境稳定,以及调节生殖过程等。内分泌系统不仅独立地行使自己的职能,也与神经和免疫系统相互作用,整合机体的功能以及确保机体生命活动的运行。

内分泌系统是由内分泌腺与能产生激素的器官及组织共同构成的。内分泌腺有垂体、甲状腺、甲状旁腺、胰岛、肾上腺、性腺等。非内分泌器官,包括脑、心、肝、肾、胃、肠道等器官的一些细胞也有内分泌功能,如心肌细胞可生成心房钠尿肽(舒张血管平滑肌,增加肾小球过滤率等)。在一些组织器官中转化而生成的激素,如血管紧张素Ⅱ和1,25 – $(OH)_2D_3$,分别在肺和肾组织转化为具有生物活性的激素。

第一节　脑垂体

脑垂体(pituitary gland)是一椭圆形小体,位于颅内蝶鞍窝内,成年人垂体重0.5~0.6g。脑垂体可分泌多种激素。

1. 生长激素　对几乎所有组织和器官都有促进作用,尤其对骨骼、肌肉和内脏器官的作用最为明显。调节新陈代谢、参与机体免疫系统功能调节等。

2. 催乳素　促进乳腺发育,发动并维持乳腺泌乳。调节性腺功能,参与应激反应。

3. 促激素　腺垂体分泌的甲状腺激素、肾上腺皮质激素、卵巢或睾丸激素,入血后特异性地作用于各自的下级内分泌靶腺,再经靶腺激素调节全身组织细胞的活动。即维持甲状腺的正常功能,抗炎和免疫抑制等，以及刺激雄激素或雌激素的产生，维持男、女性生殖繁衍活动等。

第二节　甲状腺

甲状腺(thyroid gland)位于颈前部，由左右侧叶和中间的甲状腺峡组成。甲状腺平均重量成年男性为 26.71g，女性为 25.34g。甲状腺分泌甲状腺激素(TH)。人体每天产生 80～100μg/d 的四碘甲状腺原氨酸(T_4，全部由甲状腺产生)，20～30μg/d 的三碘甲状腺原氨酸(T_3，20%由甲状腺产生，80%是在外周组织由 T_4 转化而来)。TH 的分泌受血清促甲状腺激素(TSH)的控制。

一、甲状腺激素的作用

TH 几乎作用于机体的所有组织，从多方面调节新陈代谢与生长发育，是维持机体功能活动的基础性激素。

1. 促进生长发育　TH 在胎儿、新生儿时期对其神经系统的生长与发育十分重要，并促进骨骼和牙齿的生长。

2. 调节新陈代谢　调节糖、脂肪、蛋白质、维生素等物质代谢，常为双向作用，即同时参与合成代谢与分解代谢；TH 在维持机体正常体温中也发挥十分重要的作用。

3. 维持器官功能　维持神经系统的正常功能，甲状腺功能亢进，中枢神经系统兴奋性增高，相反则兴奋性降低；此外，对外周神经系统活动以及学习记忆过程也有影响。影响心脏活动，加强心肌的收缩力。促进消化道的运动和消化腺的分泌，甲状腺功能亢进可致食欲亢进，胃肠运动加速，肠吸收减少；甲状腺功能减退可致食欲减退，出现腹胀和便秘。

4. 其他　对呼吸系统、泌尿系统、生殖系统等都有一定影响。

二、甲状腺功能的调节

甲状腺功能直接受腺垂体分泌的 TSH 调控，形成下丘脑－腺垂体－

甲状腺轴调节系统，维持血中 TH 水平的相对稳定和甲状腺的正常功能。此外，还存在神经、免疫以及甲状腺自身调节机制等。

第三节　甲状旁腺

甲状旁腺（parathyroid gland）位于甲状腺左右侧叶的后面，甲状旁腺亦可埋入甲状腺实质内或位于甲状腺鞘外。一般多为上下两对，每个重 35～50mg。甲状旁腺的主要功能是调节机体内钙、磷的代谢。甲状旁腺的分泌主要受血钙水平的调节，不受其他内分泌腺和神经的直接影响。甲状旁腺激素的作用：①促进肾远曲小管和集合管对钙的重吸收，减少尿钙排泄，升高血钙。还可抑制肾小管对磷的重吸收，促进尿磷的排泄，使血磷降低，这样可防止血钙升高时造成过多的钙磷化合物生成而损害机体，具有保护意义。②可直接或间接作用于各种骨细胞，调节骨转换，既促进骨形成，又促进骨吸收，使骨吸收和骨形成保持平衡，维持骨的正常结构及其更新。

第四节　肾上腺

肾上腺（adrenal gland）位于双侧肾的上方，与肾共同被包裹于肾筋膜内，重 6.8～7.2g。肾上腺实质分为皮质和髓质两部分。肾上腺皮质分泌盐皮质激素、糖皮质激素和性激素，分别调节机体内水盐代谢，调节碳水化合物代谢，影响第二性征等。肾上腺髓质可分泌肾上腺素和去甲肾上腺素，前者的主要功能是作用于心肌，使心跳加快，心肌收缩力加强；后者的主要作用是使小动脉平滑肌收缩，维持血压稳定。

一、糖皮质激素

肾上腺分泌的糖皮质激素中，90% 为皮质醇（又称氢化可的松）。体内大多数组织中存在糖皮质激素受体，因此，其作用广泛而复杂。

1. 对物质代谢的影响

（1）糖皮质激素是调节糖代谢的重要激素，可增强肝内糖异生和糖原合成所需酶的活性，加速肝糖原异生。

（2）抑制还原型辅酶Ⅰ的氧化，降低外周组织细胞对葡萄糖的利用。

（3）抑制胰岛素与其受体结合，糖皮质激素过多则可升高血糖。

（4）糖皮质激素可提高四肢部分的脂肪酶活性，促进脂肪分解，利于肝糖原异生，该激素也能加强细胞内脂肪酸氧化供能，这些效应有利于在应激情况下细胞的供能从糖代谢向脂代谢转化。糖皮质激素引起的高血糖可继发引起胰岛素分泌增加，反而会加强脂肪合成、沉积。由于机体不同部位对其敏感性不同，在肾上腺皮质功能亢进或大量应用糖皮质激素时，机体内脂肪重新分布，主要沉积于面、颈、躯干和腹部，呈现"向心性肥胖"体征。

（5）糖皮质激素能抑制肝外组织细胞内的蛋白质合成，加速其分解，为肝糖异生提供原料。糖皮质激素分泌过多时，可出现机体消瘦、骨质疏松、皮肤变薄等体征。

（6）参与应激反应：当机体遭受来自体内、外环境和社会、心理等因素的刺激时，腺垂体即释放大量促皮质激素，并使糖皮质激素快速大量分泌，引起机体发生非特异性的适应反应，称为应激反应。应激反应机制十分复杂，一定程度的应激反应对机体有益，但强烈或持久的应激反应则会对机体造成伤害。

2. 对组织器官活动的影响

（1）对血细胞的影响：糖皮质激素可增强骨髓的造血功能，减少淋巴细胞和嗜酸性粒细胞的数量，长期应用糖皮质激素可导致机体免疫功能下降。

（2）对循环系统的作用：加强心肌收缩力，提高血管紧张度，参与正常血压的维持，降低毛细血管的通透性，减少血浆滤过，有利于维持循环血量。因此，糖皮质激素分泌不足的患者，在发生应激反应时易出现低血压休克。

（3）对胃肠道的影响：可促进胃腺分泌盐酸和胃蛋白酶原，也可提高胃腺细胞对迷走神经与促胃液素的反应性，故长期大量应用糖皮质激素易透发或加重消化性溃疡。

3. 调节水盐代谢 糖皮质激素有利于肾排水。当肾上腺皮质功能减退时，可发生肾排水障碍。另外大量应用糖皮质激素可减少肠黏膜吸收钙，还能抑制肾小管对钙、磷的重吸收，增加其排泄量。

4. 其他作用 能促进胎儿肺泡发育及肺表面活性物质的生成，防止新生儿呼吸窘迫综合征的发生。维持中枢神经系统的正常兴奋性，改变行为和认知能力，影响胎儿和新生儿的脑发育。过量使用可引起失眠、情绪激动或压抑、记忆力减退等。

二、盐皮质激素

盐皮质激素中以醛固酮的生物活性最强，醛固酮的靶器官包括肾脏、唾液腺、汗腺和胃肠道外分泌腺体等，其中以肾脏最为重要。醛固酮在肾脏中的作用是保钠排钾。此外，还能增强血管平滑肌对缩血管物质的敏感性。醛固酮分泌过多，则引起高血钠、低血钾、碱中毒，甚至发生顽固性高血压。

三、肾上腺雄激素

肾上腺皮质合成和分泌的雄激素活性较弱，但它们可在外周组织中转化为活性较强的形式而发挥效应。男女两性，此激素在青春期前 1～2 年分泌增多，能使生长加速，促使外生殖器发育和第二性征出现。肾上腺雄激素对成年男性影响不明显，但对男童可因分泌过多而引起性早熟。肾上腺雄激素是女性体内雄激素的主要来源，分泌过多可出现痤疮、多毛和男性化等表现。

四、肾上腺髓质激素

由肾上腺髓质嗜铬细胞分泌的激素主要为肾上腺素和去甲肾上腺素，还有少量的多巴胺。血中的肾上腺素主要来自肾上腺髓质，去甲肾上腺素则来自肾上腺髓质和肾上腺素能神经纤维末梢。

肾上腺髓质激素的作用是调节机体的物质代谢和参与其应激反应，以提高机体对环境突变的应变能力，增强耐受机能。

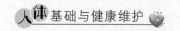

第五节　胸　腺

胸腺（thymus gland）位于胸骨柄的后方，上纵隔的前部。胸腺由左右叶构成，两叶之间由结缔组织相连。新生儿和幼儿的胸腺重 10 ～ 15g，性成熟后胸腺重达 25 ～ 40g，随后逐渐萎缩，多被结缔组织替代。胸腺是淋巴组织的免疫器官，具有免疫功能和内分泌功能。

第六节　松果体

松果体（pineal body）位于上丘脑的后上方，为一灰红色的椭圆形腺体，重 120 ～ 200mg。松果体表面由软脑膜延续而来的结缔组织被覆，被膜随血管伸入实质，将实质分为许多小叶，小叶主要由松果体细胞、神经胶质细胞和神经纤维等组成。松果体在儿童期比较发达，一般在 7 岁左右开始退化，青春期后可有钙盐沉积，出现大小不一的脑砂。

松果体是内分泌腺体的主要调节器。它可改变腺垂体、神经垂体、胰岛、甲状腺、肾上腺皮质、肾上腺髓质和性腺的活动。它有很强的抑制作用。松果体细胞分泌的吲哚胺和多肽类激素可减少腺体前部激素的合成和释放，这种抑制作用可通过直接作用于分泌细胞或间接作用于下丘脑释放因子的产物来实现。松果体的分泌物可通过脑脊液或血液到达靶细胞。部分松果体吲哚胺，包括褪黑素和它们的生物合成酶（如 5 - 羟色胺 - N - 乙酰转移酶）的浓度呈现昼夜规律性，夜间升高，白天下降。这种分泌规律可被交感神经的活动所抑制。

第七节　胰　岛

胰岛（pancreas islet）散在分布于胰腺的实质内，以胰尾居多。成人胰腺内约有 100 万个胰岛。主要分泌胰岛素及胰高血糖素。

1. 胰岛素 胰岛素是机体内唯一降低血糖的激素，能促成糖原的合成，抑制糖原分解，维持血糖的稳定；抑制糖异生途径中关键酶的活性，从而减少通过糖异生途径转化的葡萄糖；促进脂肪的合成与储存，抑制脂肪的分解与利用；促进蛋白质的合成，抑制蛋白质的分解。另外，胰岛素有促进生长的作用。胰岛素单独作用时，对生长的促进作用并不很强，只有在与生长激素共同作用时，才能发挥明显的促进效应。

2. 胰高血糖素 胰高血糖素与胰岛素的作用相反，胰高血糖素是一种促进物质分解代谢的激素。其作用为：促进肝糖原分解，减少肝糖原合成及增强糖异生，提高血糖水平；减少肝内脂肪酸合成甘油三酯，促进脂肪酸分解，使酮体生成增加来供应能量；抑制肝内蛋白质合成，促进其分解，同时增加氨基酸进入肝细胞的量，加速氨基酸转化为葡萄糖，即增加糖异生。

胰岛素和胰高血糖素通过不同途径对血糖的稳定有重要的调节作用。

第八节　生殖腺

一、男性生殖腺

睾丸（testis）是男性生殖腺，位于阴囊内，产生精子和雄激素。其中睾酮分泌量最多，生物活性也最强。男性血浆中的睾酮 95% 来自睾丸。

睾酮的主要作用：胎儿时期，睾酮诱导男性内外生殖器的发育，促使男性第一性征形成；促进男性第二性征发育，男性在青春其后，在睾酮的作用下，阴囊、阴茎长大，其他附属器官也开始发育，如阴毛、胡须的生长，喉头隆起、肌肉发达等；刺激和维持正常的性欲；促进精子形成。促进蛋白质的形成并抑制其分解，加速机体生长；睾酮在机体代谢中不利的是使血中低密度脂蛋白增加，而高密度脂蛋白减少，因而男性患心血管疾病的风险增加；睾酮还参与调节机体水和电解质的平衡，有类似于肾上腺皮质激素的作用，可使体内钠、水潴留；促进肾脏合成促红细胞生成素，刺激红细胞生成；刺激骨生长和骨骺的闭合；作用于中枢神经系统，参与调节具有雄性特征的行为活动。

二、女性生殖腺

卵巢(ovary)是女性生殖腺，位于盆腔侧的卵巢窝内，产生卵泡。卵泡壁的细胞主要产生雌激素和孕激素。两种激素对于女性生殖器官的结构和功能调节具有协同作用，一般来说，雌激素是孕激素作用的基础，但在某些方面又互为拮抗，从而保证生殖系统的正常功能活动。

1. 雌激素的作用

(1)对生殖器官的作用：促进子宫发育；在排卵期有利于精子进入宫腔；促进子宫平滑肌细胞增生肥大，收缩力增强，对宫缩素的敏感性增强；促进输卵管上皮中纤毛细胞和分泌细胞的增生及纤毛摆动，有利于精子在其中运行；促进阴道上皮的增生和角化，使阴道分泌物呈酸性，增强其对感染的抵抗力；与促卵泡生成素协同促进卵泡发育；促进外生殖器发育。

(2)对乳腺和副性征的作用：刺激乳腺的生长、发育，使其形成特有的外形；促进女性第二性征的形成；促进女性骨骼的生长，但又因其促进长骨骨骺的愈合而使女性较男性更早停止生长；绝经后，因雌激素水平降低，骨骼中钙易流失，易发生骨质疏松；提高血中高密度脂蛋白的含量，降低低密度脂蛋白的含量，对心血管具有保护作用；促进神经细胞的生长、分化、再生等；对蛋白和脂肪代谢以及水、电解质平衡也有一定作用。

2. 孕激素的作用

(1)对生殖器官的作用：促进子宫内膜的改变，有利于早期胚胎的发育和着床；使子宫肌兴奋性降低，抑制其收缩，防止妊娠期胚胎排出；使宫颈黏液分泌减少且变稠，阻止精子通过；促进输卵管上皮分泌黏性液体，为受精卵及卵裂球提供营养；抑制阴道上皮增生，并使其角化程度降低。

(2)对乳腺的作用：在雌激素作用的基础上，进一步促进乳腺小叶及腺泡发育。

（3）抑制排卵：负反馈抑制腺垂体促卵泡素和促黄体生成素的分泌。妊娠期的女性由于血中高浓度的孕激素使卵泡的发育和排卵都受到抑制，因此不会发生二次受孕。

（4）产热作用：孕激素可增强能量代谢，也可作用于下丘脑体温调节中枢，使体温调节点水平提高，因而排卵后孕激素的分泌增加可使基础体温升高 $0.2 \sim 0.5℃$。

（5）其他作用：促进钠、水排泄。另外，孕激素能使血管和消化道肌张力下降。因此，妊娠期妇女因体内孕激素水平高而易发生静脉曲张、痔疮、便秘、输卵管积液等。

第七章　泌尿系统

泌尿系统(urinary system)由肾、输尿管、膀胱和尿道组成。其主要功能是排出机体新陈代谢中产生的废物和多余的水，保持机体内环境的平衡和稳定。肾生成尿液，经输尿管进入膀胱内，膀胱是储存尿液的器官，尿液经尿道排出体外。

第一节　泌尿系统的构成

一、肾

肾(kidney)位于腹腔腹膜后间隙内，脊柱两侧左右各一。肾长 8 ~ 14cm、宽 5 ~ 7cm、厚 3 ~ 5cm，重 134 ~ 148g。肾有 3 层被膜，即内层纤维囊、中层脂肪囊和外层肾筋膜。肾筋膜位于脂肪囊的外面，包被肾上腺和肾的周围，由它发出的一些结缔组织小梁穿脂肪囊与纤维囊相连，有固定肾脏的作用。肾实质浅层 1.0 ~ 1.5cm 为肾皮质，肾髓质位于肾皮质深部。肾髓质约占肾实质厚度的2/3，由 15 ~ 20 个呈圆锥形的肾锥体构成。肾锥体的条纹由肾直小管和血管平行排列形成。2 ~ 3 个肾锥体尖端合并成肾乳头，并突入肾小盏。肾小盏呈漏斗型，共有 7 ~ 8 个，其边缘包绕肾乳头，承接排出的尿液。2 ~ 3 个肾小盏合成 1 个肾大盏，再由 2 ~ 3 个肾大盏汇合成 1 个肾盂。肾的内侧缘中部凹处有血管、神经、淋巴管出入以及连接输尿管的肾盂。成人肾盂容积为 3 ~ 10mL。

二、输尿管

输尿管(ureter)是位于腹膜外的肌性管道，起至肾盂末端，连接于膀胱。长 20～30cm，直径约为 0.6cm。输尿管全程有 3 处狭窄，即肾盂输尿管移行处、输尿管跨过髂血管处以及输尿管进入膀胱壁内处。狭窄处的口径只有 0.2～0.3cm。

三、膀胱

膀胱(urinary bladder)位于盆腔骨盆内，前方为耻骨，是储存尿液的肌性囊状器官。正常成人的膀胱容量为 350～500mL，最大容量为 800mL，新生儿膀胱容量约为成人的 1/10。

四、尿道

尿道(urethra)男性尿道起自膀胱的尿道内口，止于阴茎头的尿道外口。成人尿道长 16～22cm，管径为 5～7mm。女性尿道起自膀胱的尿道内口，止于阴道口的前方。成人尿道长 3～5cm，直径约 6mm。

第二节　泌尿系统的功能

肾是机体最重要的排泄器官，通过对流经肾脏血液的过滤，以生成尿的形式排泄出体内的代谢产物，从而保持机体内环境的稳定。

一、保持机体内的水平衡

人体内的细胞需在理化性质相对稳定的体液环境中才能正常活动，因此维持细胞外液的稳态对于人体功能活动的正常进行至关重要。细胞外液主要包括血浆和组织间液。消化道吸收的水是细胞外液的重要来源，由消化道、呼吸道和皮肤出汗排出的水分随人体活动与身体状况相关，但主要还是从泌尿道排出。肾脏与细胞外液之间的液体转移，在肾脏过滤中的重吸收和排出等活动，处于人体精密的调控之中。调控机制包括肾脏自身调节、神经调节和体液调节，是多种因素共同调节的结果。

二、保持机体内电解质的平衡

体内重要的盐类均以电解质的形式存在于体液中，其中最重要的是钠和钾。在尿液生成的过程中，醛固酮是肾调节钠和钾排出量最重要的体液因素。另外，心房钠尿肽可抑制肾重吸收氯化钠，使尿中氯化钠排出增多，拮抗醛固酮的作用。

肾对钙排泄受多种因素的影响，最主要的是受甲状旁腺激素分泌量的调控，其分泌量的多少又受细胞外液中钙的浓度、血浆磷浓度、细胞外液量增加或动脉血压升高和血浆 pH 改变的变化所影响。另外，肾对钙的重吸收和排泄还受降钙素和维生素 D_3 的调控。

三、维持机体内酸碱平衡

细胞外液的 pH 为 7.35～7.45。维持体内环境的酸碱度是正常生命活动必备的重要条件。正常人在机体代谢活动中会不断产生酸性或碱性物质，且酸性物质的产生量远多于碱性物质。通常，细胞外液中的缓冲系统首先发挥作用，缓冲过多的酸性物质，但它只能起即时效应。肺主要通过排出挥发性酸（CO_2）来缓冲体内的酸性产物，但也只能起即时、部分作用。体内缓冲酸碱最重要、作用最持久的器官是肾脏，它可将体内除 CO_2 外的所有酸性物质（固定酸）排出体外，从而保持细胞外液中的 pH 值在正常范围内。

四、输尿管、膀胱和尿道

肾脏过滤的尿液经肾盂连接的输尿管排出，连接处管道的平滑肌可产生规律性的蠕动，将尿液送入膀胱。肾盂中尿液越多，内压越大，自动节律频率越高，蠕动越强。膀胱逼尿肌和内括约肌受副交感和交感神经的双重支配。另外，阴部神经支配膀胱外括约肌，阴部神经为躯体运动神经，膀胱外括约肌为骨骼肌，其活动受意识控制。正常情况下，排尿反射受脑的高级中枢控制，可有意识地抑制或加强其反射过程。引起排尿反射的主要因素是膀胱内压升高，逼尿肌出现节律性收缩，排尿欲则明显增强。如果尿量继续增加，压力继续增强，便出现明显的痛感，促使其不得不排尿。尿液对尿道的刺激可进一步反射性地加强排尿中枢的活动。此外，在排尿时，腹肌和膈肌的强力收缩也可产生较高的腹内压，加强尿液的排出。

第八章　生殖系统

人类生殖系统的功能是繁殖后代，分泌性激素以形成并保持第二性征。生殖系统包括内生殖器和外生殖器两部分。

第一节　男性生殖器

一、男性内生殖器

1. 睾丸（testis）和附睾（epididymis）　睾丸位于阴囊内，左右各一。睾丸呈微扁的卵圆形，上端和后缘与附睾相连。附睾呈新月形，由睾丸输出小管和迂曲的附睾组成。成人睾丸重 10～15g。睾丸实质分为100～200 个睾丸小叶，每个小叶内含有 2～4 条盘曲的生精小管，小管之间的结缔组织内有分泌雄激素的间质细胞。生精小管汇合成精直小管，进入睾丸纵隔交织形成的睾丸网，睾丸网发出 12～15 条睾丸输出小管，经睾丸后缘上部进入附睾。

睾丸实质由曲细精管和结缔组织间质构成。曲细精管上皮是精子生成的部位。间质中的莱迪希间质细胞（interstitial cell of leydig）合成和分泌雄激素。睾丸的生精自青春期开始。通过一系列的过程逐渐形成精子，生精过程也需要适当的理化环境，必要的维生素以及微量元素。精子生成之初其功能尚未成熟，只有被输送至附睾，在其中停留 18～24 小时后才获得运动和受精能力。睾丸间质细胞分泌的雄激素，其中睾酮的分泌量最多，生物活性也最强。男性血浆中的睾酮 95% 来自睾丸。睾酮的生理作用有：诱导男性内外生殖器发育，促使第一性征形成。促进第二性征发育，还刺激和维持正常的性欲。促进精子的生成。促进蛋白质的合成并抑制其分解，因而能加速机体生长。但睾酮对脂代谢的不利影响为使血中低密度脂蛋白增加，而高密度脂蛋白减少，增加了男性患心血管疾病的风险。促进肾脏合成促红细胞生长素，刺激红细胞生成。

2. 输精管和射精管　输精管长度约50cm，一般左侧较右侧稍长，管径约3mm。起始于附睾尾部，沿睾丸后缘、附睾内侧行至睾丸上端与腹股沟管皮下环之间，全程位于腹股沟管的精索内。继续走行出腹股沟管后，弯向内下沿盆侧壁腹膜外行向后下，跨过输尿管末端前内方至膀胱底的后面和直肠前面。两侧输精管在此逐渐接近、膨大形成输精管壶腹，其末端变细，与精囊的输出管汇合成射精管，长约2cm，向前下穿前列腺实质开口于尿道前列腺部。射精管管壁的平滑肌纤维能够产生有力的收缩，帮助精液排出。

3. 精囊和前列腺　精囊又称精囊腺，为长椭圆形的囊状器官。位于膀胱底的后方，输精管壶腹的下外侧。左右各一，其输出管与输精管壶腹的末端汇合成射精管。精囊分泌的液体参与精液的组成。前列腺是由腺组织和平滑肌组织构成的实质性器官，位于膀胱与尿生殖膈之间，前方为耻骨联合，后方为直肠壶腹，上端与膀胱颈、精囊腺和输精管壶腹相邻。形似栗子，重8～20g，上端宽大，下端尖细。横径约4cm，前后径约2cm，垂直径约3cm。前列腺分为五叶，前叶小，位于尿道前方和左右侧叶之间；中叶是楔形，位于尿道和射精管之间；左、右侧叶分别位于尿道、中叶、前叶两侧；后叶位于中叶和侧叶的后方。男性尿道在前列腺上端近前缘处进入，经其实质前部下行，由前列腺尖穿出。射精管在前列腺上端后缘处穿入，斜向前下方，开口于尿道前列腺后壁的精阜上。前列腺的输出管开口于尿道前列腺部后壁尿道脊两侧。前列腺的分泌物是精液的主要组成部分。

4. 尿道球腺和精液　尿道球腺是一对豌豆大小的球形腺体，位于会阴深横肌内。腺的输出管开口于尿道球部。尿道球腺分泌液参与精液的组成，有利于精子的活动。精液由睾丸的曲细精管生成的精子及附属腺的分泌物组成，呈乳白色。健康成年男性一次性射精2～5mL，精子总数不少于$40 \times 10^6/mL$。

二、男性外生殖器

1. 阴茎(penis) 阴茎是男性重要的性器官，分为头、体、根三部分。后部为阴茎根，附着于耻骨下支、坐骨支及尿生殖膈。中部为阴茎体，呈圆柱状，悬垂于耻骨联合前下方。前部膨大为阴茎头，头尖端有矢状位的裂口称尿道外口，头与体交界处有一环状沟称阴茎颈或冠状沟。阴茎海绵体为两侧细的圆柱体，左、右各一，位于阴茎的背侧。两侧海绵体紧密结合向前延伸，前端变细，嵌入阴茎头底面的凹陷内，阴茎海绵体的后端分离，称阴茎脚，分别附着于两侧的耻骨下腹支和坐骨支。尿道海绵体位于阴茎海绵体的腹侧，贯穿其全长，其中部呈圆柱状，前端膨大成阴茎头，后端膨大称尿道球，位于两阴茎脚中间，固定于尿生殖膈下筋膜上。海绵体外面包有一层坚厚的纤维膜，称海绵体白膜。海绵体内部由许多海绵体小梁和腔隙构成，腔隙是与血管相通的窦隙。当这些腔隙充血时，阴茎变粗变硬而勃起。阴茎的三个海绵体外面包裹深浅筋膜和皮肤。阴茎的皮肤薄而柔软，富有伸展性。皮肤至阴茎颈部游离向前，形成包绕阴茎头的双层环形皱襞，称阴茎包皮。阴茎具有性交功能，并有射精和排尿作用。

2. 阴囊(scrotum) 阴囊位于会阴之间，由皮肤、肌肉等构成柔软而富有弹性的袋状囊，把睾丸、附睾、精索等兜在腹腔外。阴囊内有阴囊隔，将内腔分为左右两部，各容纳一个睾丸和附睾。阴囊收缩和舒张，可调节局部的温度，有利于精子的产生和贮存等。

第二节 女性生殖器

一、女性内生殖器

1. 卵巢(ovary)和输卵管(uterine tube) 卵巢位于盆腔卵巢窝内的生殖腺，左右各一，呈扁卵圆形，分内、外侧面，前、后缘和上下端。外侧面贴于盆腔侧壁，位于髂内、外动脉起始部之间的夹角处；内侧面朝向子宫。上端借卵巢悬韧带与盆腔壁相连，下端借固有韧带连于子宫。后缘游离，前缘有系膜附着，并有血管、淋巴管和神经出入。卵巢的大小与年龄相关，幼女的卵巢较小，表面光滑。成年女性的卵巢约为 4cm × 2cm × 3cm，重 5 ~ 6g。更年期的卵巢缩小约为 2.0cm × 1.5cm × 0.5cm，到绝经期则萎缩至 1.5cm × 0.75cm × 0.5cm。输卵管为左右各一的细长而弯曲的肌性管道，长 10 ~ 14cm，直径约 5mm，从卵巢上端连于子宫底的两侧，包裹在子宫阔韧带上缘内。输卵管由内侧向外侧分为四部：子宫部，位于子宫壁内的一段，直径最细，约 1mm；峡部，短而直，血管分布少；壶腹部，占输卵管全长的 2/3，向外移行为漏斗部，卵子多在此受精。漏斗末端中央有输卵管腹腔口，开口于腹膜腔。卵巢排出的卵子由此进入输卵管。

2. 卵巢功能　卵细胞由卵巢内的卵泡产生。从青春期开始，每月有一定数量的卵泡生长发育，但通常只有一个卵泡成熟（大约经历 28 天），并且排卵。排出的卵细胞被输卵管伞摄取入输卵管中，可存活 10 多个小时，如遇精子受精，则受精卵逐渐移行于子宫内。妇女一生中仅有 400 ~ 500 个卵泡能最后发育成熟排卵。卵巢的内分泌功能是排卵前的卵泡主要分泌雌激素，排卵后黄体分泌雌激素和孕激素。卵巢也合成分泌少量雄激素和抑制素等其他激素。雌激素和孕激素对女性生殖器官的结构和功能的调节具有协同作用。雌激素与孕激素的作用见第六章内分泌系统。

3. 子宫（uterus）　子宫位于小骨盆中央，在膀胱与直肠之间。成人未孕子宫呈倒梨形，长 7 ~ 9cm，最宽约 4cm，厚 2 ~ 3cm。分为底、体、颈三部分。子宫内称子宫腔，腔上端通输卵管，下口通阴道，称为子宫口。子宫壁分为三层，外层为浆膜，是腹膜的脏层；中层为肌层，由平滑肌组成；内层为黏膜。子宫是孕育生命的重要生殖器官。

（1）月经的产生：育龄女性卵巢的卵泡生长、排卵和黄体形成及伴随雌激素、孕激素分泌具有明显的周期性特征，由此引起子宫内膜周期性剥脱、出血的现象称为月经。正常情况下一般维持 3 ~ 5 天，一次月经的出血量 20 ~ 100mL，平均约 50mL。女性的第一次月经多出现在 12 ~ 15 岁，一般两次月经第一天之间的时间为月经周期。正常月经周期为 21 ~ 35 天，平均 28 天。

（2）孕育胎儿：当精子进入阴道后，经过子宫颈、子宫腔、输卵管到达受精部位，即输卵管壶部，精子与卵子在输卵管壶腹部相遇。精子穿入卵细胞中使两者互相融合，两者融合而完成受精过程。此过程一般在排卵后数小时发生，最长不超过 24 小时。受精卵在输卵管内发育并逐渐向子宫运行，第 3 天到达宫腔。与此同时，子宫内膜发生形态及功能的变化，从而具备对胚胎的接受性。进一步受母体、胚泡的条件保障，直到胚泡在宫内与母体血液循环产生联系，便初步完成着床。之后不断发育形成胎盘、胎儿，直至分娩。

4. 阴道与前庭大腺　阴道为连接子宫和外生殖器的肌性管道，是性交器官，也是排出月经和娩出胎儿的管道，由黏膜、肌层和外膜组成。阴道有前、后和侧壁，下端开口于阴道前庭，称阴道口。处女的阴道口周围有处女膜附着，呈环形、半月形、伞状或筛状，处女膜破裂后有处女膜痕。阴道的上端宽阔，包绕子宫颈阴道部，两者之间的环形凹陷称阴道穹。前庭大腺，又称巴氏腺（Bartholin gland），位于前庭球后端的深面，其导管向内侧开口于阴道前庭，分泌物有润滑阴道的作用。

二、女性外生殖器

女性外生殖器包括阴阜、大阴唇、小阴唇、阴道前庭、阴蒂、前庭球，它们也是女性阴部的解剖名称，具有相应的一些功能。

第九章　感觉器

第一节　概　述

感觉器（sensory organ）是感受器及其附属结构的总称，感觉装置完善且具有复杂的附属装置。感受器是指能感受某种刺激而产生兴奋的结构。感受器的分类方法较多，根据感受器所在的部位和接受刺激的来源将其分为三类：

一、外感受器

1. 皮肤感受器　皮肤感受器主要感知触－压觉、温度觉和痛觉等，感受器位于：①游离神经末梢，广泛存在于表皮的生发层和真皮的毛囊周围；②触觉小体，广泛分布于真皮的乳头内；③环层克劳氏小体、路非氏小体广泛存在于真皮及皮下组织内。

2. 味觉感受器　味觉感受器分布于舌的乳头内。基本味觉有甜、酸、苦、咸四种。

3. 嗅觉感受器　嗅觉感受器分布于鼻黏膜上部的嗅上皮内。气味物质的分子溶解于嗅黏膜表面的液体中，刺激嗅细胞传入嗅中枢产生嗅觉。

4. 视觉感受器　视觉感受器接收波长为 380～760nm 的可见光转化为大脑可读取的神经冲动而产生视觉。

5. 听觉感受器　声音通过镫骨的运动产生压力波，引起耳蜗液的振动，由此带动基底膜运动，并使毛细胞兴奋，产生动作电位，实现能量转换产生听觉。

二、内感受器

内感受器包括血管壁的机械和化学感受器，胃肠道、输尿管、膀胱、体腔壁内的和肠系膜根部的各类感受器。接受加于这些器官的物理或化学刺激，如压力、渗透压、温度、离子和化合物浓度等刺激。

三、本体感受器

本体感受器分布在肌、肌腱、关节和内耳的位觉器等处，接受机体运动和平衡变化时产生的刺激等。

第二节　眼

一、眼

1. 眼球（eyeball） 眼球位于眼眶内，近似球形，眼球壁由坚韧的纤维结缔组织构成。外壁前 1/6 为角膜，无色透明，无血管但有感觉神经末梢。角膜后 5/6 为巩膜，乳白色不透明，厚而坚韧。巩膜前缘接角膜缘，后方与视神经的硬膜鞘相延续。在靠近角膜缘处的巩膜实质内，有环形的巩膜静脉窦，为房水流出的通道。

2. 眼球壁（eyeball wall） 眼球壁内层为血管膜，呈棕黑色，富含血管和色素细胞。由前至后分为虹膜、睫状体和脉络膜三部分。虹膜呈圆盘形，中央有圆形的瞳孔。角膜内为晶状体，两者间称眼房。虹膜将眼房分为较大的前房和较小的后房，二者借瞳孔相交通。虹膜内有环绕瞳孔周缘排列的瞳孔括约肌和呈放散状排列的瞳孔开大肌。虹膜的颜色取决于色素的多少，因种族差异呈现出黑、棕、蓝和灰色等。睫状体位于巩膜与角膜移行部的内面，含睫状肌，睫状体有调节晶状体曲度和产生房水的作用。脉络膜占血管膜的后 2/3，外面与巩膜疏松相连，内面紧贴视网膜的色素层，后方有视神经穿过。脉络膜富含血管及色素，可营养眼球组织并吸收分散光线。

3. 视网膜（retina） 视网膜位于眼球血管膜的内面，自前向后分为

3 部分，即视网膜虹膜部、睫状体部和脉络膜部。虹膜部和睫状体部薄，无感光作用。位于脉络膜内的视网膜范围最大，有感光作用，称为视网膜视部。视部最后面视神经起始处有一界限清楚而略呈椭圆形的盘状结构，称视神经盘，又称视神经乳头。在视神经盘中央凹陷处有视网膜中央动、静脉穿过，无光感细胞，称生理性盲点。在视神经盘的颞侧稍偏下方有一黄色小区，由密集的视锥细胞构成，称黄斑，直径 1.8 ~ 2.0mm。黄斑中央凹陷称中央凹，此区无血管，为感光最敏锐处。视网膜分两层，外层为色素上皮层，内层为神经层。两层之间有潜在性间隙，是造成视网膜脱离的解剖学基础。视网膜部的神经层主要由三层神经细胞组成，外层为视锥和杆细胞，它们是感光细胞。视锥细胞主要分布在视网膜的中央部，感受强光和颜色的刺激，在白天或明亮处视物时起主要作用。视杆细胞主要分布在视网膜周边，感受弱光刺激，在夜间或暗处视物时起主要作用。中层为双极细胞，其将来自感光细胞的神经冲动传至内层的节细胞，汇集于视神经盘，传入中枢。

二、眼球内容物

眼球内容物包括房水、晶状体和玻璃体。

1. 房水(aqueous humor)　　房水由睫状体产生，进入眼后房，经瞳孔至眼前房，又经虹膜角膜角进入巩膜静脉窦，借睫状前静脉汇入眼上、下静脉。房水为无色透明的液体，可营养角膜和晶状体，并维持正常的眼内压。

2. 晶状体(lens)　　晶状体位于虹膜和玻璃体之间，由晶状体纤维组成，外面包有高度弹性的晶状体囊。其周缘部借睫状小带与睫状体相连，呈双凸透镜状，直径约 9mm，厚 4 ~ 5mm。无色透明，富有弹性，不含血管和神经。晶状体是眼屈光系统的主要装置，通过睫状肌的收缩和舒张调节眼的屈光度。

3. 玻璃体(vitreous body)　　玻璃体位于晶状体与视网膜之间，约占眼球内腔的后 4/5。玻璃体是无色透明的胶状物质，外被覆玻璃体膜。对视网膜起支撑作用，使视网膜紧贴于眼球血管膜，防止其剥离。

三、眼副器

眼副器（accessory organs of eye）包括眼睑、结膜、泪器、眼球外肌、眶脂体和眶筋膜等结构。

1. 眼睑、结膜与泪器 眼睑分上睑和下睑，由 5 层组织构成，由外至里为皮肤、皮下组织、肌层、睑板和睑结膜。睑缘有睫毛，其根部有睫毛腺，近睑缘处有睑缘腺。眼睑内层是结膜，分为球结膜和睑结膜。睑结膜深面为一半月形致密的结缔组织板，称睑板。睑板内有麦穗状的睑板腺，与睑缘垂直排列，开口于睑缘。睑板腺分泌油样液体，可润滑眼睑，防止泪液外流。泪器由泪腺和泪道组成，泪腺位于眼眶外上方的泪腺窝，长约 20mm，宽约 12mm，有 10～20 条排泄管开口于眼内。泪道的泪点在上、下缘近内侧端处各有一隆起称泪乳头，顶点是小管开口。上、下小管连接泪囊，下部移行为鼻泪管，开口于下鼻道外侧壁，泪液有防止角膜干燥、冲洗微尘的作用。泪液含有溶菌酶，具有灭菌作用。

2. 眼球外肌 眼球外肌由运动眼球的 4 块直肌、2 块斜肌和运动眼睑的上睑提肌组成。4 块直肌称为上、下、内、外直肌，眼球的运动方向与肌肉的名称相同。但上斜肌收缩则使眼球转向下外方，下斜肌收缩使眼球转向上外方。

3. 眶脂体与眶筋膜 眶脂体为脂肪组织，充填于眼球、眼球外肌与眶骨膜之间，起到支撑保护和减轻外来震动对眼球的影响的作用。眶筋膜包括眶骨膜、眼球筋膜鞘、眼肌筋膜和眶隔。眶骨膜为眼球外肌提供附着处。眼球筋膜鞘是眶脂体与眼球之间薄而致密的纤维膜，膜内侧面光滑，眼球在鞘内可灵活的运动。包绕眼外肌的为眼肌筋膜。眶隔是一层膜样物质，它将眼眶前后分隔。

四、眼的血管和神经

1. 眼动脉（ophthalmic artery） 眼球和眶内结构的血液供应主要来自眼动脉。眼动脉起自颈内动脉，在视神经的下方经视神经管入眶，行程中发出分支供应眼球及眼眶部组织，终支出眼眶，终于滑车上动脉。

2. 眼静脉(ophthalmic vein) 眼球内静脉经眼上、下静脉汇入海绵窦。眼球外静脉，眼上静脉起自眶内上角，向后经眶上裂注入海绵窦；眼下静脉起自眶下壁和内侧壁的静脉网，部分注入眼上静脉，另一部分经眶下裂汇入翼静脉丛。面静脉在内眦处与眼静脉吻合，向后注入海绵窦。因静脉内无瓣膜，三角区内的感染可引起颅内感染。

3. 眼神经(ophthalmic nerve) 支配视器的眼神经来源较多，视神经起于眼球后极的内侧约3mm处，行向后内，穿经视神经管入颅中窝，连于视交叉。眼球外肌由动眼神经、滑车神经、展神经支配。眼球内肌的瞳孔括约肌和睫状肌受动眼神经支配，瞳孔开大肌受交感神经支配。眼睑内的眼轮匝肌受面神经支配。泪腺由面神经的副交感神经支配。

五、眼的功能

人眼的适宜刺激是波长为380~760nm的电磁波，即可见光。视觉形成是由外界物体发出的光线经眼的折光系统成像于视网膜上，再由眼的感光换能系统将视网膜像所含的视觉信息转变为生物电信号，并在视网膜中对这些信号进行初步处理，然后由视神经传入中枢并在各级中枢，尤其是大脑皮质进一步分析处理，最终形成的。①正常人眼在光照良好的条件下能看清楚物体在视网膜上的成像大于4.5μm，这是视力的一个限度。因为在视网膜中央凹处一个视锥细胞的平均直径为4.5μm，其功能主要是接受明亮光线及色彩。②眼的调节，通过对晶状体凸度的调节、瞳孔大小反射的调节等使视网膜成像更为清晰。③视网膜的感光换能调节，在视网膜中存在两种感光换能系统，即视锥系统和视杆系统，视锥系统又称昼光或明视觉系统，在强光条件下对被视物体具有较高的分辨力并可辨别颜色；视杆系统又称晚光觉或暗视觉系统，能在昏暗环境中感弱光刺激而引起暗视觉，但无色觉，对被视物的分辨能力较低。

第三节　耳

耳由外耳(external ear)、中耳(middle ear)和内耳(internal ear)三部

分组成。外耳和中耳是声波的收集和传导装置，内耳接受声波和位觉的刺激。听觉感受器和位觉感受器位于内耳。

一、外耳

外耳包括耳廓、外耳道和鼓膜三部分。

1. 耳廓（auricle）与外耳道（external acoustic meatus） 耳廓位于头部两侧，左右基本对称。耳廓的上端与眉连线平齐，下端同鼻底水平线平齐。耳廓与头颅侧面的夹角（耳颅角）约30°。耳廓分前外侧面和后内侧面，上方大部皮肤以薄而具有弹性的软骨作为支架，并向外耳道延续约1/3。内2/3为骨性部，由颞骨鳞部和鼓部围成椭圆形短管。两部交界处较狭窄。外耳道成人长2.0～2.5cm，呈弯曲状，由外向内，先向前上，继而稍向后，然后转向前下。婴儿因颞骨尚未骨化，外耳道几乎全由软骨支持，短而直，鼓膜近于水平位。耳廓后内侧面皮下有少量疏松结缔组织，因此相对较松动。前外侧面和外耳道皮下组织少，与软骨膜结合紧密。当外耳道皮肤发生疖肿时，疼痛剧烈。耳垂在耳廓的最下端，无软骨组织，仅由皮肤及皮下结缔组织和脂肪构成。

2. 鼓膜（tympanic membrane） 鼓膜是外耳与中耳的分界，或称为中耳的外壁。中耳的外壁大部由鼓膜构成，成人呈椭圆形、小儿呈圆形的半透明膜。膜高约9mm，宽约8mm，厚约0.1mm。鼓膜前下方朝内倾斜，与外耳道底成45°～50°。鼓膜周缘略厚，大部分借纤维软骨环嵌附于鼓沟内，名紧张部。其上方鼓沟缺如的鼓切迹处，鼓膜直接附丽于颞鳞部，较松弛，名松弛部。鼓膜由三层组织构成，外层为复层鳞状上皮，与外耳道的皮肤相连接；中层为纤维层，鼓膜的松弛部纤维层不及紧张部明显，纤维走行也无规律；内层为黏膜，与鼓室黏膜相连续。鼓膜中心部最凹点相当于锤骨柄的尖端，称为脐。自脐向上稍向前达紧张部上缘处，有一灰白色小突起锤凸，即锤骨短突隆起的部位。在脐与锤凸之间，有一白色条纹，称锤文，为锤骨柄透过鼓膜表面的映影。自锤凸向前至鼓切迹前端有锤骨前襞，向后至鼓切迹后端有锤骨后襞，两者均系锤骨短突挺起鼓膜所致，为紧张部与松弛部的分界线。鼓膜上1/4的三角形区，薄而松弛，称为松弛部，活体呈淡红色。鼓膜下3/4坚实紧张，为紧张部，活体呈灰白色。

二、中耳

中耳由鼓室、咽鼓管、乳突窦和乳突小房组成。中耳向外借鼓膜与外耳道相隔，向前以咽鼓管通向鼻咽部，向内毗邻内耳。

1. 鼓室（tympanic cavity） 鼓室由 6 个壁围成，内有听小骨、韧带、肌、血管和神经等。外侧壁大部由鼓膜构成。鼓室内有 3 块听小骨，即锤骨、砧骨和镫骨。锤骨柄连附于鼓膜，外侧突为鼓膜紧张部与松弛部分界的标志。砧骨连接于锤骨与镫骨间，构成听小骨链，镫骨借韧带连于前庭窗的周边，封闭前庭窗。

2. 咽鼓管（pharyngotympanic tube） 咽鼓管为连通鼻咽部与鼓室的通道，长 3.5～4.0cm，管腔的最窄处内径 1～2mm。咽鼓管咽口平时关闭，当吞咽或呵欠时张开，空气进入鼓室。咽鼓管的功能是使鼓室的气压与外界的大气压相等，以保持鼓室内外气压的平衡。幼儿咽鼓管管径较大，较成人短而平，故在咽部感染时易侵及鼓室。

3. 乳突窦（mastoid antrum）和乳突小房（mastoid cells） 乳突窦开口于鼓室后壁，与乳突小房相连通，腔内覆盖黏膜，中耳炎可经乳突窦侵犯乳突小房而引起乳突炎。

三、内耳

内耳包括骨迷路和膜迷路，位于颞骨岩部的骨质内，介于鼓室和内耳道底之间。骨迷路与膜迷路之间充满外淋巴，膜迷路内充满内淋巴，内外淋巴互不相通。

1. 骨迷路（bone labyrinth） 由前庭、骨半规管和耳蜗组成。前庭的外侧壁有前庭窗和蜗窗，前庭窗与镫骨相连。骨半规管为 3 个半规管半环形的骨管，相互垂直排列，分别为前骨半规管、外骨半规管和后骨半规管，均连于前庭。耳蜗位于前庭的前方，形如蜗牛壳。耳蜗由蜗轴和蜗螺旋管构成，蜗轴螺旋管内有蜗神经节，蜗螺旋管通向前庭。

2. 膜迷路（membranous labyrinth） 是骨迷路内封闭的膜性管和囊，借纤维束固定于骨迷路内的壁上。由椭圆囊和球囊、膜半规管和蜗管组成。它们之间连通，充满内淋巴。椭圆囊和球囊位于骨迷路的前庭部，其内有感觉上皮，属位觉感受器，感受头部静止的位置及直线变速运动引起的刺激。膜半规管与骨半规管相似，是位觉感受器，能感受头部旋转变速运动的刺激。蜗管位于耳蜗内，一般认为与内淋巴的产生有关。蜗管的螺旋膜上有听觉感受器。

四、耳的功能

耳的听觉功能是由外耳、中耳和内耳的耳蜗组成的听觉器官，将声波通过感音换能的作用，转变为听神经纤维上的神经冲动，再传到大脑皮质的听觉中枢，产生听觉。内耳的平衡功能，则是由半规管、椭圆囊和球囊组成的内耳前庭器官感受机体姿势和运动状态以及头部在空间的位置。

1. 听觉功能 人耳能感受的声压范围是 $0.0002 \sim 100 \text{dyn/cm}^2$，声波频率范围是 $20 \sim 20\,000 \text{Hz}$。人耳最敏感的声波频率在 $1000 \sim 3000 \text{Hz}$。

（1）空气传导：声波经外耳道传至鼓膜，引起鼓膜振动，继而使听小骨链随之运动，将声波转换成机械振动并加以放大，经镫骨底传至前庭窗，引起前庭阶的外淋巴波动。外淋巴波动经前庭膜传至内淋巴，内淋巴的波动刺激基底膜上的螺旋器，产生神经冲动，再经蜗神经传入中枢，产生听觉。

（2）骨传导：声波直接作用于颅骨，经颅骨和耳蜗骨壁传入耳蜗。使耳蜗内的外淋巴和内淋巴波动，刺激基底膜上的螺旋器产生神经兴奋，引起较弱听觉。

2. 平衡功能 维持平衡就是使身体在空间保持适宜位置。需要靠外周感受器对外界环境刺激的反应，即向中枢发出神经冲动，并引起一系列的反射性运动来纠正身体在空间不适宜的位置。人体维持平衡主要依靠前庭、视觉及本体感觉 3 个系统的相互协调来完成，其中前庭系统最重要，它主司感知头位及其变化。前庭神经到达前庭神经核后，与眼球的运动肌肉及身体各部肌肉有着广泛的神经联系，故当体位变化产生刺激传到神经中枢时，就可引起眼球、颈肌和四肢的肌反射运动以保持身体的平衡。

前庭感觉器中的半规管主要感受正负角加速度的刺激；椭圆囊与球囊则是感受直线加速，维持人体静态平衡。总之，前庭感受器接受刺激后将信息传向各级前庭中枢，并与中枢的其他核团相联系产生多种反射，主要有：①前庭与小脑的联系，可调节肌肉张力以维持身体平衡；②前庭与眼外肌运动核及锥体外系之间的联系，可调整眼球运动，使头部快速转动时保持适宜的视角，维持清晰的视力；③前庭与脊髓间的联系，控制颈部和四肢运动；④前庭与自主神经系统间的联系，可出现自主神经反射。前庭的传入、传出神经系统，双侧感受器之间，兴奋和抑制之间均有相互调节及反馈的作用，共同维持躯体的平衡。

第二篇

人体营养需要

为了生存、繁衍和劳动，人体必须每日从外界摄取水和食物，因此便有了对食物营养的探索。营养是指人体通过摄取食物，经过体内消化、吸收和代谢，利用食物中对身体有益的物质构建机体组织器官，满足生理功能和体力活动需要的过程。营养科学界最早通过防治营养缺乏病而认识到营养素的必需性，研究确定了数十种营养素的需要量；继而为了防止营养素摄入过量而开始营养毒理学研究，测定各种营养素的摄入量上限值；近年又面对非传染性慢性疾病的挑战，将营养学研究扩展到预防慢性病的领域，越来越全面和系统化。营养关系到每个人的健康和长寿，并最终影响社会经济的发展，良好的营养和健康状况是社会经济发展的基础和重要目标。随着社会经济的发展和人民生活水平的提高，人们更需要营养学的知识去引导食物的选择。

第十章　人体的基本物质需要

　　人体每日必须的物质包括空气、水和食物，食物中又含有多种营养素。人体所必需的营养素有水、蛋白质、脂类、碳水化合物、维生素、矿物质，其中蛋白质、脂类、碳水化合物在人体内代谢时可以产生能量，称为产能营养素。人们也把水、蛋白质、脂类、碳水化合物称为宏量营养素，把矿物质、维生素称为微量营养素。

第一节　空　气

一、空气概述

　　1. 空气的组成　自然状态下的大气是由混合气体、水蒸气和气溶胶组成的。除去水蒸气和气溶胶的空气称为干洁空气。

　　（1）干洁空气：干洁空气的主要成分以及它们在空气中所占的容积百分比见表 2。

表 2　干洁空气的组成　单位:%，20℃，1 个大气压

空气成分	容积百分比
氮（N_2）	78.1
氧（O_2）	20.93
二氧化碳（CO_2）	0.03
氩（Ar）	0.93
氖（Ne）	0.0018
氦（He）	0.0005

（2）水蒸气：水蒸气是低层大气中的重要成分，含量占大气总容积的 0%～4%，因受时间、地域以及气象条件等不同的影响，是大气中含量变化最大的气体。

（3）气溶胶：气溶胶是液态或固态微粒在空气中的悬浮体系。其能作为水滴和冰晶的凝结核、太阳辐射的吸收体和散射体，并参与各种化学循环，是大气的重要组成部分。自然状态下的大气气溶胶主要来源于岩石的风化、火山爆发、宇宙落物以及海水溅沫等。它的含量、种类以及化学成分都是变化的。根据形成过程、对能见度的影响以及颜色的差异等，气溶胶可分为轻雾（mist）、浓雾（fog）、霾（haze）、粉尘（dust）、烟气（fume）、烟（smoke）、烟雾（smog）和烟炱（soot）等。表 3 列出了几种气溶胶在物理性质和形成机制上的差异。

表3　几种气溶胶的形成机制及其物理性质特征

名称	物理性质	粒径 μm	形成机制
轻雾	水滴	>40	雾化、冷凝
浓雾	液滴	<10	雾化、蒸发、凝结核凝聚
霾	液滴、固体微粒	<10	凝集、化学反应
粉尘	固体微粒	>1	机械粉碎、扬尘、燃烧
烟气	固体、液滴微粒	<1	蒸发、凝集、升华
烟	固体微粒	<1	升华、冷凝、燃烧
烟雾	液滴、固体微粒	<1	冷凝、化学反应
烟炱	固体微粒	<1	冷凝

2. 大气层结构　大气受太阳和地表过程的影响，形成了特有的垂直结构和特性。根据大气层垂直方向上温度和垂直运动的特征，可将大气层自下而上分为对流层、平流层、中间层（上界为 85km 左右）、热成层（上界为 800km 左右）和逸散层（没有明显的上界）。

（1）对流层：对流层是深厚大气的最底层，平均约 12km，集中了大气质量的 3/4 和几乎整个大气中的水蒸气和杂质，是天气变化最复杂的层次。人类活动排入大气的污染物绝大多数在对流层聚集。

（2）平流层：平流层是自对流层顶到 55km 高度间的气层。平流层的空气气流以水运动为主。在高 15～35km 处有厚约 20km 的臭氧层，其分布有季节性变动。臭氧层能吸收太阳的波紫外线和宇宙射线，使地球上的生物免受这些射线的危害，得以生存繁衍。

（3）中间层：自平流层顶到85km间的气层称中间层。该层的气温随高度的增加而迅速降低。这温度垂直分布有利于空气垂直运动，又称"上对流层"或"高空对流层"。

（4）热层：中间层顶到800km高度间气层称为热层。该层的气体在宇宙射线作用下处于电离态。电离后的氧能强烈吸收太阳的短波辐射，使空气迅速升温，因而该层的气温随高度的增加而增加。该层能反射无线电波，对于无线电通信有重要意义。

（5）逸散层：800km高度以上的大气层统称为逸散层，也称为外层大气。该层大气稀薄，气温高，高温使这层上部的大气质点运动加快，而地球引力却大大减少，因而大气质点中某些高速运动分子不断脱离地球引力场而进入星际空间。

3. 大气的特征

（1）太阳辐射：太阳辐射是产生各种天气现象的根本原因，是地球光和热的来源，其光谱包括可见光、紫外线和红外线。

①可见光（400~760nm）：可提高视觉和生理代谢功能，平衡兴奋和镇静，提高情绪与工作效率。光线不足或微弱会引起眼疲劳或视觉不适。

②紫外线（200~400nm）：可分为UV-A（320~400nm）、UV-B（290~320nm）和UV-C（200~290nm）。太阳辐射产生的UV-A可穿过大气层到达地表，而全部UV-C以及90%以上的UV-B多被臭氧层吸收。适量照射紫外线对健康有益，过量照射可引起日光性皮炎、眼炎白内障和皮肤癌等疾病。紫外线还与大气中的某些二次污染物形成有关，例如光化学烟雾和硫酸雾等。

③红外线（760~1000nm）：适量照射可使局部组织升温、血管扩张代谢加速、细胞增生，具有消炎和镇痛作用。过量照射可引起热射病、日射病和红外线白内障等疾病。

（2）气象因素：气象因素主要为气压、气温、气流、湿度、风速和降水、日照等，对机体的冷热感觉、体温调节、心血管功能、神经功能、免疫功能、新陈代谢等多种生理功能起着综合调节作用。如果气候条件变化过于激烈，超过人体的代偿能力，例如酷暑、严寒和暴风雨等，可使机体代偿能力失调，引起心血管疾病、呼吸系统疾病和关节病等。

（3）空气离子：大气中带电的物质统称为空气离子。根据空气离子的大小以及运动速度对其分类，近地表大气中存在的空气离子有轻离子和重离子两类。轻离子可与空气中的悬浮颗粒或水滴结合，形成重离子。因此新鲜清洁空气中轻离子浓度高，而污染的空气中轻离子浓度低。空气中重离子数与轻离子数之比 <50 时，空气较为清洁。

一般认为空气负离子可达到镇静、催眠、镇痛、止痒、止汗、利尿、降压、增进食欲、提高注意力和工作效率等作用；阳离子则相反。海滨、树林、瀑布、喷泉附近和自然风景区中的负离子比较多，有利于健康。

二、空气与人体健康

1. "好空气"的定义 当空气中的各组成成分含量在正常变化范围内且空气中含有相当数量的负离子时，即达到恒温、恒湿、恒氧、恒净，简称"四恒"，这样的空气才是好空气。

（1）恒温：将空气的温度维持在令人感到舒适的范围内，称为恒温，可以通过制冷和制热两个手段实现恒温要求。

（2）恒湿：恒湿是指将空气的湿度维持在令人舒适的范围内。按照室内空气质量标准（GB/T 18883 – 2022），适合人居的环境湿度夏季在 40% ~ 80%，冬季在 30% ~ 60%。众所周知，由于地理位置、季节以及楼层高度等原因，室内湿度往往无法很好地稳定在舒适范围内，此时借助除湿机和加湿器便可有效解决该问题。因此在设计中央空调的过程中，添加除湿和加湿的功能，就可同时实现恒温与恒湿。

（3）恒氧：恒氧概念是在新风系统进入国内市场时才被提出，目的在于保证室内空气的含氧量处于令人舒适的范围。例如，通过二氧化碳传感器监测室内的二氧化碳浓度，若浓度过高，就会由控制系统传输信号至新风系统，随后风机提高转速，加大风量，通过加快换气频率，达到降低室内二氧化碳浓度的目的。

（4）恒净：恒净概念的提出始于雾霾肆虐的 2013 年，此后人们对室内空品质的追求又添加了一个因素，即空气的洁净度。提高室内洁净度可以通过空气净化器来实现。

2. 判断空气质量的常用方法

（1）方法一：通过肉眼判断空气质量

雾霾的主要成分是空气动力学中直径小于 2.5μm 的细颗粒物又称 PM2.5，这些悬浮微粒会吸收和散射阳光，造成"雾蒙蒙"的视觉效果，也称"视觉遮蔽感"。在用肉眼判断空气质量时，要尽可能多地以远近多个物体作为参照物，若能较为清晰地看到远近参照物即表示空气质量尚可，当日可以不采取防护措施；当远处参照物模糊，近处参照物有较为明显的"薄雾"遮蔽感时，即属空气轻度污染，建议佩戴口罩出行；而当远处参照物不可见，近处参照物"薄雾"遮蔽又较严重时，此时空气质量即为中度污染，出行必须采取个人防护措施；最后，当远处参照物不可见，近处参照物只能看到轮廓，就属于严重污染，此时应尽量减少外出活动。

（2）方法二：通过数据判断空气质量

通过肉眼可以大致判断当前空气质量的好坏，但若要准确判断空气质量，则还需通过数据。通常用空气质量指数（AQI）来判别空气质量的优劣。

空气质量指数（AQI），是经由一定的计算得到的能够描述区域内空气质量状况的指数，用于对大气环境质量进行评价以及污染控制和管理，根据特定时段内的细颗粒物（PM2.5）、可吸入颗粒物（PM10）、一氧化碳（CO）、二氧化硫（SO_2）、二氧化氮（NO_2）和臭氧（O_3）等污染物的平均浓度进行计算，得到各自的 AQI 值，取最大值作为该时段的空气质量指数。

AQI 数值越大，表征颜色越深，空气污染状况就越严重，对健康的危害也越大。AQI 空气质量指数可划分为六级，详见表 4。

表 4 空气质量指数分级

空气质量指数	空气质量级别	对健康的影响	人群活动情况
0～50	一级	空气质量状况优异	各类人群均可正常活动
51～100	二级	空气质量可接受，有些许污染，对极少数异常敏感人群健康有轻微影响	该类人群应减少户外活动

续表

空气质量指数	空气质量级别	对健康的影响	人群活动情况
101～150	三级	空气质量受到污染，正常人群出现轻微症状	儿童、老年人及心脏病呼吸系统疾病患者应减少户外活动
151～200	四级	易感人群症状加剧，对少数正常人群心脏、呼吸系统有影响	儿童、老年人及心脏病、呼吸系统疾病患者应避免户外运动，正常人群适量减少户外运动
201～300	五级	心脏病和呼吸系统疾病患者症状显著加剧，正常人群出现刺激症状	儿童、老年人和呼吸系统疾病患者应留在室内，正常人群减少户外运动
＞300	六级	空气质量严重污染，正常人群有明显强烈症状，出现某些疾病	儿童、老年人和患者应留在室内，正常人群应避免户外活动

三、空气污染

空气对人体健康无比重要，若空气受到有害气体或有害颗粒物质的污染，会对人体健康造成各种危害。一名健康成年男性每天大约需要呼吸 $15m^3$ 的空气，若空气受到污染，人体吸入大量的污染空气，定会严重危害身体健康。

按照国际标准化组织的定义，空气污染通常是指由于人为活动或自然过程引起某些物质进入大气中，呈现出足够浓度，达到足够时间，并因此危害到人体舒适、健康或环境的现象。

2018 年 5 月 2 日世界卫生组织在瑞士日内瓦发布的报告指出：全球约 90% 人口所生活的空气中含有高浓度污染物。在 2016 年，仅因室内外环境空气污染就造成了全球 700 万人死亡。

1. 空气污染的来源 室内空气污染来源广泛，涉及生活中的各个方面。室内建筑和装修材料会释放甲醛、苯等挥发性有机气态污染物、放射性气体等；日常所用的洗涤剂、空气清新剂等含有挥发性有机气态污染物；一些办公设备如打印机、复印机等，可产生臭氧；人们在室内的各种活动，如烹饪、吸烟等均会大量地释放颗粒物和多环芳烃类物质；不经常换洗的毛毯、地毯、窗帘会滋生大量病菌，引发室内空气微生物污染。此外，多数室外空气污染物能通过通风管道、门窗和房屋缝隙进入室内，也会造成甚至加剧室内空气污染。

室外空气污染主要分为自然源和人为源，自然源包括一些自然灾害，如动植物代谢、森林火灾、火山喷发等产生的污染物，以及地球本身存在的放射性核素所释放的放射性气体。一些动植物在生长代谢过程中会释放一定的挥发性有机气态污染物；在森林火灾发生过程中会产生大量的颗粒物、碳氢化合物、氮氧化物、硫氧化物、二氧化碳 – 氧化碳等，可导致局部严重的空气污染；火山喷发也会在局部造成灰尘等颗粒污染物和气态污染物（二氧化硫、硫化氢和甲烷等）的大量释放。而造成室外空气污染物的人为源主要包括交通运输、工业生产、火力发电、农业活动和垃圾焚烧等人为活动。

2. 空气污染物的种类　空气污染物种类多、基数大，分类的标准也存在较大差异。按照空气污染物形成过程，可分为一次污染物和二次污染物；根据污染物存在形态，可分为颗粒污染物和气态污染物。

（1）按照空气污染物形成过程分类

①一次污染物：是指从污染源直接排放的污染物质，如二氧化碳（CO_2）、一氧化氮（NO）、二氧化氮（NO_2）、二氧化硫（SO_2）及颗粒物等。有些一次污染物性质稳定，在空气中基本不参与反应或者反应缓慢；而有些一次污染物性质较为活泼，易与其他物质相互作用生成新的物质。

②二次污染物：是指较活泼的一次污染物在光和热等条件下，与其他物质相互作用生成新的大气污染物，其毒性往往比一次污染物更强，对环境健康的威胁和危害更大。例如：当空气湿度较大时，二氧化硫会转化为硫酸雾，二氧化氮会形成硝酸雾；当在光照条件下，空气中的碳氢化合物和氮氧化物会相互反应生成光化学烟雾。

（2）根据污染物存在形式分类

①颗粒污染物：可分为非生物粒子和生物粒子，按照颗粒粒径可划分为总悬浮颗粒物（TSP）、降尘、可吸入颗粒物（PM10）、粗颗粒物

（PM2.5 ~ PM10）、细颗粒物（PM2.5）和超细颗粒物（PM0.1）。

总悬浮颗粒物（TSP）：指空气动力学直径 ≤100μm 的颗粒物。

降尘：指空气动力学直径大于 10μm 的颗粒物。

可吸入颗粒物（PM10）：指空气中空气动力学直径 <10μm 的颗粒物，也指可以经口鼻进入呼吸道的全部颗粒物。

粗颗粒物（PM2.5 ~ PM10）：指空气动力学直径介于 2.5 ~ 10μm 的所有可吸入的颗粒物。

细颗粒物（PM2.5）：指空气动力学直径 <2.5μm 的所有颗粒物，又被称为可入肺颗粒物，可经呼吸道进入机体肺泡，甚至血液中。

超细颗粒物（PM0.1）：指空气动力学直径 <0.1μm 的颗粒物，其对人体的危害性最大。

②气态污染物：主要包括无机气态污染物，如一氧化氮（NO）、二氧化氮（NO_2）、二氧化硫（SO_2）、一氧化碳（CO）、二氧化碳（CO_2）和臭氧（O_3）等；有机气态污染物，如甲醛（HCHO）、苯系物、烷烃以及烯烃等挥发性有机气态污染物（VOCs）；放射性气态污染物，主要是指氡气（Rn）及其子体。

四、空气污染的防护

当户外空气遭到严重污染却又不得不进行户外活动时，出于健康考虑，我们需要采取个人呼吸防护措施，防止有害物质进入体内，减少污染物对人体造成的伤害。个人呼吸防护用品是为了防止人体吸入含有有毒有害物质的气体造成健康伤害的用品。在日常生产及生活中，利用个人呼吸防护用品能够降低空气中有毒有害物质对人体呼吸系统造成的伤害。

针对室外环境污染的个人防护用品的宗旨是为人们提供更加洁净的呼吸环境，更加合理的使用方式，最终使人们愿意选择并使用这款产品。世界卫生组织《空气质量准则》（2021 年）规定的 PM2.5 日均限值是 $15μg/m^3$，而我国《环境空气质量标准》（GB 3095—2012）规定的日均限值为 $75μg/m^3$。理论上，当 PM 浓度超过我国标准的日均值时，就应该佩戴 $PM_{2.5}$ 防护口罩。

首个民用呼吸防护国家标准《日常防护型口罩技术规范》（GB/T 32610 – 2016）给出了不同防护效果级别的日常防护型口罩试用的佩戴环

境及佩戴注意事项。

防护效果是指在规定条件下，口罩阻隔颗粒物的能力，用百分数表示。口罩的防护效果由高到低分为 A 级、B 级、C 级、D 级。不同防护效果级别的口罩适用于不同环境空气质量（表 5），民众可根据空气质量情况选择合适的口罩并正确佩戴。在环境空气以颗粒物为主要污染物时，佩戴与空气污染环境相适用的防护效果级别的口罩后，吸入体内的空气中细颗粒物浓度可降低至满足环境空气指数质量良（$PM_{2.5}$浓度值 $\leq 75\mu g/m^3$）及以上的要求。

表 5　不同防护效果级别适用的环境空气质量及允许暴露的 $PM_{2.5}$浓度最高限值

防护效果级别	A 级	B 级	C 级	D 级
适用环境空气质量指数类别	严重污染	严重及以下污染	重度及以下污染	中度及以下污染
适用的 PM2.5 浓度限值/（$\mu g/m^3$）	500	350	250	150
允许暴露的 PM2.5 浓度最高限值/（$\mu g/m^3$）	700	500	300	200

需要提醒的是：在雾霾天不必刻意强调口罩的防护等级，口罩的防护级别越高，对使用的舒适性能影响就越大，即口罩防护效果越好，对人体呼吸的影响越大，佩戴的舒适性也会越低。

佩戴口罩时的主要事项包括：

第一，检查确认口罩包装完好无损。

第二，佩戴前对外观进行检查，阅读使用方法，按佩戴方法正确佩戴。

第三，口罩应及时更换，不建议长期使用。

第四，佩戴过程中如出现不适或不良反应，建议停止使用。

第二节　水

水是人体中含量最多的成分，是包括人类在内所有生物体存活与生长不可缺少的资源，也是生物体十分重要的组成部分。水在体内不仅构成身体成分，而且还具有调节生理功能的作用。不摄入水，生命只能维持数日；摄入水而不摄入食物时，生命可维持数周，可见水对于生命的重要性。

一、水的生理功能

水广泛分布在组织细胞内外，是保持细胞形状及构成人体体液必需的物质，约占一个健康成年人体重的 60%～70%。人体的一切生命活动都需要水的参与。除此之外，水还具有体温调节与关节润滑的功能。

二、水的需要量与来源

人体水的需要量受代谢情况、年龄、身体活动、环境温度、膳食等因素的影响，变化很大，我国不同年龄人群水的适宜摄入量（AI）见表6。水的需要量不仅个体差异较大，而且同一个体在不同环境或生理条件下也有差异。因此，水的人群推荐量并不完全等同于个体每天的需要量。

夏季人们普遍存在饮水量不足的问题。如有些人感觉非常渴的时候才喝水，为时已晚。当人感到口渴的时候，是机体严重缺水的信号，当身体特别想喝水时，身体的器官已经在一种极限情况下运行了，这时再去补充水分就很难改善缺水状态。

表6　中国居民水适宜摄入量　　　　　　　　　　单位：L/d

人群	饮水量[a]		总摄入量[b]	
	男性	女性	男性	女性
0～0.4 岁	—		0.7[c]	
0.5～0.9 岁	—		0.9	
1～3 岁	—		1.3	
4～6 岁	0.8		1.6	
7～10 岁	1.0		1.8	
11～13 岁	1.3	1.1	2.3	2.0

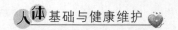

续表

人群	饮水量[a]		总摄入量[b]	
	男性	女性	男性	女性
14～17岁	1.4	1.2	2.5	2.2
≥18岁	1.7	1.5	3.0	2.7
孕期（早）	—	+0.2	—	+0.3
孕期（中）	—	+0.2	—	+0.3
孕期（晚）	—	+0.2	—	+0.3
哺乳期	—	+0.6	—	+1.1

a 温和气候条件下，轻水平的身体活动。如果在高温或进行中等以上身体活动时，应适当增加水摄入量。

b 总摄入量包括食物中的水以及饮水中的水。

c 纯母乳喂养的婴儿不需要额外补充水分。

第三节　蛋白质

蛋白质（protein）是生物体的重要组成成分和生命活动的基本物质基础，也是生物体内含量最丰富的生物大分子，约占人体固体成分的45%，在细胞中可达细胞干重的70%以上。蛋白质分布广泛，几乎所有的器官和组织都含有蛋白质。现已证明，生命的产生、存在和消亡都与蛋白质有关，蛋白质是生命的物质基础，没有蛋白质就没有生命。

一、蛋白质的组成

蛋白质分子是由氨基酸首尾相连缩合而成的共价多肽链，每一种天然蛋白质都有自己特有的空间结构。蛋白质是一类结构非常复杂的生物大分子有机化合物，构成的基本元素是碳、氢、氧和氮，有些蛋白质还含有磷、铁、碘、锰、铜、钴、钼、锌或其他元素。比较典型的蛋白质元素组成如下：碳50%～55%，氧19%～24%，氮13%～19%，氢6%～

7%，硫 0%~4%。

人体内的蛋白质约有 10 万种。蛋白质的基本组成单位是氨基酸。虽然自然界有 300 多种氨基酸，但组成蛋白质的氨基酸只有 20 种。每种蛋白质各自有其独特的氨基酸组成模式和特殊功能，这些氨基酸以不同的种类、数量、排列顺序和不同的连接方式构成种类繁多、功能各异的蛋白质。

二、蛋白质的生理功能

1. 构成和修复组织器官。
2. 构成体内生理活性物质。
3. 供给能量。
4. 肽类的特殊生理功能。

三、食物蛋白质的营养评价

1. 蛋白质含量 蛋白质含量是食物蛋白质营养价值的基础；食物中蛋白质含量测定一般使用凯氏定氮法，测定食物中的氮含量，再乘以由氮换算成蛋白质的换算系数。

不同蛋白质分子的大小可以相差几千倍，但含氮元素的比率却大都是 16%。因此，用化学方法测定食物中的氮元素含量，再乘以 6.25 便可得出该食品蛋白质的粗略含量。这就是凯氏定氮法测定蛋白质的基本原理。

2. 蛋白质消化率 蛋白质消化率是指食物蛋白质可被消化酶分解的程度。蛋白质的消化率越高，被机体吸收利用的可能性越大，其营养价值也越大。

蛋白质消化率 = 食物中被消化吸收氮的数量/食物中含氮总量×100%
= [食物中含氮总量 -（粪中排出氮量 - 肠道代谢废物氮）]/食物中含氮总量×100%

肠道代谢废物氮（又称粪内源氮）是指肠道黏膜细胞和死亡的肠道微生物所含的氮，一般以 0.9~1.2g/d 计。如果不计肠道代谢废物氮，则为"表观消化率"。

3. 蛋白质利用率 常用的蛋白质利用率包括生物价和蛋白质净利

用率。

（1）蛋白质生物价（BV）：生物价是指食物蛋白质在体内被吸收后，在体内储留的氮量与吸收的氮量之间的比值，即表示蛋白质被吸收后，在体内被利用的程度。生物价是表示蛋白质在机体真正被利用情况的最常用指标。

蛋白质生物价 = 氮在体内的储留量/氮在体内的吸收量

氮的吸收量 = 食物中含氮总量 −（粪中排出氮量 − 肠道代谢废物氮）

氮在体内的储留量 = 氮的吸收量 −（尿中排出氮量 − 尿内源氮）

尿内源氮来源于尿道黏膜细胞上皮的脱落和尿内微生物所含的氮。

（2）蛋白质净利用率（NPU）：蛋白质净利用率是指摄入蛋白质在体内被利用的情况，即在一定条件下，体内储留蛋白质在摄入蛋白质中所占的比例。

蛋白质净利用率 = 氮储留/氮摄入

事实上，蛋白质净利用率 = 生物价 × 消化率

结合以上三者可以较全面地评价蛋白质的营养，从以下食物的计算中可以了解各种食物的蛋白质营养状况：

80g/500g（肉的蛋白质含量）×（92% ~ 94%）（肉类的消化率）× 76.%（肉的生物价）= 56.5g/500g

60g/500g（蛋类的蛋白质含量）× 98%（蛋类的消化率）× 94%（鸡蛋的生物价）= 55.3g/500g

40g/500g（谷类的蛋白质含量）× 82%（米饭的消化率）× 77%（大米的生物价）= 25.3g/500g

显然蛋类食物的蛋白质营养价值最好。

4. 蛋白质的功效比值　通过测定生长发育中幼小动物每摄入1g蛋白质所增长的体重（g）来表示蛋白质在体内被利用的程度。一般可将初断奶的大鼠用含有9%蛋白质的饲料喂养28天，然后计算相当于动物每摄入1g蛋白质所增加的体重。增加较多者，蛋白质营养价值较高。

蛋白质功效比值 = 动物体重增加量（g）/摄入食物的蛋白质质量（g）

5. 氨基酸评分　被测食物中某种必需氨基酸的实际含量与参考蛋白质中该种氨基酸的含量之比，是该种氨基酸的评分。被测食物中各种必需氨基酸与参考蛋白质模式的一系列比值就是该种蛋白质的氨基酸评

分。氨基酸评分反映蛋白质构成和利用率的关系，能够发现限制氨基酸、第一限制氨基酸。

氨基酸评分 = 被测蛋白质每克氮（或蛋白质）中氨基酸量（mg）/理想模式或参考蛋白质中每克氮（或蛋白质）中氨基酸量（mg）

经消化率修正的氨基酸评分 = 氨基酸评分 × 真消化率

几种常见食物的蛋白质质量见表 7。

表 7　几种常见食物的蛋白质质量

食物	消化率/%	BV/%	NPU/%	PER	AAS
鸡蛋	99	94	94	3.92	106
牛奶	97	87	82	3.09	98
鱼	93	83	81	3.55	100
牛肉	99	74	73	2.30	100
大豆	90	73	66	2.32	63
精面粉	99	52	51	0.60	34
大米	98	63	63	2.18	59
土豆	89	67	60	—	48

注：BV、NPU、PER、AAS 分别表示蛋白质的生物价、净利用率、功效比值、氨基酸评分。

6. 蛋白质的互补作用　根据蛋白质的功效，食物蛋白质可以分为完全蛋白质、半完全蛋白质和不完全蛋白质。完全蛋白质能维持动物的生存并能促进幼小动物的生长发育。如乳中的酪蛋白和乳白蛋白、蛋类中的卵白蛋白及卵黄蛋白、肉类中的白蛋白和肌蛋白、大豆中的大豆蛋白、小麦中的麦谷蛋白和玉米中的谷蛋白等。半完全蛋白质若作为膳食中唯一的蛋白质来源时可维持动物生存，但不能促进生长发育。如小麦和大麦中的麦胶蛋白。不完全蛋白质若作为膳食中唯一的蛋白质来源，它既不能促进生长发育，也不能维持其生存。如玉米中的玉米胶蛋白、动物结缔组织、肉皮中的胶质蛋白、豌豆中的豆球蛋白。

理想蛋白质是指这种蛋白质的氨基酸在组成和比例上与人体所需蛋

白质的氨基酸的组成和比例一致，包括必需氨基酸之间以及必需氨基酸和非必需氨基酸之间的组成和比例。人体对该种蛋白质的利用率应为 100%。

在实际生活中人们几乎总是同时食用几种食物，不同食物蛋白质所含的各种氨基酸各有所长；同时食用则可以取长补短、互相补充，使最后进入人体的各种氨基酸的组成模式接近人体合成自身蛋白质的需要。这便是食物蛋白质的互补作用。例如，谷类食物的蛋白质含赖氨酸较少，但蛋氨酸和胱氨酸含量高；而大豆蛋白质正好相反，赖氨酸含量高，而蛋氨酸和胱氨酸含量低。谷类食物蛋白质中的赖氨酸是限制性氨基酸。谷类和大豆配合食用，两者的缺陷都可得到弥补。玉米面加大豆粉做成的窝窝头、五谷杂粮煮成的腊八粥、米粉加奶粉和蛋黄粉做成的"代乳粉"等都是利用蛋白质互补作用原理，以改善蛋白质营养价值的例子。所以搭配食物的品种越多越好，如能荤素搭配效果更好；搭配的各种食物应同时食用，因为各种必需氨基酸必须同时到位，才能用于合成人体蛋白质。

四、蛋白质的需要量、推荐摄入量与食物来源

人体为了生长、更新和修复组织，每日需要摄取足够量的蛋白质。在膳食蛋白质摄入量适宜时，正常成年人从膳食摄入的氮与排出的氮（包括经尿、粪及皮肤黏膜排出的氮）数量相等。这种状态叫作氮平衡。以人体氮平衡试验结合稳定性同位素技术研究人体蛋白质需要量，制订中国居民各年龄段人群膳食蛋白质的参考摄入量，见表 8。

表 8 中国居民膳食蛋白质参考摄入量

人群/岁	男性	女性
	RNI/$(g \cdot d^{-1})$	RNI/$(g \cdot d^{-1})$
0~0.4	9(AI)	9(AI)
0.5~0.9	20	20
1	25	25
2	25	25

续表

人群/岁	男性	女性
	RNI/(g · d^{-1})	RNI/(g · d^{-1})
3	30	30
4	30	30
5	30	30
6	35	35
7	40	40
8	40	40
9	45	45
10	50	50
11 ~ 13	60	55
14 ~ 17	75	60
≥18	65	55
孕妇(中)	—	+ 15
孕妇(晚)	—	+ 30
乳母	—	+ 25

AI：适宜摄入量；RNI：推荐摄入量。

蛋白质普遍存在于所有动物、植物性食物中，但它们的含量却有很大差异。畜肉(牛、羊、猪肉)、禽肉(鸡、鸭肉)和鱼虾肉的蛋白质含量一般为 10% ~ 20%，鲜奶类为 3%，奶粉为 20%，蛋类为 12% ~ 14%，这些动物性蛋白质都是优质蛋白质。干豆类蛋白质含量为20% ~ 40%，其中大豆不仅蛋白质含量丰富(40% 左右)，质量也较好，含有人体所需的各种必需氨基酸，只是蛋氨酸和胱氨酸含量略低。硬果类，如花生、核桃、葵花子含蛋白质 15% ~ 25%。谷类含蛋白质 6% ~ 10%，因谷类的摄入量大，故目前仍是我国人民膳食中的主要蛋白质来源。水果和蔬菜含蛋白质虽少，但它们是维生素和矿物元素的主要来源。

五、蛋白质和氨基酸的消化、吸收和代谢

食物蛋白质先在胃中经过多种消化酶的作用下，分解为氨基酸、寡肽。氨基酸在小肠内被吸收，沿肝门静脉进入肝脏，一部分氨基酸在肝内进行分解或合成蛋白质；另一部分氨基酸继续随血液分布到各个组织器官，任其选用，合成各种特异性的组织蛋白质。

在消化道内蛋白质不可能全部被消化、吸收（平均吸收率约为92%）。未被消化的蛋白质和部分消化的胨和腖，不易被肠壁吸收。如吸收少量即可引起过敏反应，出现荨麻疹、哮喘等症状。未被消化的蛋白质在大肠内受到细菌的作用，发生腐败，产生胺、酚及吲哚等有毒物质，大部分随粪便排出体外，少量被肠黏膜吸收，随血液运往肝脏，进行生理解毒，然后随尿排出，不致发生中毒。

血液中氨基酸主要来源于食物中的蛋白质、组织蛋白质分解和糖类及脂肪转变，这些血液氨基酸用于合成组织蛋白质，变成酶、激素、抗体、肌酸等含氮物质，转变为糖类和脂肪，氧化成二氧化碳和水及尿素，产生能量。在正常情况下，氨基酸进入血液与其输出速度几乎相等，所以正常人血液中氨基酸含量是恒定的。如以氨基氮计，100mL血浆中含量为$4\sim6$mg，100mL血细胞中含量为$6.5\sim9.6$mg。摄入足量蛋白质后，大量氨基酸被吸收，血中氨基酸水平暂时升高；经过$6\sim7$小时后，含量又恢复正常。说明体内氨基酸代谢处于动态平衡，以血液氨基酸为其平衡枢纽，肝脏是血液氨基酸的重要调节者。

当每日膳食中蛋白质的质和量适宜时，摄入氮量与由粪、尿、皮肤排出的氮量相等，称为氮的总平衡。实际上是蛋白质和氨基酸之间不断合成与分解之间的平衡。儿童、孕妇以及康复患者，由于体内需要用蛋白质合成新组织，或合成酶和激素以满足生理需要，食入氮量多于排出量，出现正氮平衡。反之，当饥饿或患病时，蛋白质摄入量低，体内蛋白质合成减少或分解加剧、消耗增加，氮的排出量超过摄入量，出现氮的负平衡。这种状态可影响疾病的康复，妨碍治疗效果。在营养治疗中必须保证热能供应，并提高蛋白质的质和量。或采取有效措施，补充氨基酸制剂，促进蛋白质的合成，以纠正氮的负平衡。

正常人每日食进的蛋白质量应在一定范围之内；突然增减食入量

时，机体尚能调节蛋白质的代谢量维持氮平衡。食入过量蛋白质，超出机体调节能力，平衡机制就会被破坏。完全不吃蛋白质，体内组织蛋白依然分解，持续出现负氮平衡，如不及时采取措施纠正，将会导致死亡。当蛋白质供给不足时，蛋白质更新越快，组织越易受到影响。首先影响肠黏膜及分泌消化液的腺体，然后发生消化不良、腹泻、失水、失盐，继而肝脏受到影响，表现为脂肪浸润，无法合成血浆蛋白，血浆蛋白含量下降，尤其是白蛋白含量下降，最后导致水肿。

为改善膳食蛋白质质量，在膳食中应保证有一定数量的优质蛋白质。一般要求动物性蛋白质和大豆蛋白质应占膳食蛋白质总量的30%～50%。此外，应充分发挥蛋白质互补作用，以及必要的氨基酸强化来改善膳食蛋白质质量。

第四节　脂　类

脂类（lipids）是脂肪和类脂的统称，包括甘油酯、磷脂和固醇类。对大多数脂类而言，其化学本质是脂肪酸和醇所形成的酯类及其衍生物。脂肪酸可根据其碳链上是否含有双键而分为饱和脂肪酸和不饱和脂肪酸。脂肪的物理状态是由脂肪酸的成分决定的，含饱和脂肪酸较多者，熔点较高，室温下呈固态，俗称脂；含不饱和脂肪酸较多者，熔点较低，室温下呈液态，俗称油。

一、人体内的脂类物质

1. 储存脂　储存脂主要指存在于人体皮下结缔组织、腹腔大网膜、肠系膜等处的甘油三酯，是体内过剩能量的储存形式。脂肪细胞储存的甘油三酯可达细胞体积的80%～90%。长期摄能过多、活动过少可使储存脂增加。

2. 结构脂　结构脂存在于细胞膜和细胞器中，主要成分为磷脂、鞘脂及胆固醇等，它们在各器官和组织中含量比较恒定，即使长期饥饿也不会被动用。磷脂是所有细胞的组成成分。胆固醇是人体细胞的重要组成成分，在体内有重要的生理功能。

3. 血浆脂蛋白　血浆脂蛋白也称载脂蛋白，负责血中脂类的运输。脂蛋白是脂肪分子与蛋白质结合形成的，应用超速离心方法，可将血浆脂蛋白分为四大类。

(1)乳糜微粒(CM)：乳糜微粒来源于食物脂肪，颗粒最大，含外源性甘油三酯近90%，因而其密度最低。乳糜微粒中的载脂蛋白主要是apoA Ⅰ和apoC，其次是少量的apoA Ⅱ、apoA Ⅳ、$apoB_{48}$和apoE。正常人乳糜微粒在血浆中代谢迅速，半寿期为5~15分钟，因此正常人空腹12~14小时血浆中不含乳糜微粒。

(2)极低密度脂蛋白(VLDL)：VLDL是运输内源性甘油三酯的主要载体，与LDL一样由肝脏产生，负责将甘油三酯由肝脏运送到全身脂肪积存处。VLDL中甘油三酯含量仍然很丰富，占一半以上。VLDL中的载脂蛋白含量近10%，其中40%~50%为apoC，30%~40%为$apoB_{100}$，10%~15%为apoE。

(3)低密度脂蛋白(LDL)：LDL是运输内源性胆固醇的主要载体，是血浆中胆固醇含量最多的一种脂蛋白，其胆固醇含量在一半以上，因此LDL被称为富含胆固醇的脂蛋白。LDL中载脂蛋白几乎全都为$apoB_{100}$，仅含有微量的apoC和apoE。

(4)高密度脂蛋白(HDL)：HDL是逆向转运胆固醇的脂蛋白，它将肝外组织细胞胆固醇，通过血液循环转运到肝，转化为胆汁酸排出，部分胆固醇也可直接随胆汁排入肠腔。HDL颗粒最小，其结构特点是脂质和蛋白质部分几乎各占一半，其载脂蛋白以apoA Ⅰ为主，占65%，其余载脂蛋白为apoA Ⅱ(10%~23%)、apoC(5%~15%)和apoE(1%~3%)，此外还有微量apoA Ⅳ。

此外，人血浆还有中密度脂蛋白(IDL)和脂蛋白(a)。IDL是VLDL在血浆中向LDL转化的中间产物，组成及密度介于VLDL及LDL之间。脂蛋白(a)的脂质成分与LDL类似，蛋白质成分中，除含一分子$apoB_{100}$外，还含一分子载脂蛋白apoA，是一类独立脂蛋白，由肝产生，不转化成其他脂蛋白。

二、脂肪酸

1. 饱和脂肪酸　饱和脂肪酸的分子中没有双键。另外，碳原子数为 4~26 的天然脂肪中的脂肪酸残基，碳原子数都是偶数。饱和脂肪酸的主要来源是家畜肉和乳类的脂肪，还有热带植物油（如棕榈油、椰子油和棕榈仁油）。虽然饱和脂肪酸一般被称为可使血胆固醇水平升高的脂肪酸，但并不是所有的饱和脂肪酸的作用都一样。实验研究发现三种中等长度碳链的饱和脂肪酸，即月桂酸（C12：0）、豆蔻酸（C14：0）和棕榈酸（C16：0）升高血胆固醇的作用比较明显；辛酸（C8：0）和癸酸（C10：0）也有升高胆固醇的作用。

饱和脂肪酸，从低碳原子数到高碳原子数，将由液态过渡到固态。具体地讲，即在 10 < 碳原子数 < 20 时，为固态；在 2 < 碳原子数 < 10 时，为液态；碳原子数 = 10 时，为黏稠液态。同时，在这个变化方向上，饱和脂肪酸也将由呈强烈刺激性气味变化为固态的无味。表 9 给出了常见的饱和脂肪酸。

表 9　常见的饱和脂肪酸

脂肪酸	俗名	主要食物来源
丁酸	酪酸	乳脂
己酸	己酸	乳脂
辛酸	辛酸	乳脂
癸酸	癸酸	乳脂
十二碳酸	月桂酸	种子油
十四碳酸	肉豆蔻酸	种子油
十六碳酸	软脂酸，棕榈酸	天然脂肪
十八碳酸	硬脂酸	动物性脂肪
二十碳酸	花生酸	花生油

2. 不饱和脂肪酸　不饱和脂肪酸的分子结构中含有双键，并且大多数双键的几何构型都是顺式结构（常见的不饱和脂肪酸均为顺式结构）。有单不饱和脂肪酸和多不饱和脂肪酸。

（1）单不饱和脂肪酸：单不饱和脂肪酸是指在碳链上含有一个双键的脂肪酸。天然植物油的单不饱和脂肪酸为顺式构型。流行病学研究发现，地中海地区希腊的克里特岛和意大利南部的萨卡居民，慢性心脏病的发病率是世界上最低的。他们的饮食以谷类、豆类和蔬菜为主，每月只吃几次肉类，每次的量也很少。其膳食脂肪的主要来源为富含油酸（C18：1，含 18 个碳原子的单不饱和脂肪酸）并且富含维生素 E 的橄榄油。虽然他们的膳食总脂肪的摄取量达到膳食总能量的 40%，但其冠心病的发病率较低。

（2）多不饱和脂肪酸：多不饱和脂肪酸是指在碳链上含有两个及两个以上双键的脂肪酸。常见不饱和脂肪酸有棕榈油酸、油酸、亚油酸、亚麻酸、花生四烯酸等。鱼油中含有丰富的二十碳五烯酸（EPA，C20：5，n－3）和二十二碳六烯酸（DHA，C22：6，n－3），EPA 在体内有协调前列环素和血栓素的作用，使凝血时间延长和血管舒张，对降低冠心病并发症危险有一定好处。DHA 对胎儿和婴儿的脑与神经系统发育有益。

3. 必需脂肪酸 必需脂肪酸是指不能被机体合成，但又是人体生命活动所必需，一定要由食物供给的脂肪酸，如亚麻酸（C18：3）、亚油酸（C18：2）、花生四烯酸（C20：4）。

必需脂肪酸是组织、细胞的组成成分。它对线粒体和细胞膜尤为重要，在体内参与磷脂的合成，并以磷脂的形式出现在线粒体和细胞膜中。必需脂肪酸是前列腺素的前体，与类脂代谢、动物精子形成有关，能维持正常视觉功能，亚麻酸可在体内转变成 DHA，DHA 在视网膜光受体中含量丰富，是维持视紫红质正常功能的必需物质，同时有保护由于 X 射线、高温引起的一些皮肤伤害作用。

亚油酸是前列环素和血栓素的前体，对血管舒缩和血小板聚集有重要调节作用。玉米油、花生油等植物油中亚油酸含量高，动物油脂中含量一般比植物油低（表 10）。

表 10　常见食物中亚油酸的含量（占脂肪酸总量的百分数）

食物名称	亚油酸/%	食物名称	亚油酸/%
猪油	8.3	茶油	7.4
牛油	3.9	玉米油	47.8
羊油	2.0	花生油	37.6
鸡油	24.7	芝麻油	43.7

续表

食物名称	亚油酸/%	食物名称	亚油酸/%
奶油	3.6	菜籽油	14.2
豆油	52.2	米糠油	34.0
猪肉	13.6	鸡蛋黄	11.6
猪肝	15.0	鲤鱼	16.4
牛肉	5.8	鲫鱼	6.9
羊肉	9.2	带鱼	2.0
牛肉	4.4	大黄鱼	1.9
鸡肉	24.2	干酪	3.7

4. 类脂

（1）固醇：固醇包括胆固醇和植物固醇。胆固醇与磷脂都是构成生物膜的材料，也是合成激素、维生素 D 的主要成分，还可以提高人体免疫力。

（2）磷脂：磷脂是磷酸和脂肪结合形成的。磷脂是人体细胞膜的重要组分，可促进脂肪代谢，防止出现脂肪肝；促进神经传导，提高大脑活力，特别在脑神经系统、心脏循环系统、血液、肝脏等组织中含量高，足够的磷脂才能使细胞活力增强；磷脂是脑神经细胞传递信息的生物活性物质，可促进记忆力的提高、预防老年痴呆症的发生；磷脂能乳化血浆、促进代谢，清除部分胆固醇沉淀，预防动脉硬化。

三、脂质的生理功能和营养意义

1. 脂肪的生理功能和营养意义

（1）构成人体成分，提供和储存能量。

（2）促进脂溶性维生素的吸收。

（3）维持体温、保护脏器。

（4）提供必需脂肪酸。

2. 类脂的生理功能和营养意义

（1）维持生物膜的结构与功能。

（2）参与脑和神经组织的构成。

（3）运输脂肪，如脂类及衍生物在体内运输发生障碍，则会沉积于血管壁导致动脉粥样硬化。

（4）合成维生素和激素的前体：胆固醇是体内合成维生素 D_3 及胆汁酸的前体，维生素 D_3 能调节钙磷代谢，胆汁酸能乳化脂类使之与消化酶混合，是脂类和脂溶性维生素消化与吸收的必需条件。胆固醇在体内还可以转变成多种激素，包括影响蛋白质、糖和脂类代谢的皮质醇，与水和电解质体内代谢有关的醛固酮，以及性激素睾酮和雌二醇。

四、脂肪的适宜摄入量和食物来源

1. 推荐摄入量　摄入过多脂肪（尤其是动物脂肪）与肥胖、高脂血症、高血压、心脑血管疾病有关。膳食中脂肪的推荐摄取量因年龄、季节、劳动性质和生活水平而定。当脂肪含量增加时，饱腹感就会比较久；如果摄入过多，导致人体发胖，体重过重。《中国居民膳食营养素参考摄入量》推荐成年人膳食脂肪占总能量百分比为20%～30%。中国居民各年龄段人群膳食脂肪和脂肪酸的参考摄入量见表11。

表11　中国居民膳食脂肪和脂肪酸的参考摄入量

单位：占总能量百分比% 或 mg

人群	总脂肪	SFA	亚油酸		α - 亚麻酸		EPA + DHA	
	AMDR	U - AMDR	AI	AMDR	AI	AMDR	AI	AMDR
0 ~ 0.4 岁	48	—	7.3	—	0.87	—	100mg（DHA）	—
0.5 ~ 0.9 岁	40	—	6.0	—	0.66	—	100mg（DHA）	—
1 ~ 3 岁	35	—	4.0	—	0.60	—	100mg（DHA）	—
4 ~ 6 岁	20 ~ 30	<8	4.0	—	0.60	—	—	—
7 ~ 17 岁	20 ~ 30	<8	4.0	—	0.60	—	—	—
18 ~ 59 岁	20 ~ 30	<10	4.0	2.5 ~ 9	0.60	0.5 ~ 2.0	—	250 ~ 2000mg
≥60 岁	20 ~ 30	<10	4.0	2.5 ~ 9	0.60	0.5 ~ 2.0	—	250 ~ 2000mg

续表

人群	总脂肪	SFA	亚油酸		α-亚麻酸		EPA + DHA	
	AMDR	U-AMDR	AI	AMDR	AI	AMDR	AI	AMDR
孕妇	20~30	<10	4.0	2.5~9	0.60	0.5~2.0	250mg (DHA200)	—
乳母	20~30	<10	4.0	2.5~9	0.60	0.5~2.0	250mg (DHA200)	—

AMDR：宏量营养素可接受范围。

五、脂类的消化、吸收和代谢

脂肪的吸收率与熔点成反比，熔点在50℃以上的，不容易被消化、吸收；其消化率还与不饱和双键的多少有关，双键的数目越多，消化、吸收率越高，植物油的不饱和双键一般多于动物脂肪。人体对牛油和羊油的消化、吸收较差，而对植物油的消化、吸收较好。

由于肠的蠕动，及小肠中胰液、胆汁和小肠液中消化酶的存在，脂类的消化主要在小肠中进行。脂肪几乎在酸性的胃内不被消化，胰液中的胰脂肪酶可水解酯化的脂肪酸；胆盐能使不溶于水的脂肪乳化为小颗粒，增大与脂肪酶的接触面积；小肠中的脂肪酶协同胰脂肪酶，将乳化的甘油三酯水解为游离脂肪酸、甘油和单酰甘油酯。游离脂肪酸、甘油、单酰甘油酯在十二指肠下部和空肠上部透过细胞膜被吸收，经门静脉入肝。少部分中链脂肪酸和长链脂肪酸被吸收后可在肠黏膜内质网重新合成甘油三酯，再与磷脂、胆固醇和特定蛋白质形成乳糜微粒和极低密度脂蛋白，通过淋巴系统进入血循环，分布于脂肪组织。

在机体需要热能时，储存脂肪水解产生游离脂肪酸进入血液与人血清白蛋白结合，运至组织进行代谢；当血浆游离脂肪酸超过机体需要时则重新进入肝脏，转变为甘油三酯，并以极低密度脂蛋白形式进入血液。大部分甘油三酯是由极低密度脂蛋白所携带，故血浆中甘油三酯浓度能反映出极低密度脂蛋白的浓度。未被吸收的胆固醇在小肠下段被细菌转化为粪固醇后由粪便排出(图3)。

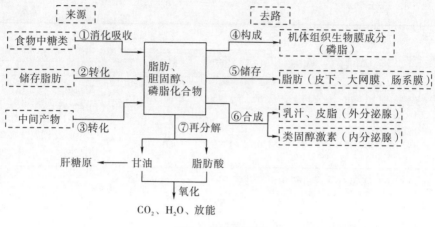

图3 脂肪代谢

第五节 碳水化合物

一、碳水化合物的生理功能

碳水化合物是生命细胞结构的主要成分及主要供能物质，并且有调节细胞活动的重要功能。机体中碳水化合物的存在形式主要有三种，即葡萄糖、糖原和含糖的复合物。碳水化合物的生理功能与其摄入食物的碳水化合物种类和在机体内存在的形式有关。

1. 提供和储存能量。

2. 是构成组织及参与重要生理功能的物质。

3. 节约蛋白质作用。机体需要的能量，主要由碳水化合物提供，当膳食中碳水化合物供应不足时，机体为了满足自身对葡萄糖的需要，则通过糖异生作用产生葡萄糖，供给能量；而当摄入足够量的碳水化合物时则能预防体内或膳食蛋白质消耗，不需要动用蛋白质来供能。

4. 抗生酮作用。当膳食中碳水化合物供应不足时，体内脂肪或食物脂肪被动员并加速分解为脂肪酸供应能置。这一代谢过程中，由于脂肪酸不能彻底氧化而产生过多的酮体，酮体不能及时被氧化而在体内蓄积，以致产生酮血症和酮尿症。膳食中充足的碳水化合物可以防止上述现象的发生。

5. 解毒作用。经糖醛酸途径生成的葡萄糖醛酸，是体内一种重要的结合解毒剂，在肝脏中能与许多有害物质如细菌毒素、酒精、砷等结合，以消除或减轻这些物质的毒性或生物活性，从而起到解毒作用。

6. 增强肠道功能。非淀粉多糖类如纤维素和果胶、抗性淀粉、功能性低聚糖等抗消化的碳水化合物，虽不能在小肠消化、吸收，但能刺激肠道蠕动，促进食物在结肠内的发酵，发酵产生的短链脂肪酸有助于正常消化和增加排便量。许多研究已证实，某些不消化的碳水化合物在结肠发酵，可有选择性地刺激肠道菌的生长，特别是某些有益菌群的增殖，如乳酸杆菌、双歧杆菌。益生菌不仅可增强了人体消化系统功能，还可抑制有害菌的生长、清除有害菌产生的毒素等，以减少肠道可能出现的健康风险，维持肠道健康。这些不消化的碳水化合物常被称为"益生元"。

二、食物中重要的碳水化合物

根据碳水化合物的聚合度，膳食中主要碳水化合物可分为糖、寡糖和多糖三类，分类详见表12。

表12 主要膳食碳水化合物分类

分类	亚组	组成
糖（1~2）	单糖	葡萄糖、果糖
	双糖	蔗糖、乳糖、麦芽糖、异构蔗糖、异构乳糖
	糖醇	山梨糖醇、木糖醇、麦芽糖醇
寡糖（3~9）	麦芽低聚糖	麦芽糊精
	其他寡糖	棉籽糖、水苏糖、低聚果糖
多糖（≥10）	淀粉	直链淀粉、支链淀粉、变性淀粉
	非淀粉多糖	糖原、纤维素、半纤维素、果胶、亲水胶质物

1. 糖

（1）单糖：单糖是最简单的糖类，可溶于水而容易被人体吸收。食物中的单糖主要有葡萄糖、果糖和半乳糖。葡萄糖可以由谷类的淀粉水解产生，也存在于多种水果和蔬菜中。葡萄糖可以直接被人体吸收、利用，血液中的糖主要是葡萄糖。果糖存在于各种水果中，蜂蜜中含量最多。果糖的甜度是蔗糖的 1.75 倍，被人体吸收后转变为葡萄糖。半乳糖是乳糖的分解产物，天然食物中不含半乳糖。半乳糖被人体吸收后也可在体内转变为葡萄糖。

①葡萄糖：葡萄糖是淀粉、糖原、纤维素等多糖物质的基本单位，血液中的正常成分，主要由淀粉水解而来。此外，还可来源于蔗糖、乳糖等的水解。它是机体吸收、利用最好的单糖。机体各器官都能利用它作为燃料和制备许多其他重要的化合物，如核糖核酸、脱氧核糖核酸中的核糖和脱氧核糖、黏多糖、糖蛋白、糖脂、脂类和非必需氨基酸等。但是人们直接食用葡萄糖的情况很少。

有些器官实际上完全依靠葡萄糖供给所需的能量。例如，大脑每日需用 100～120g 葡萄糖。此外，肾髓质、肺组织和红细胞等也必须依靠葡萄糖供能。机体血糖(血中的葡萄糖)浓度保持相对恒定对于保证上述组织能源的供应具有重要意义。

②果糖：蜂蜜和许多水果中含有果糖，工业上最近已制成高果糖浆并应用于食品工业。肝脏是实际利用果糖的唯一器官，吸收时部分果糖被黏膜细胞转变成葡萄糖和乳糖。果糖的代谢可不受胰岛素制约，故糖尿病患者可食用果糖，但是大量食用会产生副作用。果糖的甜度很高，若蔗糖的甜度为 100，则葡萄糖的甜度为 74，而果糖为 173，因而果糖是食品工业中重要的甜味物质。近年来，人们纷纷利用异构化酶将葡萄糖转变为果糖，制成不同规格的果葡糖浆(高果糖浆或异构糖)。

(2)双糖：双糖是由两个单糖分子脱去 1 分子水缩合而成。双糖在胃肠道内经过水解形成单糖后被人体吸收利用，在小肠也有少量双糖被直接吸收。最常见的双糖有蔗糖、异构蔗糖、麦芽糖、乳糖等。

①蔗糖：蔗糖广泛分布于植物界，大量存在于植物的根、茎、叶、花、果实和种子内，如甘蔗、甜菜及有甜味的果实，也存在于许多水果和蔬菜中。蔗糖是由 1 分子葡萄糖和 1 分子果糖缩合而成的，在甘蔗和甜菜中含量最高，是食品工业中最重要的含能甜味物，在食品营养上也有重要意义。

甘蔗和甜菜提取的粗制蔗糖是红糖；绵白糖和白砂糖是精制的蔗糖。蔗糖易于发酵，并可产生溶解牙齿珐琅质的矿物质，引起龋齿。因此，黏附到牙齿上的食物和黏性甜食等对牙齿有害，必须保持良好的口腔卫生。

②异构蔗糖：异构蔗糖在蜂蜜和蔗汁中微量存在，可用 α-葡糖基转移酶(或称蔗糖变位酶)将蔗糖转化制取。异构蔗糖的性质与蔗糖相似，但耐酸性强；甜味品质极似蔗糖，味感纯正，糖度约为蔗糖的 42%。

异构蔗糖摄食后可在小肠内被异构蔗糖酶分解成葡萄糖和果糖，被机体吸收，参与正常代谢，它不被口腔中的细菌、酵母发酵、产酸，也不被用来产生具有强黏着力的不溶性葡聚糖，故不致龋。近年来已被许多国家批准作为甜味剂，代替蔗糖在食品工业中的应用。

③麦芽糖：麦芽糖由 2 分子葡萄糖缩合而成，大量存在于发芽的谷粒，特别是麦芽中。谷类种子在发芽过程中淀粉分解为麦芽糖。动物体内除淀粉水解外不含麦芽糖。食品工业中所用麦芽糖主要由淀粉经酶水解而来，是食品工业中重要的糖质原料。其甜度约为蔗糖的 1/2，在营养上除供能外尚未见有特殊意义。

④乳糖：乳糖是唯一没有在植物中发现的糖，而是哺乳动物乳汁中主要的糖，由 1 分子葡萄糖和 1 分子半乳糖缩合而成。一般人乳含乳糖约 7%，牛乳含乳糖约 5%。实际上，乳糖是婴儿主要食用的糖类物质。此后，肠道中的能将乳糖分解为葡萄糖和半乳糖的酶的活性下降，甚至在某些个体中几乎降到 0，因而成年人食用大量乳糖，不易被消化，食物中乳糖含量高于 15% 时可导致渗透性腹泻，这就是"乳糖不耐症"。乳糖不耐症的人群可以食用酸奶，因为酸奶中的乳糖被发酵成了乳酸。

乳糖对婴儿有重要意义，它能保持肠道中最合适的肠菌丛数，并能促进钙的吸收，故在婴儿食品中可添加适量的乳糖。乳糖在肠道分解后被吸收，乳糖在肠道经乳酸杆菌发酵可转化成乳酸，有利于乳酸杆菌的生长繁殖。小肠下段如有双歧乳杆菌生长繁殖，其可以改善肠道菌群环境，所产生的双歧因子可防止能引起腐败的细菌生长，有助于预防婴幼儿肠道感染。

自然界中构成乳糖的 D-半乳糖很少单独存在，仅在少数植物(如常春藤和甜菜)中有所发现。但是,半乳糖除作为乳糖的构成成分外,还参与构成许多重要的糖脂(如脑苷脂、神经节苷脂)和糖蛋白,细胞膜亦有含半乳糖的多糖,故在营养上仍有一定意义。

⑤异构乳糖:异构乳糖由乳糖异构而来,并非天然存在,原乳经过加工后的乳制品可含有一定量的异构乳糖,如淡炼乳可含有 0.4% ~ 0.9% 的异构乳糖。异构乳糖能促进肠道有益菌如双歧乳糖杆菌的增殖,不能被消化、吸收,故有整肠、通便等作用。

(3)糖醇

①山梨糖醇:山梨糖醇广泛存在于植物中,海藻和果实类如苹果、梨、葡萄等中多有存在,工业上可由葡萄糖氢化制得,其甜度约为蔗糖的一半。山梨糖醇吸收后每克供能约 17kJ(4kcal),其特点是代谢时可转化成果糖,而不转变成葡萄糖,不受胰岛素控制,因而可作为糖尿病患者的甜味剂。此外,因其具有吸湿作用,故可用作糕点等的保湿剂。

②木糖醇:木糖醇存在于许多水果中。五碳糖醇在香蕉、草莓、黄梅、胡萝卜、洋葱、莴苣、花椰菜、茄子等果蔬中均有存在。工业上则常用木屑等经水解制成木糖后氢化获得,其甜度与蔗糖相等。木糖醇的供能与蔗糖相同,重要的是其代谢利用可不受胰岛素调节,因而可被糖尿病患者接受。此外,更为突出的是它不被口腔细菌发酵,因而对牙齿完全无害。

③麦芽糖醇:麦芽糖醇是由麦芽糖氢化制得的,在食品工业中主要作为甜味剂使用,甜度为蔗糖的 75% ~ 95%。麦芽糖摄入后在小肠内的分解量是摄入量的 1/40,为非能源物质,不升高血糖,也不增加胆固醇和中性脂肪的含量。因此它是心血管病、糖尿病等患者的理想甜味剂。它也不能被微生物利用,故也有防龋作用。麦芽糖醇糖浆及其多元醇因无游离羰基,不与含氮化合物发生"羰氨反应",因此在食品加工过程中不会使食品褐变。

2. 寡糖 由 3~9 个单糖通过糖苷键连接形成直链或支链的寡糖,其中低聚果糖、低聚异麦芽糖、低聚半乳糖等都是有良好生理功能的成分,产生的热量比较少(1g 只产生 1.5kcal 热量),能增加粪便重量,降低血糖、血脂,促进大肠中双歧杆菌的增加,故又被称为"双歧因子"。

3. 多糖 多糖(polysaccharide)是由 ≥10 个单糖分子脱水缩合并借

糖苷键彼此连接而成的高分子聚合物。多糖在性质上与单糖和低聚糖不同，一般不溶于水，无甜味，不形成结晶。

（1）可被消化、吸收的多糖

①淀粉：淀粉是葡萄糖分子的多聚物，是膳食中最重要的糖类。淀粉有直链淀粉与支链淀粉两种：直链淀粉由葡萄糖以 $\alpha-1,4$ 糖苷键缩合而成，支链淀粉由葡萄糖以 $\alpha-1,4$ 糖苷键和 $\alpha-1,6$ 糖苷键连接而成。它们都是植物的储藏物质，也是人类食物中最重要的供能物质。

淀粉在肠道逐渐水解需要一定的时间。因此，机体会突然出现葡萄糖过量，血糖水平上升较慢，且不会达到极限高度。所以，人们通常食用淀粉后不会发生饮食性糖尿症，并且在任何情况下均能较好的适应。

淀粉以颗粒形式大量存在于植物种子、根茎及干果中，谷类、薯类及某些豆类（蚕豆、红小豆、绿豆）中淀粉含量丰富。存在于植物细胞壁内的天然淀粉不易被酶消化，但在湿热条件下加热可以使植物细胞壁胀破，其内的淀粉与消化酶接触，在胃肠道内淀粉酶的作用下水解成葡萄糖而被人体吸收利用。

淀粉是食品工业中重要的糖质原料，尤其是许多焙烤食品如面包、饼干、糕点等的主要成分。它们主要来自谷类和薯类。淀粉是植物的储存物质。糖原是动物组织中的糖类储存形式，也是由很多葡萄糖分子聚合而成的多糖，因而也叫作动物淀粉，可被机体消化吸收，它在动物的肌肉和肝脏中含量最高。

②糖原：糖原是人和动物体内储存的多糖，以动物肝脏和贝壳软体动物中含量最多。

③糊精：糊精也是由多个葡萄糖分子构成，多以液化型淀粉酶水解淀粉或以稀酸处理淀粉得到的，是淀粉在酶、酸或加热的作用下形成的分子量较小的多糖。通常，糊精的分子大小约为淀粉的1/5。食品工业中常用大麦芽为酶原水解淀粉，得到糊精和麦芽糖的混合物，称为饴糖。饴糖是甜食品生产的重要糖质原料。食入后在胃肠道内消化、水解为葡萄糖后被吸收利用。

糊精与淀粉不同，它具有易溶于水、强烈保水及易于消化等特点，在食品工业中常被用来增稠、稳定或保水。例如在制作羊羹时添加少许糊精可以防止结晶析出，避免外观不良。面包皮、馒头皮和米粥的黏性都是由糊精所致。

（2）不被消化、吸收的多糖——膳食纤维：膳食纤维被称为没有营养的营养素，人体不能分解和吸收，但肠道中的大肠杆菌可利用它生成泛酸、烟酸、维生素 B_2、生物素等多种生物活性物质；膳食纤维相对密度较小，体积大，增强人的饱腹感，防止肥胖；它能促进肠道蠕动，可缩短致癌物与肠道接触的时间，改善大肠功能，防治便秘和痔疮，预防结肠和直肠癌；降低血脂和胆固醇，预防冠心病；改善血糖生成，减轻糖尿病；降低营养素的利用，阻碍脂肪的吸收，对控制肥胖有一定的作用。

大麦、豆类、胡萝卜、柑橘、亚麻、燕麦和燕麦糠等食物都含有丰富的水溶性纤维，水溶性纤维可减缓消化速度和最快速排泄胆固醇，所以可将血液中的血糖和胆固醇控制在理想的范围内，还可以帮助糖尿病患者改善高胰岛素状态。非水溶性纤维包括纤维素、木质素和一些半纤维以及来自食物中的小麦糠、玉米糠、芹菜、金针菇、果皮和根茎蔬菜。

膳食纤维过多，会阻碍蛋白质、脂肪等营养素的摄入，导致钙、铁、锌等随粪便排出，造成吸收减少，矿质元素缺乏；还会造成脂溶性维生素的缺乏，引起营养不良。

膳食纤维的主要组成成分包括：

①纤维素：纤维素是由许多葡萄糖分子以 $\beta-1$，4 糖苷键连接而成的，存在于所有的植物细胞壁中，最纯的天然纤维素来源是棉花，其纤维素的含量在90%以上。纤维素常彼此靠近成束，如植物纤维。它们彼此以氢键相连，尽管氢键的键能比一般化学键能小得多，但因氢键多，故相当牢固，以至于在一般的食品加工条件下，纤维素不被破坏（在高温、高压、稀硫酸溶液中，纤维素可水解成 $\beta-$葡萄糖），不溶于水。进食时，人们常将纤维素和其他成分一同摄入，由于人体没有能分解 $\beta-1$，4 糖苷键的酶，所以人类不能消化、利用纤维素。

②半纤维素：半纤维素与纤维素一起存在于植物细胞壁中，不溶于水，但可被稀酸水解，大量存在于植物的木质化部分，如秸秆、种皮、坚果壳、玉米穗轴等。其含量依植物种类、老嫩程度及部位而异，通常把能用 17.5% NaOH 提取的多糖统称为半纤维素。有的半纤维素是均一

多糖，有的则是混合多糖，它们均不能被人体消化利用，而可被肠道微生物分解。

③木质素：木质素是使植物木质化的物质，如植物的枝、茎的支持组织。它与纤维素、半纤维素同时存在于植物细胞壁中，进食时往往一并摄入人体，也不能被人体消化吸收。但是在化学上它不属于多糖，而是多聚(芳香族)苯丙烷化合物，或称苯丙烷聚合物。

④果胶物质：果胶物质是植物细胞壁的组成成分，多存于水果、蔬菜等的软组织中。按果蔬成熟度的不同，果胶物质通常分为原果胶、果胶和果胶酸三种，是甲基化程度不等的 D－半乳糖醛酸－1，4 糖苷键的聚合物。它们均不能被人体消化、吸收。果胶在食品工业上应用很广，通常作为食品增稠剂使用。

⑤树胶及海藻胶：树胶亦可称为植物胶，主要包括植物分泌胶(如阿拉伯胶)、种子胶(如瓜尔豆胶和角豆胶)等。此外，尚有来自海藻类的海藻胶(如琼脂和红藻胶)，以及来自微生物的黄原胶等。它们均属多糖类物质，由不同单糖及糖的衍生物构成，摄食后均不能被人体消化、吸收，但是在食品工业中则多作为食品增稠剂应用。

上述半纤维素、果胶物质、树胶及海藻胶皆可被肠道微生物分解。

三、碳水化合物来源和供给量

碳水化合物的主要来源是粮谷类和根茎类食物，以及谷类制品如面包、饼干、糕点等。它们含有大量淀粉和少量单糖和双糖，以及各种糖果制品。婴儿在哺乳期间则多摄食乳糖。蔬菜、水果除含有一定量的单糖、双糖外，还是食物纤维的良好来源。由于各种单糖、双糖及其制品如糖果等仅用于供能，且多不含其他营养素，其营养密度及营养价值较低，而各种粮食、薯类等制品，除富含淀粉外还含有其他营养成分如蛋白质、维生素和矿物质，特别是各种粗粮还含有较多的食物纤维，是糖类的良好食物来源。

碳水化合物的主要食物来源有：谷类(70%～75%)、薯类(20%～25%)、根茎类蔬菜、豆类(50%～60%)，豆类中大豆较少(25%～30%)；含淀粉多的坚果(如栗子、菱角等)，主要成分是淀粉；食糖，主要是蔗糖；蔬菜、水果，除含少量单糖外还含有纤维素及果胶。

合理膳食中碳水化合物所提供的能量占摄入总能量的 55%～65% 较为适宜。蔗糖等添加糖摄取后迅速吸收，易于以脂肪形式储存，一般认为纯糖摄入量不宜过多。中国居民膳食碳水化合物参考摄入量见表 13。

表 13　膳食碳水化合物参考摄入量

人群	总碳水化合物		添加糖	
	RNI /(g·d⁻¹)	AMDR /占总能量%	AMDR /占总能量%	AMDR /(g·d⁻¹)
0～0.4 岁	60g(AI)	—	—	—
0.5～0.9 岁	85g(AI)	—	—	—
1～3 岁	120	50～65	≤10	≤50
4～6 岁	120	50～65	≤10	≤50
7～10 岁	120	50～65	≤10	≤50
11～13 岁	120	50～65	≤10	≤50
14～17 岁	150	50～65	≤10	≤50
≥18 岁	120	50～65	≤10	≤50
孕妇	130	50～65	≤10	≤50
乳母	160	50～65	≤10	≤50

四、碳水化合物的消化、吸收和代谢

淀粉在消化酶的作用下可分解成糊精，再进一步消化成葡萄糖被吸收利用。糖类消化从口腔开始，食物中的淀粉或糖在口腔中被唾液淀粉酶分解为糊精、麦芽糖；食物入胃后，唾液淀粉酶失去活性，胃内无淀粉酶。小肠内有胰淀粉酶、双糖酶、蔗糖酶和乳糖酶，糖类主要在小肠内被消化分解为葡萄糖、果糖或半乳糖，最后通过小肠黏膜细胞吸收。糖类被吸收的主要形式是单糖，主要吸收部位在小肠，主要吸收途径是血液。单糖是最简单的糖类，易溶于水，可直接被人体吸收利用(图 4)。

血液中的葡萄糖又称为血糖，正常情况下，血糖浓度处于一个动态平衡中。如果糖类代谢失常，会出现血糖浓度改变，空腹血糖浓度高于 130mg/dL 时称为高血糖，血糖浓度低于 70mg/dL 时称为低血糖。

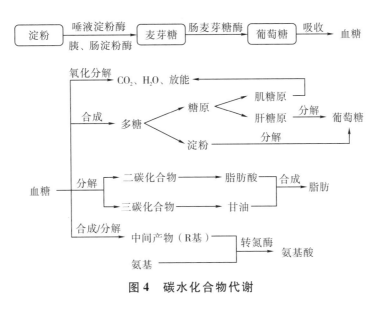

图4 碳水化合物代谢

第六节 维生素

维生素(vitamin)是维持人体正常生命活动所必需的一类低分子量有机化合物。在人体内其含量极微,但在机体的代谢、生长发育等过程中起重要作用。

维生素的种类很多,它们的化学结构与性质虽不相近,但有共同特点:①均以维生素本身,或可被机体利用的前体化合物(维生素原)的形式,存在于天然食物中;②非机体结构成分,不提供能量,但担负着特殊的代谢功能;③一般不能在体内合成(维生素 D、烟酸等例外),或合成量太少,必须由食物提供;④只需少量即可满足机体需要,但绝不能缺少,否则缺乏至一定程度,可引起维生素缺乏症。易缺维生素的人群如图5所示。

造成维生素缺乏的主要原因有:①膳食中含量不足,可因贫困、膳食单调、偏食等使摄入膳食中维生素的量不能满足机体的需求;②体内吸收障碍,如肠蠕动加快、吸收面积减少、长期腹泻等使维生素的吸收、储存减少;③排出增多,可因授乳、大量出汗、长期大量使用利尿

101

剂等使维生素排出增多；④因药物等作用使维生素在体内加速被破坏；⑤生理和病理需要量增多；⑥食物加工烹调不合理使维生素大量被破坏或丢失。

- ·孕妇及哺乳期妇女
- ·非母乳喂养的婴儿
- ·偏食、择食儿童
- ·长期食欲不佳者
- ·较长期发热者

- ·感染性疾病患者
- ·慢性胃病患者
- ·手术后患者
- ·体力劳动者及运动员
- ·长期吸烟和饮酒者

图 5　易缺维生素人群

一般按溶解性不同可将维生素分为两大类，即脂溶性维生素与水溶性维生素。脂溶性维生素是指不溶于水而溶于脂肪及有机溶剂（如苯、乙醇、氯仿等）的维生素，包括维生素 A、维生素 D、维生素 E 和维生素 K 等。脂溶性维生素溶于脂肪及脂溶剂，摄入后可大量积存于体内引起中毒，随脂肪经淋巴系统吸收从胆汁少量排出。水溶性维生素包括 B 族维生素和维生素 C，B 族维生素有维生素 B_1、维生素 B_2、维生素 B_6、维生素 B_{12}、烟酸、泛酸、叶酸、生物素等。水溶性维生素溶于水，一般在体内无大量积存，经血液吸收过量时则很快从尿中排出。

一、维生素 A

1. 维生素 A 的生理功能

（1）视觉功能：维生素 A 是构成视觉细胞内感光物质的成分。视网膜上对暗光敏感的杆状细胞含有感光物质视紫红质，是由 11 - 顺式视黄醛的醛基与视蛋白内赖氨酸的氨基缩合而成的，为暗视觉的必需物质（图 6）。在此过程中，除了消耗能量和酶外，还有部分视黄酸变成维生素被排泄，所以必须不断地补充维生素 A，才能维持视紫红质的合成和整个暗视觉过程。

（2）维持皮肤黏膜层的完整性：维生素 A 是调节糖蛋白合成的一种辅酶，对上皮细胞的细胞膜起稳定作用，维持上皮细胞的形态完整和功能健全。维生素 A 缺乏的初期病理改变是上皮组织干燥，继而正常柱状上皮细胞转变为角状的复层鳞状上皮，形成过度角化变性和腺体分泌

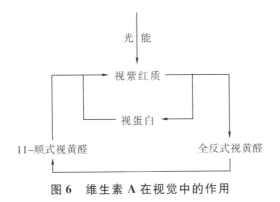

图 6　维生素 A 在视觉中的作用

减少。这种变化累及全身上皮组织，最早受影响的是眼睛的结膜和角膜，表现为结膜或角膜干燥、软化甚至穿孔，以及泪腺分泌减少。皮肤改变则为毛囊角化，皮脂腺、汗腺萎缩。消化道表现为舌味蕾上皮角化，肠道黏膜分泌减少，食欲减退等。呼吸道黏膜上皮萎缩、干燥，纤毛减少，抗病能力减退。消化道和呼吸道感染性疾病的危险性提高，且感染常迁延不愈。泌尿和生殖系统上皮细胞也同样改变，影响其功能。

（3）维持和促进免疫功能。

（4）促进生长发育和维护生殖功能。

（5）类胡萝卜素的生理功能：①抗氧化作用；②细胞间信息传递；③调节免疫反应；④影响生殖功能。

（6）其他功能：维生素 A 除影响人体正常功能外，还具有纠正多种病理状态的作用。维生素 A 及其异构体能够促进终末分化、抑制增殖、促进凋亡，可对组织恶变过程中的细胞发挥抗肿瘤作用。

2. 维生素 A 缺乏或过多

（1）维生素 A 缺乏症

①眼部症状：维生素 A 缺乏最主要的症状是损害视觉的夜盲症和干眼症。暗适应能力下降是维生素 A 缺乏最早出现的症状，可进一步发展为夜盲症，严重者可致眼干燥症，甚至失明。夜盲症是视网膜暗适应功能紊乱，在补充维生素 A 之后可恢复；而干眼症是眼的前端形态学永久性改变，不可纠正，直到瘢痕形成。儿童维生素 A 缺乏的典型临床体征是毕脱斑（bitot's spots），即角膜两侧和结膜外侧因干燥而出现皱褶，角膜上皮堆积，形成大小不等的形状似泡沫的白斑。

②皮肤损害：维生素 A 缺乏可引起机体不同组织上皮干燥、增生及角化，如皮脂汗腺角化、皮肤干燥、毛囊角化过度、毛囊丘疹、毛发脱落等。

③其他：维生素 A 缺乏时，易出现食欲降低、血红蛋白合成代谢障碍、免疫功能低下、儿童生长发育迟缓。

维生素 A 缺乏症的预防：注意平日多吃一些富含维生素 A 的食物，和（或）含有丰富的胡萝卜素的黄绿色蔬菜和水果，因为胡萝卜素在体内可以转化为维生素 A；也可选用适当的维生素 A 强化食品。

（2）维生素 A 过多症：维生素 A 进入机体后排泄效率不高，长期过量摄入可在体内蓄积，引起维生素 A 过多症。一次或多次连续摄入大量的维生素 A（成人大于 RNI 约 100 倍，儿童大于 RNI 约 20 倍）即可能发生急性中毒。成人于 6~8 小时后出现嗜睡或过度兴奋、头痛、呕吐、颅内压增高，12~20 小时后皮肤红肿变厚，继之脱皮（以手、脚掌最为明显）；婴幼儿急性中毒以颅内压增高为主要特征，表现为前囟饱满、恶心、呕吐、眼底水肿，脑脊液压力增高，血清维生素 A 含量剧增。及时停止食用，症状可很快消失。孕妇维生素 A 中毒，还可能导致胎儿畸形。中国居民膳食维生素 A 参考摄入量见表 14。

表 14　中国居民膳食维生素 A 参考摄入量　单位：μgRAE/d

人群	EAR		RNI		UL
	男	女	男	女	
0~0.4 岁	—	—	300（AI）	300（AI）	600
0.5~0.9 岁	—	—	350（AI）	350（AI）	600
1~3 岁	220	220	310	310	700
4~6 岁	260	260	360	360	900
7~10 岁	360	360	500	500	1500
11~13 岁	480	450	670	630	2100
14~17 岁	590	450	820	630	2700
≥18 岁	560	480	800	700	3000
孕妇（早）	—	+0		+0	3000

续表

人群	EAR		RNI		UL
	男	女	男	女	
孕妇(中)	—	+50	—	+70	3000
孕妇(晚)	—	+50	—	+70	3000
乳母	—	+400	—	+600	3000

EAR：估计平均需要量；RNI：推荐摄入量。

3. 食物来源与推荐摄入量　膳食物中的维生素 A 来源于两部分：一部分是直接来源于动物性食物提供的视黄醇，如动物肝脏、蛋黄、奶油、其他动物内脏等；另一部分则来源于富含胡萝卜素的黄绿色蔬菜和水果，如胡萝卜、油菜、辣椒、番茄和橘子等(表 15)。

表 15　几种常见食物的维生素 A 或胡萝卜素含量

单位：mg/100g

食物名称	维生素 A	食物名称	胡萝卜素
猪肝	4972	胡萝卜	4010
鸡肝	10414	菠菜	2920
鸡蛋	310	西兰花	7210
奶油	1042	油菜	620
瘦猪肉	44	橘子	1660

天然维生素 A 只存在于动物体内，动物的肝脏、鱼肝油、奶类、蛋类及鱼卵是维生素 A 的最好来源。类胡萝卜素广泛分布于植物性食品中，其中最重要的是 β-胡萝卜素。β-胡萝卜素是我国人民膳食中维生素 A 的主要来源。红色、橙色、深绿色植物性食物中含有丰富的 β-胡萝卜素，如胡萝卜、红心甜薯、菠菜、苋菜、杏、杜果等。理论上 1mol β-胡萝卜素在体内可分解成 2mol 维生素 A，但由于胡萝卜素的有效吸收利用率远低于维生素 A，实验证明，就其生理活性而言，6μg β-胡萝卜素才相当于 1μg 维生素 A。

当从膳食中既摄入维生素 A 又食入 β－胡萝卜素时，应全部折合成 μg 视黄醇当量，即：

$$视黄醇当量(\mu g) = 维生素 A(\mu g) + 0.167 \times \beta － 胡萝卜素(\mu g)$$

4. 维生素 A 的代谢与吸收 维生素 A 进入小肠后在胆汁协助下由肠黏膜吸收。在黏膜细胞内与脂肪酸结合成酯，随乳糜微粒经淋巴系统进入血液，然后被肝脏摄取并储存，当机体需要时再向血中释放。血浆中的维生素 A 以视黄醇结合蛋白形式存在而被转运。后者与含有甲状腺素的前白蛋白相结合形成复合体，从而防止低分子的视黄醇结合蛋白从肾脏滤出。胡萝卜素被吸收后大部分在小肠黏膜内转变成维生素 A，肝脏和其他组织也可少量转变。凡能影响脂肪吸收的因素，同样会影响维生素 A 和胡萝卜素的吸收。足量脂肪可促进维生素 A 的吸收，优质蛋白可提高其利用率。

二、维生素 D

维生素 D 是所有具有胆钙化醇生物活性的类固醇衍生物的统称。维生素 D 至少有五种形式，但最具有生物学意义的形式有两种，即胆钙化醇（cholecalciferol，维生素 D_3）和麦角钙化醇（ergocalciferol，维生素 D_2）。维生素 D_2、维生素 D_3 结构相似（图 7），功能相同，对热、氧、酸、碱均较稳定，维生素 D_2 来源于植物，维生素 D_3 来源于动物，人与动物皮肤中的 7－脱氢胆固醇经紫外线照射后即可转变成维生素 D_3，然后被运往肝、肾转化为具有生物活性的 1，25－二羟基维生素 D_3[1，25－$(OH)_2D_3$]，再发挥其重要生理功能。

1. 维生素 D 的生理功能

（1）维持机体钙、磷平衡：维生素 D 主要以 1，25－$(OH)_2D_3$的形式在小肠、骨、肾等靶器官起作用，维持细胞内、外钙浓度，调节钙、磷代谢。

此外，维生素 D 通过促进骨骼及牙齿的矿化、促进小肠钙吸收，以及肾脏对钙、磷的重吸收等调节机体钙、磷代谢。

（2）参加体内免疫调节。

（3）近年来的流行病学研究发现，维生素 D 水平与心血管疾病、2 型糖尿病、肺结核等多种疾病的发生风险存在负相关。

维生素D₂（麦角钙化醇）

维生素D₃（胆钙化醇）

图7 维生素 D₂、维生素 D₃的结构

2. 维生素 D 缺乏或过多 维生素 D 缺乏，会导致小儿佝偻病与成人骨软化病。小儿佝偻病常见于 3 岁以下的儿童，尤其是 1 岁以内的幼儿；成人骨软化病多见于孕妇、乳母及老年人。成人骨软化病的表现：腰背部和腿部不定位时好时坏的疼痛，通常活动时加剧；四肢抽筋，骨质疏松、变形，易发生骨折。

维生素 D 缺乏的常见原因是：①阳光照射不足。人体皮肤中的脱氢胆固醇经日光中紫外线照射后可转变为维生素 D，因此缺乏室外活动者，接触阳光少易患本病。②食物中含维生素 D 不足。乳类中含维生素少，如单纯乳类喂养不另加维生素 D 制剂或少晒太阳，可发生维生素 D 缺乏。③某些婴幼儿生长发育过快，维生素 D 供不应求。④胃肠、肝胆疾病可影响维生素 D 和钙、磷的吸收和利用。当维生素 D 缺乏时，血钙、血磷下降，致骨骼钙化过程发生障碍，骨样组织在骨骼局部增生，碱性磷酸酶分泌增加而引起本病。

维生素 D 缺乏症的预防：适当户外活动(每日至少 2 小时)；有意识地补充含维生素 D 丰富的食物；或选择适当的维生素 D 强化食品；或在医生指导下，适量补以维生素 D 制剂。

维生素 D 可以在体内蓄积，过多摄入可以引起维生素 D 过多症，表现为头痛，厌食，恶心，口渴，多尿，低热，嗜睡，血清钙、磷增加，软组织钙化等症状。停止摄入数周后可恢复正常。

3. 食物来源与推荐摄入量 只要人体接受足够的日光，体内就可以合成足够的维生素 D；除强化食品外，通常天然食物中维生素 D 含量较低，动物性食品是天然维生素 D 的主要来源，如含脂肪高的海鱼和鱼卵、动物肝脏、蛋黄、奶油和奶酪中相对较多，瘦肉、奶、坚果中含微量的维生素 D，而蔬菜、谷物及其制品和水果含有少量维生素 D 或不含维生素 D。一般说来，人只要能经常接触阳光，在一般膳食条件下，不会造成维生素 D 缺乏。以牛奶为主食的婴儿，应适当补充鱼肝油，并经常接受日光照晒，有利于生长发育。

中国居民膳食维生素 D 参考摄入量见表 16。

表 16　中国居民膳食维生素 D 参考摄入量　　　　单位：$\mu g/d$

人群	EAR	RNI	UL
0 ~ 0.4 岁	—	10（AI）	20
0.5 ~ 0.9 岁	—	10（AI）	20
1 ~ 3 岁	8	10	20
4 ~ 6 岁	8	10	30
7 ~ 10 岁	8	10	45
11 ~ 13 岁	8	10	50
14 ~ 17 岁	8	10	50
18 ~ 49 岁	8	10	50
50 ~ 64 岁	8	10	50
65 ~ 79 岁	8	15	50
≥80 岁	8	15	50
孕妇	+ 0	+ 0	50
乳母	+ 0	+ 0	50

三、维生素 E

1. 维生素 E 的生理功能

（1）抗氧化作用：维生素 E 是非酶抗氧化系统中重要的抗氧化剂，能清除体内的自由基并阻断其引发的链反应，保护生物膜（包括细胞膜、细胞器膜）、脂蛋白中多不饱和脂肪酸、细胞骨架及其他蛋白质的巯基免受自由基和氧化剂的攻击。

（2）抗动脉粥样硬化：充足的维生素 E 可抑制细胞膜脂质的过氧化反应，增强 LDL - C 的抗氧化能力，减少 Ox - LDL 的产生，保护LDL - C 免受氧化。维生素 E 还有抑制血小板在血管表面凝集和保护血管内皮的作用，因而被认为有预防动脉粥样硬化和心血管疾病的作用。

（3）维持正常的免疫功能，特别是对 T 淋巴细胞的功能很重要。

（4）对胚胎发育和生殖的保护作用。

（5）保护神经系统、骨骼肌、视网膜免受氧化损伤。

（6）预防衰老。随着年龄增长，人体内脂褐质不断增加，脂褐质俗称老年斑，是细胞内某些成分被氧化分解后产生的沉积物。补充维生素 E 可减少细胞中的脂褐质形成。维生素 E 还可改善皮肤弹性，使性腺萎缩减轻，提高免疫力。

2. 维生素 E 缺乏　维生素 E 在自然界中分布甚广，在体内储留的时间较长，一般情况下不会发生缺乏，但可出现在低体重的早产儿、血 β - 脂蛋白缺乏症、脂肪吸收障碍的患者中。维生素 E 缺乏的典型体征包括：深层腱反射丧失、震颤和位感受损、平衡与协调改变、眼移动障碍（眼肌麻痹）、肌肉软弱和视野障碍。成年人已成熟的神经系统对维生素 E 缺乏比较耐受，但是儿童发育中的神经系统对维生素 E 缺乏很敏感。

3. 维生素 E 的主要食物来源　维生素 E 主要存在于各种油料种子及植物油中，某些谷类、坚果和绿叶蔬菜中也含一定量的维生素 E，肉、奶、蛋及鱼肝油中含量较少。各种植物油（麦胚油、棉籽油、玉米油、花生油、芝麻油）（表 17）、谷物的胚芽、许多绿色植物、肉、奶油、奶、蛋等都是维生素 E 良好或较好的来源。

表 17　常见食物的维生素 E 含量　　　　单位：mg/100g

食物名称	总维生素 E	食物名称	总维生素 E
豆油	93.08	芝麻油	68.53
花生油	42.06	小米	3.63
葵花籽油	54.60	玉米面（黄）	3.80
棉籽油	86.45	菠菜	1.74
色拉油	24.01	猪肉（瘦）	0.34

四、维生素 K

维生素 K(维生素 K)又叫凝血维生素,是一类甲醌衍生物的总称,一般各种动物肠道内的微生物均可合成。维生素 K 存在于绿叶植物和动物肝脏、发酵食品中。

1. 维生素 K 的生理功能 维生素 K 与一些凝血因子的蛋白合成有关,这些凝血因子在羧化反应后具有结合钙的能力,才能启动凝血机制,使无活性的细胞凝血酶原前体转变成有生物活性的凝血酶,从而达到止血的目的。维生素 K 还与骨钙代谢密切相关。血维生素 K 水平与人群骨密度值呈正相关,补充维生素 K 可以增加钙的储留、减少尿钙排泄。

2. 维生素 K 缺乏或过多 健康成人原发性维生素 K 缺乏并不常见。成人不会缺乏维生素 K 是因为维生素 K 广泛分布于植物和动物的组织中。然而,维生素 K 缺乏可见于最低限度膳食摄入量的成人,如外伤、外科手术,或长期胃肠外营养。胆道阻塞、吸收不良或实质性肝脏疾病者也有维生素 K 缺乏的可能。维生素 K 缺乏的表现为凝血缺陷和出血。

食物来源的维生素 K 毒性很低,动物摄入相当于每日需要量的1000 倍剂量时未见不良反应。

3. 维生素 K 的主要食物来源 维生素 K 含量丰富的食物包括豆类、麦麸、绿色蔬菜、动物肝脏、鱼类等。在常见的绿色蔬菜中,维生素 K 含量最高为羽衣甘蓝、黄瓜、菠菜等,其次为叶菜类和野菜类。叶菜类维生素 K 的平均含量为 $226.3\mu g/100g$,野菜类为 $341.6\mu g/100g$,而嫩茎类、瓜果类、根茎类蔬菜含量较低。

五、维生素 B_1

维生素 B_1 又称硫胺素、抗神经炎因子、抗脚气病因子。维生素 B_1 在高温时,特别是在高温碱性溶液中,非常容易被破坏,并易受紫外线破坏,在酸性溶液中稳定性较好。

1. 维生素 B_1 的生理功能

(1)辅酶功能:维生素可在硫胺素焦磷酸激酶作用下,与 ATP 结合形成 TPP。TPP 是维生素 B_1 的主要活性形式，在体内构成 α – 酮酸脱氢酶体系和转酮醇酶的辅酶，参与能量代谢。

（2）非辅酶功能：维生素 B_1 在神经组织中可能具有一种特殊的非酶作用。当维生素 B_1 缺乏时，乙酰 CoA 生成减少，影响乙酰胆碱的合成。乙酰胆碱有促进胃肠蠕动和腺体分泌的作用，可被胆碱酯酶水解成乙酸和胆碱而失去活性。维生素 B_1 是胆碱酯酶的抑制剂，当维生素 B_1 缺乏时，胆碱酯酶的活性增强，使乙酰胆碱分解加速，导致胃肠蠕动变慢，消化液分泌减少，出现消化不良，所以，临床上常将维生素 B_1 作为辅助消化药使用。

维生素 B_1 吸收后主要在小肠黏膜和肝内磷酸变成焦磷酸硫胺素，再与硫辛酸结合发挥辅羧酶作用。必要时辅羧酶可在肾脏等组织中分解为维生素 B_1，输送到血液，再由血液送到有关组织进行磷酸化，或通过肾脏随尿排出。

2. 维生素 B_1 缺乏 维生素 B_1 缺乏的典型症状为脚气病，主要症状为多发性神经炎、消瘦或水肿及心脏功能紊乱，表现为四肢无力、肌肉疼痛萎缩，皮肤逐渐失去感觉，麻痹和麻木，从脚部开始向心脏发展，心脏扩大，呼吸困难，严重者甚至死亡。酗酒会引起维生素 B_1 严重缺乏，出现神经组织受损、记忆力消失、眼球震颤、精神错乱等，如未及时治疗，常死于心力衰竭。脚气病多见于以大米为主食的地区。在东南亚地区特别是菲律宾、越南、泰国、缅甸等国尤为多见。

3. 食物来源和供给量 维生素 B_1 是人体必需的营养素，其中猪、牛的肉、肝、肾等，全麦、糙米、新鲜蔬菜、豆类等富含维生素 B_1。由于人体本身不能合成，所以必须每天从食物中补充。不同食物中维生素 B_1 的含量不同（表 18）。

表 18 常见食物中维生素 B_1 的含量 单位：mg/100g

食物	维生素 B_1 含量	食物	维生素 B_1 含量
精面粉	0.06	辣椒	0.04
标准粉	0.46	山楂	0.02
黄豆	0.79	枣	0.06
绿豆	0.53	荔枝	0.02

续表

食物	维生素 B_1 含量	食物	维生素 B_1 含量
豆浆	0.03	核桃	0.17
籼米	0.34	板栗	0.24
粳米	0.13	牛肉	0.07
高粱米	0.26	牛肝	0.39
大葱	0.08	猪肉	0.53
白萝卜	0.02	猪肝	0.40
大白菜	0.02	鲫鱼	0.06
芹菜	0.03	鸡蛋	0.16

中国居民膳食维生素 B_1 参考摄入量见表 19。

表 19　中国居民膳食维生素 B_1 参考摄入量　　　　单位：mg/d

人群	EAR		RNI	
	男	女	男	女
0 ~ 0.4 岁	—	—	0.1（AI）	0.1（AI）
0.5 ~ 0.9 岁	—	—	0.3（AI）	0.3（AI）
1 ~ 3 岁	0.5	0.5	0.6	0.6
4 ~ 6 岁	0.6	0.6	0.8	0.8
7 ~ 10 岁	0.8	0.8	1.0	1.0
11 ~ 13 岁	1.1	1.0	1.3	1.1
14 ~ 17 岁	1.3	1.1	1.6	1.3
≥18 岁	1.2	1.0	1.4	1.2
孕妇（早）	—	+0.0	—	+0.0
孕妇（中）	—	+0.1	—	+0.2
孕妇（晚）	—	+0.2	—	+0.3
乳母	—	+0.2	—	+0.3

维生素 B_1 不会在体内聚积，食入超过 5mg 就不再被吸收，过多的维生素 B_1 会随尿液排出体外。

六、维生素 B_2

1. 维生素 B_2 的生理功能 维生素 B_2 在氨基酸、脂肪酸和碳水化合物的代谢中均起重要作用，可归纳为以下几个方面：

（1）参与体内生物氧化与能量代谢：维生素 B_2 在体内以黄素单核苷酸（FMN）和黄素腺嘌呤二核苷酸（FAD）的形式与特定蛋白结合，形成黄素蛋白（flavoprotein），黄素蛋白是机体中许多酶系统中重要辅基的组成成分，通过呼吸链参与体内氧化还原反应与能量代谢。重要的含黄素蛋白的酶有氨基酸氧化酶、细胞色素 C 还原酶、丙酮酸脱氢酶、脂肪酰辅酶 A 脱氢酶、谷胱甘肽还原酶、黄嘌呤氧化酶和单胺氧化酶等。

（2）参与烟酸和维生素 B_6 代谢：成年人组织细胞可将色氨酸转化为烟酸，FAD 作为辅酶参与此转化过程，进而影响烟酸的代谢。维生素 B_6 可通过磷酸化/脱磷酸化、氧化/还原以及氨基化/脱氨基化过程相互进行代谢转化，而此代谢过程中的限速步骤是由黄素单核苷酸吡哆醛磷酸氧化酶所催化。因此，维生素 B_2 缺乏可能会减少吡哆醇（PN）和吡哆胺（PM）转变成活性辅酶 5′-磷酸吡哆醛（PLP）。

（3）其他生理功能：维生素 B_2 还参与体内其他一些生化过程，如 FAD 作为谷胱甘肽还原酶的辅酶，参与体内抗氧化防御系统，维持还原性谷胱甘肽的浓度。FAD 与细胞色素 P450 结合，参与药物代谢，提高机体对环境应激适应能力等。

2. 维生素 B_2 缺乏 维生素 B_2 是我国居民膳食中最容易缺乏的维生素，各年龄组人群均易因缺乏而导致各种疾病。维生素 B_2 缺乏最常见的原因为膳食供应不足、限制食物的供应、储存和加工不当导致维生素 B_2 被破坏和丢失。

维生素 B_2 缺乏主要的临床表现为眼、口腔和皮肤炎症反应。缺乏早期表现为疲倦、乏力、口腔疼痛，眼睛有灼热感，继而出现口腔和阴囊病变，称为"口腔生殖系统综合征"，包括唇炎、口角炎、舌炎、皮炎、阴囊皮炎以及角膜血管增生等。

维生素 B_2 缺乏常伴有其他营养素缺乏，如影响维生素 B_6 和烟酸的代谢；干扰体内铁的吸收、储存及动员，致使储存铁量下降，严重时可造成缺铁性贫血。维生素 B_2 缺乏还会影响生长发育，妊娠期缺乏可导致胎儿骨骼畸形。

3. 食物来源和供给量 维生素 B_2 广泛存在于动植物食品中，动物性食物较植物性食物含量高。动物肝脏、肾脏、心脏、乳汁及蛋类含量尤为丰富，植物性食物以绿色蔬菜、豆类含量较高，谷类含量较少（表20）。维生素 B_2 在碱性溶液中易分解，对光敏感，所以食品加工过程中加碱，储存和运输过程中日晒及不避光均可导致其损失。食物烹调方法不同，维生素 B_2 损失量也不同，如碗蒸米饭比捞饭损失少，在烹调肉类时，油炸和红烧损失较多。

表20　常见食物中维生素 B_2 的含量　　　　　单位：mg/100g

食物名称	维生素 B_2 含量	食物名称	维生素 B_2 含量
猪肝	2.08	牛奶	0.14
猪肉（肥瘦）	0.16	小麦粉	0.08
羊肾	1.78	油菜	0.11
鸡肝	1.10	大米	0.05
鸡蛋	0.32	黄瓜	0.03

中国居民膳食维生素 B_2 参考摄入量见表21。

表21　中国居民膳食维生素 B_2 参考摄入量　　　　　单位：mg/d

人群	EAR		RNI	
	男	女	男	女
0~0.4 岁	—	—	0.4(AI)	0.4(AI)
0.5~0.9 岁	—	—	0.5(AI)	0.5(AI)
1~3 岁	0.5	0.5	0.6	0.6
4~6 岁	0.6	0.6	0.7	0.7
7~10 岁	0.8	0.8	1.0	1.0
11~13 岁	1.1	0.9	1.3	1.1

续表

人群	EAR		RNI	
	男	女	男	女
14～17 岁	1.3	1.0	1.5	1.2
≥18 岁	1.2	1.0	1.4	1.2
孕妇（早）	—	+0.0	—	+0.0
孕妇（中）	—	+0.1	—	+0.2
孕妇（晚）	—	+0.2	—	+0.3
乳母	—	+0.2	—	+0.3

七、维生素 B₆

1. 维生素 B₆ 的生理功能

（1）参与氨基酸代谢。

（2）参与糖原和脂肪酸代谢。

（3）参与造血。

（4）参与某些微量营养素的转化与吸收。

（5）维持免疫功能。

（6）与神经系统功能有关。

（7）防治慢性病。

2. 维生素 B₆ 缺乏　维生素 B_6 在动植物性食物中分布相当广泛，原发性缺乏并不常见。维生素 B_6 缺乏通常与其他 B 族维生素缺乏同时存在，除了因膳食摄入不足外，某些药物如异烟肼、环丝氨酸等均能与 5′－吡哆醛形成复合物而诱发维生素 B_6 缺乏。维生素 B_6 缺乏导致的经典临床症状是脂溢性皮炎，常见于眼、鼻以及口腔周围皮肤，并可扩张至面部、前额、耳后、阴囊及会阴处，同时会出现贫血、癫痫样惊厥以及抑郁和精神紊乱。人体长期维生素 B_6 摄入不足会造成人体血浆同型半胱氨酸浓度升高，尤其是老年人。在人体血液中，异常升高的同型半胱氨酸浓度会干扰血小板的功能和凝血机制，导致发生心脑血管疾病和肾病的风险增大。

3. 食物来源和供给量 维生素 B_6 的食物来源很广泛,含量最高的食物为白色肉类(如鸡肉和鱼肉),其次为肝脏、全谷类产品(特别是小麦)、坚果类和蛋黄中。水果和蔬菜中维生素 B_6 含量也较多,其中香蕉、卷心菜、菠菜的含量丰富,但在柠檬类水果、奶类等食品中含量较少。

在许多食物中,大多数维生素 B_6 是以共价键形式与蛋白质结合或被糖苷化,可导致维生素 B_6 的生物利用率相对较低。因为植物性食物中维生素 B_6 的存在形式通常比动物组织中更为复杂,所以动物性来源的维生素 B_6 的生物利用率优于植物性来源的食物。在谷类中,维生素 B_6 主要集中在胚芽和糊粉层,谷类加工成过于精细的面粉,可导致维生素 B_6 含量显著降低。

中国居民膳食维生素 B_6 参考摄入量见表 22。

表 22　中国居民膳食维生素 B_6 的参考摄入量　　　单位:mg/d

人群	EAR	RNI	UL
0 ~ 0.4 岁	—	0.2(AI)	—
0.5 ~ 0.9 岁	—	0.4(AI)	—
1 ~ 3 岁	0.5	0.6	20
4 ~ 6 岁	0.6	0.7	25
7 ~ 10 岁	0.8	1.0	35
11 ~ 13 岁	1.1	1.3	45
14 ~ 17 岁	1.2	1.4	55
18 ~ 49 岁	1.2	1.4	60
≥50 岁	1.3	1.6	60
孕妇	+ 0.7	+ 0.8	60
乳母	+ 0.2	+ 0.3	60

八、烟酸

烟酸又称为尼克酸、抗癞皮病因子,在体内以烟酰胺形式存在,是辅酶Ⅰ(NAD)和辅酶Ⅱ(NADP)的组成部分,辅酶中的烟酰胺在许多生物性氧化还原反应中发挥电子受体或供氢体的作用。烟酸和烟酰胺总称为维生素 PP。

1. 烟酸的生理功能

（1）参与物质和能量代谢。

（2）参与蛋白质等物质的转化。

（3）葡萄糖耐量因子的组成成分。

（4）保护心血管。

2. 烟酸缺乏与过量 烟酸缺乏引起的全身性疾病称为糙皮病或癞皮病。此病起病缓慢，典型症状是皮炎（dermatitis）、腹泻（diarrhea）及痴呆（dementia），即"3D"症状。烟酸缺乏常与维生素 B$_1$、维生素 B$_2$ 缺乏同时存在，长期以玉米为主食的地区发生率较高，表现为体重减轻、食欲不振、舌与口腔炎症、对称性皮炎等，神经系统症状包括失眠、头痛、记忆力减退、精神错乱、神志不清甚至痴呆等。

每天服用 100mg 以上的烟酸时可出现颜面潮红、头晕眼花、皮肤瘙痒及恶心、呕吐等胃肠道反应。

3. 食物来源和供给量 烟酸及烟酰胺广泛存在于食物中。植物性食物中存在的主要是烟酸，动物性食物中以烟酰胺为主。烟酸和烟酰胺在肝、肾、瘦畜肉、鱼以及坚果类中含量丰富；乳、蛋中的含量虽然不高，但色氨酸较多，可转化为烟酸。谷类中的烟酸 80%～90% 存在于它们的种子皮中，故加工影响较大。

玉米的烟酸含量并不低，甚至高于小麦粉，但以玉米为主食的人群容易发生癞皮病。其原因：①玉米中的烟酸为结合型，不能被人体吸收利用；②色氨酸含量低，如果用碱处理玉米，可将结合型的烟酸水解成游离型的烟酸，易被机体利用。

中国居民膳食烟酸参考摄入量见表 23。

表 23 中国居民膳食烟酸的参考摄入量

人群	EAR/（mgNE·d^{-1}）		RNI/（mgNE·d^{-1}）		UL/（mg·d^{-1}）	
	男性	女性	男性	女性	烟酸	烟酰胺
0～0.4 岁	—	—	2（AI）	2（AI）	—	—
0.5～0.9 岁	—	—	3（AI）	3（AI）	—	—
1～3 岁	5	5	6	6	10	100

117

续表

人群	EAR/(mgNE·d^{-1})		RNI/(mgNE·d^{-1})		UL/(mg·d^{-1})	
	男性	女性	男性	女性	烟酸	烟酰胺
4~6 岁	7	6	8	8	15	130
7~10 岁	9	8	11	10	20	180
11~13 岁	11	10	14	12	25	240
14~17 岁	14	11	16	13	30	280
18~49 岁	12	10	15	12	35	310
50~64 岁	12	10	14	12	35	310
65~79 岁	11	9	14	11	35	300
≥80 岁	11	8	13	10	30	280
孕妇	—	+0	—	+0	35	310
乳母	—	+2	—	+3	35	310

九、泛酸

泛酸又名维生素 B$_5$、遍多酸、本多生酸、抗皮炎因子，因其广泛存在于自然界，故被命名为泛酸。

1. 泛酸的生理功能 泛酸的主要生理功能是构成辅酶 A 和酰基载体蛋白，并通过它们参与糖、脂类及蛋白质代谢。辅酶 A 的主要作用是传递酰基，为酰基的受体和供体，参与体内任何一个有乙酰基形成或转移的反应。酰基载体蛋白作为脂肪酸合成酶复合体的组成部分参与脂肪酸的合成。

泛酸发现之初，人们就意识到泛酸对于毛发或皮肤具有重要作用，因此，泛酸也被称为"抗皮炎因子"。泛酸参与血红蛋白的合成，血红素由甘氨酸、琥珀酰辅酶 A 及铁三种原料合成。泛酸还参与类固醇激素、维生素 A 和维生素 D 的合成，以及卟啉和卟啉环的生成。

2. 泛酸缺乏与过量 由于泛酸在动植物食物中广泛存在，故缺乏病很少发生。长期食用缺乏泛酸的半合成膳食、使用泛酸拮抗剂、食物供应缺乏时，可能引起泛酸缺乏。其主要表现是：烦躁不安、食欲减退、消化不良、腹痛、恶心、头痛、精神抑郁、意志消沉、疲倦无力、手足麻木和刺痛、臂和腿抽筋、麻木、脚有烧灼感等，补充大量泛酸后这些症状和体征好转。

泛酸的毒性很低，给动物 100 倍需要量的剂量，未见有明显的毒副作用。

3. 食物来源和供给量 泛酸广泛分布于食物之中，含量可因食物的种类、加工方法不同而有差异。苜蓿干草、花生、蜂蜜、酵母和小麦麸中含量丰富，谷物的种子及其副产物中含量也较多。

中国居民膳食泛酸参考摄入量见表 24。

表 24　中国居民膳食泛酸参考摄入量　　　　　　单位：mg/d

人群	AI	人群	AI
0 ~ 0.4 岁	1.7	11 ~ 13 岁	4.5
0.5 ~ 0.9 岁	1.9	14 ~ 17 岁	5.0
1 ~ 3 岁	2.1	≥18 岁	5.0
4 ~ 6 岁	2.5	孕妇	+ 1.0
7 ~ 10 岁	3.5	乳母	+ 2.0

十、叶酸

1. 叶酸的生理功能

（1）参与核酸合成。

（2）参与氨基酸代谢。

（3）参与血红蛋白及重要的甲基化合物合成，如肾上腺素、胆碱、肌酸等。

（4）参与神经递质合成。叶酸通过参与 DNA 甲基化，维持脑内维生素 B_{12}、蛋氨酸、L－酪氨酸和乙酰胆碱的代谢反应，促进脑内重要神经递质的正常合成。

（5）预防恶性贫血。叶酸可以和维生素 B_{12} 一起促进骨髓红细胞生成，预防巨幼红细胞性贫血。

（6）提高免疫力。叶酸具有维持免疫系统正常功能的作用，可促进淋巴细胞正常功能的发挥及抗体的合成。

2. 叶酸缺乏与过量 孕妇缺乏叶酸,可使先兆子痫、胎盘剥离的发生率增高,患有巨幼细胞贫血的孕妇易出现胎儿宫内发育迟缓、早产及新生儿低出生体重。妊娠早期缺乏叶酸,还易引起胎儿神经管畸形(如脊柱裂、无脑畸形等)。叶酸缺乏可引起高同型半胱氨酸血症,从而增加患心血管疾病的危险性。

人体对叶酸的耐受性高,摄入过多一般不会引起中毒。

3. 食物来源和供给量 自然界中叶酸多为还原型(7,8 - 二氢叶酸),由微生物和植物合成,广泛存在于各种动、植物食品中,肠道功能正常时肠道细菌能合成叶酸。富含叶酸的食物为动物肝、肾,鸡蛋,豆类,酵母,绿叶蔬菜,水果及坚果类等。

中国居民膳食叶酸参考摄入量见表 25。

表 25　中国居民膳食叶酸参考摄入量

人群	EAR/(μg DFE · d^{-1})	RNI/(μg DFE · d^{-1})	UL/(μg · d^{-1})
0 ~ 0.4 岁	—	65(AI)	—
0.5 ~ 0.9 岁	—	100(AI)	—
1 ~ 3 岁	130	160	300
4 ~ 6 岁	150	190	400
7 ~ 10 岁	210	250	600
11 ~ 13 岁	290	350	800
14 ~ 17 岁	320	400	900
≥18 岁	320	400	1000
孕妇	+ 200	+ 200	1000
乳母	+ 130	+ 150	1000

注:UL 指合成叶酸摄入量上限,不包括天然食物来源的叶酸量。

十一、维生素 B$_{12}$

维生素 B$_{12}$ 又称氰钴胺素(cyanocobalamin),是唯一一种含金属元素

（钴）的水溶性维生素。自然界中的维生素 B_{12} 由微生物合成，高等动植物不能合成维生素 B_{12}。维生素 B_{12} 也是唯一一种需要肠道内因子（intrinsic factor）帮助才能被吸收的维生素。

1. 维生素 B_{12} 的生理功能

（1）参与蛋氨酸 - 同型半胱氨酸代谢。维生素 B_{12} 作为蛋氨酸合成酶的辅酶，参与蛋氨酸 - 同型半胱氨酸代谢，维持细胞和循环水平同型半胱氨酸平衡。同型半胱氨酸过高是心血管疾病的独立风险因子。

（2）促进红细胞的发育和成熟。

（3）提高叶酸利用率。

（4）保护神经系统功能。

（5）促进红细胞发育和成熟。

（6）其他。维生素 B_{12} 还参与脱氧核酸（DNA）合成，脂肪、碳水化合物及蛋白质代谢，促进核酸与蛋白质合成。

2. 维生素 B_{12} 缺乏 维生素 B_{12} 缺乏较少见，可见于长期素食者、老年人、胃切除患者、萎缩性胃炎患者等。维生素 B_{12} 缺乏可导致巨幼红细胞贫血、高同型半胱氨酸血症、出生缺陷等。

3. 食物来源和供给量 膳食中维生素 B_{12} 主要来源于肉类、动物内脏、鱼、禽、贝壳类及蛋类，乳及乳制品中含显较少。植物性食物基本不含维生素 B_{12}。

中国居民膳食维生素 B_{12} 参考摄入量见表 26。

表 26　中国居民膳食维生素 B_{12} 参考摄入量　　　　单位：μg/d

人群	EAR	RNI	人群	EAR	RNI
0 ~ 0.4 岁	—	0.3（AI）	11 ~ 13 岁	1.8	2.1
0.5 ~ 0.9 岁	—	0.6（AI）	14 ~ 17 岁	2.0	2.4
1 ~ 3 岁	0.8	1.0	≥18 岁	2.0	2.4
4 ~ 6 岁	1.0	1.2	孕妇	+ 0.4	+ 0.5
7 ~ 10 岁	1.3	1.6	乳母	+ 0.6	+ 0.8

十二、生物素

1. 生物素的生理功能 生物素的主要功能是在脱羧 - 羧化反应和

脱氨反应中起辅酶作用，参与脂肪酸合成、糖异生等生化反应途径。药理剂量的生物素可降低 1 型糖尿病患者的血糖水平，改善实验大鼠的葡萄糖耐量，降低胰岛素抗性。生物素有助于维护正常的免疫功能。

2. 生物素缺乏与过量　生物素缺乏主要见于长期酗酒、孕妇和哺乳期妇女、长期使用全静脉营养而忽略在输液中加入生物素等人群，缺乏症状以皮肤症状为主，可见毛发变细、失去光泽、皮肤干燥、鳞片状皮炎、红色皮疹等，此外伴有食欲减退、恶心、呕吐、精神沮丧、疲乏等。生物素的毒性很低，至今尚未见毒性反应的报道。

3. 食物来源和供给量　生物素广泛存在于天然食物中，但与其他大部分水溶性维生素相比含量较低。生物素含量相对丰富的食物有谷类、坚果、蛋黄、酵母、动物内脏、豆类和某些蔬菜。

我国居民生物素参考摄入量见表 27。

表 27　中国居民膳食生物素参考摄入量　　　　单位：μg/d

人群	AI	人群	AI
0 ~ 0.4 岁	5	11 ~ 13 岁	35
0.5 ~ 0.9 岁	9	14 ~ 17 岁	40
1 ~ 3 岁	17	≥18 岁	40
4 ~ 6 岁	20	孕妇	+ 0
7 ~ 10 岁	25	乳母	+ 10

十三、维生素 C

1. 维生素 C 的生理功能

（1）抗氧化作用。

（2）预防贫血。铁是红细胞内血红蛋白的组成成分。维生素 C 的还原剂作用使亚铁保持还原状态，促进食物中的非血红素铁的吸收、转移和在体内储存。在维生素 C 的作用下，叶酸转变成易于被吸收的还原型叶酸。

（3）参与羟化反应。羟化反应是体内许多重要物质合成或分解的必要步骤，如胶原和神经递质等合成，各种有机药物或毒物的转化等，都需要通过羟化作用才能完成。在羟化过程中，维生素 C 必须参与。

胶原蛋白合成时，其多肽链中的脯氨酸及赖氨酸等残基必须先在羟化酶的催化下发生羟化，维生素 C 是这些羟化酶维持活性所必需的辅助因素之一。当维生素 C 缺乏时，胶原蛋白合成障碍，导致创伤愈合延缓，毛细血管壁脆性增加，从而导致出血。

（4）维生素 C 可以恢复肝微粒体酶系统的活性，使一些脂溶性药物成为极性化合物后，易于从胆汁及尿中排出解毒。维生素 C 影响组胺的分解代谢，有去组胺的作用。维生素 C 可防止联苯胺、胺及亚硝盐酸的致癌作用，维生素 C 可与胺竞争，与亚硝酸盐作用，因而能阻止亚硝胺的产生。

（5）补充维生素 C 具有预防慢性非传染性疾病的作用。维生素 C 可对心血管系统具有保护作用，可降低患心血管疾病的风险和预防其他相关疾病。一定的血浆维生素 C 水平有益于预防冠心病、脑卒中、癌症以及其他原因的死亡风险。

2. 维生素 C 缺乏与过量 膳食摄入减少或机体需要增加而得不到及时补充时，可使体内维生素 C 储存减少。若体内贮存量低于 300mg，将出现缺乏症状。维生素 C 缺乏时主要引起维生素 C 缺乏病（坏血病），表现为食欲不振、疲乏无力、精神烦躁；牙龈疼痛红肿、出血，严重者牙龈溃烂、牙齿松动，甚至脱落；皮肤干燥，皮肤瘀点、瘀斑，甚至皮下大片青肿；下肢骨膜下出血、腿肿、疼痛、眼结膜出血；免疫功能低下，易患各种感染性疾病。

过多摄入维生素 C 可能会促进肾结石的形成，引起肠胃不适（腹泻、腹胀，高尿酸尿症）、抗凝血剂受干扰、红细胞破坏。当维生素 C 摄入量超过 1g 时，尿酸排出量明显增加。

3. 食物来源和供给量 人类和其他灵长类动物及豚鼠体内不能合成维生素 C，因此，人体所需要的维生素 C 要靠食物提供。维生素 C 的主要食物来源是新鲜蔬菜与水果。蔬菜中，辣椒、茼蒿、苦瓜、白菜、豆角、菠菜、土豆、韭菜等含量丰富；水果中，酸枣、红枣、草莓、柑橘、柠檬等含量最多。如能经常摄入丰富的新鲜蔬菜和水果，并合理烹调，一般能满足人体需要。

我国居民膳食维生素 C 参考摄入量见表 28。

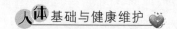

表 28　中国居民膳食维生素 C 参考摄入量　　　单位：mg/d

人群	EAR	RNI	PI - NCD	UL
0 ~ 0.4 岁	—	40 (AI)	—	—
0.5 ~ 0.9 岁	—	40 (AI)	—	—
1 ~ 3 岁	35	40	—	400
4 ~ 6 岁	40	50	—	600
7 ~ 10 岁	55	65	—	1000
11 ~ 13 岁	75	90	—	1400
14 ~ 17 岁	85	100	—	1800
≥18 岁	85	100	200	2000
孕妇(早)	+ 0	+ 0	200	2000
孕妇(中)	+ 10	+ 15	200	2000
孕妇(晚)	+ 10	+ 15	200	2000
乳母	+ 40	+ 50	200	2000

PI - NCD：预防非传染性慢性病摄入量。

第七节　矿物质

一、钙

钙是人体必需的常量元素，占人体总质量的 1.5% ~ 2% 。其中 99% 存在于骨骼和牙齿中，剩余的约 1% 以游离态存在于软组织、细胞外液及血液中，这部分钙统称为混溶钙池，并与骨骼中的钙保持动态平衡。

1. 钙的生理功能　钙以羟基磷灰石的形式构成骨骼和牙齿，是其主要构成成分。1% 的钙可以降低毛细血管和细胞膜的通透性，防止渗出，控制炎症和水肿；可刺激多种酶包括 ATP 酶、琥珀酸脱氢酶、脂肪酶和蛋白分解酶等；正常的神经脉冲传导需钙的参与，肌肉的收缩舒张与钙有关；钙对心肌有特殊影响，钙与钾相拮抗利于心肌收缩，维持心跳节律；在凝血酶原转变为凝血酶时，钙起催化剂的作用，然后凝血酶将纤维蛋白原聚合为纤维蛋白造成血的凝固。

总之，钙是血液凝结、心脏和肌肉收缩与弛缓、神经兴奋与传递、细胞膜通透性维持、多种酶激活及体内酸碱平衡等不可缺少的物质。

2. 钙缺乏与过量 人体长期缺钙就会导致骨骼、牙齿发育不良，血凝不正常，甲状腺机能减退。儿童缺钙会出现佝偻病，中老年人缺乏易发生骨质疏松症。膳食中长期缺钙、磷、维生素 D 引起成人佝偻病，50 岁上老人，特别是绝经期后妇女由于体内激素代谢失调或成年早期长期低钙膳食引起骨质疏松症。血清钙的异常下降可导致手足抽搐症。目前尚没有摄入钙引起中毒的报道，但过量摄入钙，可增加肾结石的危险性，影响铁、锌、镁等一些必需元素的吸收利用。

3. 食物来源和供给量 奶和奶制品是钙的良好来源，鱼和鱼制品、虾皮、豆类、绿色蔬菜也是钙的较好来源（表 29）。而谷类、动物性食物中含钙则较少。

表 29　常见食物中的含钙量　　　　　　　　单位：mg/100g

食物名称	钙含量	食物名称	钙含量
牛奶	104	豆腐	164
奶酪	799	花生仁（炒）	284
虾皮	991	油菜	108
蛋黄	112	小白菜	159
大豆	191	土豆	149

中国居民膳食钙参考摄入量见表 30。

表 30　中国居民膳食钙参考摄入量　　　　　单位：mg/d

人群	EAR	RNI	UL
0～0.4 岁	—	200（AI）	1000
0.5～0.9 岁	—	250（AI）	1500
1～3 岁	500	600	1500
4～6 岁	650	800	2000
7～10 岁	800	1000	2000

续表

人群	EAR	RNI	UL
11 ~ 13 岁	1000	1200	2000
14 ~ 17 岁	800	1000	2000
18 ~ 49 岁	650	800	2000
≥50 岁	800	1000	2000
孕妇(早)	+ 0	+ 0	2000
孕妇(中)	+ 160	+ 200	2000
孕妇(晚)	+ 160	+ 200	2000
乳母	+ 160	+ 200	2000

二、磷

磷亦是人体必需的元素之一,约占人体重的 1% 。有 80% ~ 90% 的磷与钙一起构成骨骼和牙齿,其余的以磷脂、磷蛋白及磷酸盐的形式存在于细胞和血液中。摄入的磷约 70% 可被人体吸收,磷在小肠中被吸收以后随血液循环到达全身。

1. 磷的生理功能 磷是人体骨骼、牙齿、细胞核蛋白及许多酶的重要组分,是体内软组织结构的重要成分,磷作为核酸、磷脂及辅酶的组成成分参与非常重要的代谢过程,参与糖类和脂肪的吸收与代谢,参与体内的能量转化,以高能磷酸键的形式储存能量,参与构成 ATP 等供能储能物质,在能量产生、传递过程中起非常重要的作用;B 族维生素只有经过磷酸化才具活性,发挥辅酶作用;磷酸盐组成缓冲系统,参与维持体液渗透压和酸碱平衡。

2. 食物来源和供给量 磷在食物中分布很广,动物、植物细胞中都含有丰富的磷。磷多含于奶制品、蛋类、肉类、内脏、鱼、禽、核桃、谷物、海带、紫菜中。但粮谷类食物中的磷是植酸磷,不经过加工处理的话,吸收利用率低。

中国居民膳食磷参考摄入量见表 31。

表 31 中国居民膳食磷参考摄入量 单位：mg/d

人群	EAR	RNI	UL
0 ~ 0.4 岁	—	100（AI）	—
0.5 ~ 0.9 岁	—	180（AI）	—
1 ~ 3 岁	250	300	—
4 ~ 6 岁	290	350	—
7 ~ 10 岁	400	470	—
11 ~ 13 岁	540	640	—
14 ~ 17 岁	590	710	—
18 ~ 64 岁	600	720	3500
65 ~ 79 岁	590	700	3000
≥80 岁	560	670	3000
孕妇	+ 0	+ 0	3500
乳母	+ 0	+ 0	3500

三、镁

1. 镁的生理功能 镁和钙、磷共同构成骨骼和牙齿。镁是体内许多酶系统的激活剂，是高能磷酸键转移酶的重要激活剂，能提高体内多种酶的活性，充分发挥各种激素的生理功能；是糖、蛋白质等物质代谢的必需元素；是钙离子兴奋作用的拮抗剂；对心血管系统有很好的保护作用。由于镁的重要生理功效，尽管它不易缺乏，但我国仍将它列为需要补充的矿物质元素，尤其是酒精中毒患者、恶性营养不良患者以及镁吸收障碍者需要补充。

2. 镁缺乏与过量 人体摄入的镁 30% ~ 50% 在小肠内吸收。镁的吸收率受膳食中镁的含量影响，摄入多时则吸收率低。膳食中氨基酸、乳糖等可促进镁的吸收，而草酸、植酸和消化不完全的脂肪干扰镁的吸收。镁主要随尿排出，肾脏在维持血浆内镁、保持体内镁的稳定方面起到关键性作用。血清中的镁水平高时，肾小管重吸收减少；而血清中镁水平降低时，肾小管的重吸收增加。甲状腺参与镁的调节。

镁缺乏，将会导致神经紧张，情绪不稳定，肌肉活力、耐力下降，影响运动能力，导致低血钙症，重者出现惊厥、心脏病等。

3. 食物来源和供给量　人体每天需要镁的量是 2.5 ~ 5.0mg。镁普遍存在于食物中，绿叶蔬菜中含丰富的镁，其次是粗粮、坚果。肉类、淀粉类食物及牛奶中的镁含量较低。除了食物之外，从饮水中也可以获得少量镁。

四、钾

钾是人体细胞内的主要阳离子，细胞内钾的浓度为 140mmol/L，细胞外液中钾的浓度范围相当窄，一般维持在 3.5 ~ 5.5mmol/L。钾在体内的总量接近 3000 ~ 4000mmol。

1. 钾的生理功能　机体中大量的生物学过程，都不同程度地受到血浆钾浓度的影响。钾可以调节细胞的渗透压，维持正常的神经兴奋性和心肌运动，参与细胞内糖和蛋白质代谢，调节体液酸碱平衡等。人体细胞缺钾，可造成老年人肌肉萎缩。钾协同钙和镁维持心脏正常功能，维持心肌的自律性、传导性和兴奋性；钾参与糖原和三磷酸腺苷合成；钾与钠相互作用、互相制约以维持细胞内外适宜的渗透压及体内酸碱平衡；钾在肌肉收缩的控制和维持正常血压方面都具有重要作用。

2. 钾缺乏与过量　对任何非自然膳食方式的补钾，都必须慎重，因为高血钾会造成心力衰竭，甚至死亡。摄入量高于 8g/d，将发生高血钾症。

人体摄入的钾 90% 以上都可以通过胃肠道吸收，即使摄入量很高时，血浆钾的浓度仍保持稳定。钾平衡是通过肾脏维持的，正常情况下钾全部经肾脏排泄。由肾小球滤过的钾在肾小管近端几乎全部被重吸收，而在肾小管远端排泄钾，肾衰竭会引起钾的大量积存。

3. 食物来源　大部分食物都含有钾，但豆类、蔬菜和水果是钾最好的来源。每 100g 食物含钾量高于 800mg 以上的食物有黄豆、蚕豆、赤小豆、豌豆、冬菇、黄豆、竹笋、紫菜等。

五、钠

1. 钠的生理功能　钠是细胞外液中带正电的主要离子，有助于维持水、酸碱平衡，调节细胞的渗透压平衡。在人体内，钠在水分代谢方面起重要作用，对糖类的吸收代谢有特殊作用，与肌肉收缩及神经功能也相关。

2. 钠缺乏与过量 钠摄入量过多、尿中 Na/K 比值增高，是高血压的重要危险因素之一，生命早期钠的摄入对成年后血压也有影响。高钠摄入还与心血管疾病的危险相关。长期摄入较高量的食盐，有可能增加胃癌发生的危险性。

钠在小肠上部几乎被全部吸收，主要由尿排泄。当钠摄入不足或有额外丢失时，肾脏对钠的重吸收增加，尿钠排出量迅速减少。

3. 食物来源 钠普遍存在于各种食物中，但人体中钠的主要来源是食盐、酱油、盐制品、酱咸菜、牛奶、鱼类、乳酸等。

六、硫

硫是蛋白质的重要组成成分，只要蛋白质的摄入量足够，就有足够的硫。硫参与构成各种蛋白质、酶类、肽（谷胱甘肽）和激素，通过同型半胱氨酸、牛磺酸等含硫化合物发挥各种生理功能。含硫氨基酸是硫的主要膳食来源。

七、铁

铁是人体内含量最多的必需微量元素，在体内发挥着重要的生理功能。

1. 铁的生理功能 铁是血红蛋白、肌红蛋白、细胞色素和某些代谢酶的组成成分，参与红细胞对氧的转运和交换，对机体能量代谢有着非常重要的意义。能催化胡萝卜素转化为维生素 A，还参与胶原合成和抗体产生。

2. 铁缺乏与过量 长时间铁缺乏，可引起缺铁性贫血，表现为食欲减退，疲乏无力、头晕，记忆力减退。易患人群主要是婴幼儿、青少年、育龄妇女（尤其是孕妇、乳母）、老年人。婴儿时期缺铁时对以后的发育和健康产生长久的不良影响。

出现下列情况时，可出现铁过量：摄食过量的含铁食物或胃肠外输入过多的铁；病理性铁过量，如包括遗传性血色素沉着症、胃肠道铁吸收调控受损以及因血液疾病需要反复输血或严重贫血刺激铁吸收而造成过量铁的积累。铁过载与肝病、2 型糖尿病、心脑血管疾病、直肠癌、乳腺癌等的发病率较高有关。

3. 食物来源和供给量 铁在食物中的存在形式有非血红素铁和血红素铁。一般植物性食物中的铁主要以非血色素铁的三价铁的形式存在,吸收率低,约为3%。动物性食品(肉、鱼和禽类)主要含血红素铁(约为一半),其吸收率较高,可达25%。很多因素会影响铁的吸收,如可溶性、有机酸、蛋白质、果糖、山梨醇、维生素C能促进铁的吸收;食物中的植酸根或磷酸根、磷过高,钙太低或缺乏维生素A、维生素C会降低铁的吸收率。动物内脏、血,大豆,黑木耳,芝麻,瘦肉,蛋黄,干果等含铁较丰富;奶及奶制品、蔬菜和水果一般含量较少。部分食物中铁的含量见表32。

表32 部分常见食物中的铁含量　　　　单位:mg/100g

食物名称	含铁量	食物名称	含铁量
猪肝	25.0	黑木耳(水发)	5.5
猪血	8.7	黑芝麻	22.7
羊肉(瘦)	3.9	大豆	8.2
鸡蛋黄	6.5	大米	2.3
黑木耳	97.4	芹菜	1.2

中国居民膳食铁参考摄入量见表33。

表33 中国居民膳食铁参考摄入量　　　　单位:mg/d

人群	EAR		RNI		UL
	男	女	男	女	
0~0.4岁		—	0.3(AI)		—
0.5~0.9岁	7		10		—
1~3岁	6		9		25
4~6岁	7		10		30
7~10岁	10		13		35
11~13岁	11	14	15	18	40

续表

人群	EAR		RNI		UL
	男	女	男	女	
14～17岁	12	14	16	18	40
18～49岁	9	15	12	20	42
≥50岁	9	9	12	12	42
孕妇(早)	—	+0	—	+0	42
孕妇(中)	—	+4	—	+4	42
孕妇(晚)	—	+7	—	+9	42
乳母	—	+3	—	+4	42

八、碘

1. 碘的生理功能 碘是人体必需的微量元素,是合成甲状腺激素的主要原料。

甲状腺激素能促进能量代谢,使糖、脂肪的氧化加强。碘可促进生长发育,是胎儿神经发育的必需物质。

2. 碘缺乏与过量 缺碘影响甲状腺激素分泌,甲状腺功能减退,表现为甲状腺肿。孕妇缺碘,可引起流产、死胎、先天畸形,或导致胎儿出生后"呆小症";儿童轻度缺碘就可造成智商低下;青少年、成人缺碘,表现为甲状腺肿大。碘摄入过多,也会引起甲状腺肿,称为高碘甲状腺肿。

3. 食物来源和供给量 含碘最丰富的食物为海产品,如海带、紫菜、发菜、海鱼、虾、干贝、海参等含碘量丰富;蛋、奶、肉类、淡水鱼等次之;水果和蔬菜含碘量甚微(表34)。预防地方性甲状腺肿可经常食用含碘高的食物。无条件经常食用海产品的内陆山区可采用加碘食盐(氯化钠:碘化钾=10:1),摄取食盐10g/d,可获碘化钾100μg,相当于75μg碘。中国居民膳食碘参考摄入量见表35。

表34 常见食物中的碘含量　　　　　单位：μg/100g

食物名称	含碘量	食物名称	含碘量
紫菜	4323.0	羊肉	7.7
干海带	36240.0	鸡肉	18.0
鲜海带	113.9	猪肝	10.7
虾皮	264.5	鸡蛋	27.2

表35 中国居民膳食碘参考摄入量　　　　　单位：μg/d

人群	EAR	RNI	UL	人群	EAR	RNI	UL
0～0.4岁	—	85(AI)	—	11～13岁	75	110	400
0.5～0.9岁	—	115(AI)	—	14～17岁	85	120	500
1～3岁	65	90	—	≥18岁	85	120	600
4～6岁	65	90	200	孕妇	+75	+110	600
7～10岁	65	90	300	乳母	+85	+120	600

九、锌

锌为维持机体正常生长、认知行为、创伤愈合、味觉和免疫调节及200余种金属酶发挥功能所必需的一种微量元素。锌存在于人体所有组织器官中，如皮肤、骨骼、内脏、前列腺、生殖腺和眼的含量都很丰富。锌主要在小肠被吸收，进入小肠黏膜后，与血浆中的白蛋白或运铁蛋白结合，随血流进入门脉循环，分布于各器官组织。肉类和海产品中锌的吸收率远远高于植物性食物。过多的膳食纤维或是食品中大量钙存在时都可影响人体对锌的吸收。在正常情况下，约90%的锌由粪便排出，10%由尿排出，还有少量由皮肤、头发和汗液排出。

锌是人体很多金属酶的组成成分或酶激活剂，在组织呼吸和物质代谢中起重要作用；锌能促进机体生长发育，并能加速创伤组织愈合；锌与免疫功能有关；锌与味觉和食欲、第二性征发育、性功能有关；锌参与胰岛素合成及功能发挥，并影响肾上腺皮质激素；锌还具能使细胞膜或机体膜稳定化的重要作用。锌与心血管疾病和癌症都有一定关系。孕妇缺锌，胎儿可发生中枢神经系统先天性畸形。

锌的急性中毒表现为恶心、呕吐、上腹疼痛、腹泻等；慢性中毒表现为食欲不振、贫血、免疫功能下降等。

锌的食物来源：贝壳类海产品、动物内脏、瘦肉、干果类、花生等含锌较为丰富；动物脂肪、植物油、水果、蔬菜、奶等含锌较少。表36列出了部分食物中锌的含量。

表36 常见食物中的锌含量 单位：mg/100g

食物名称	含锌量	食物名称	含锌量
干贝	47.05	猪肝	5.78
蛤蜊	1.64 ~ 5.13	蛋黄	3.10
鱿鱼(水浸)	1.36	松子	9.02
羊肉(瘦)	6.06	花生仁	2.82
牛肉(瘦)	3.71	标准粉	1.64

中国居民膳食锌参考摄入量见表37。

表37 中国居民膳食锌参考摄入量 单位：mg/d

人群	EAR		RNI		UL
	男	女	男	女	
0 ~ 0.4 岁	—		2.0(AI)		—
0.5 ~ 0.9 岁	2.8		3.5		—
1 ~ 3 岁	3.2		4.0		8
4 ~ 6 岁	4.6		5.5		12
7 ~ 10 岁	5.9		7.0		19
11 ~ 13 岁	8.2	7.6	10.0	9.0	28
14 ~ 17 岁	9.7	6.9	11.5	8.5	35
≥18 岁	10.4	6.1	12.5	7.5	40
孕妇	—	+1.7	—	+2.0	40
乳母	—	+3.8	—	+4.5	40

十、硒

硒是人体必需的微量元素。体重 70kg 的成年男子体内含硒 14 ~ 21mg，硒广泛分布于所有组织和器官中，指甲最多，其次为肝和肾，肌肉和血液中含硒量约为肝的 1/2 或肾的 1/4。

硒主要在小肠内被吸收，无机硒与有机硒都易于被吸收。人体对食物中硒的吸收率为 60% ~ 80%。代谢后大部分经肾脏由尿排出。随粪排出的硒绝大多数为未被吸收的硒，只有少量随胆汁、胰液、肠液一起分泌到肠内。此外，硒还可从汗液排出；当硒摄入量较高时，还可通过肺部由呼吸排出。即食入的硒被肠吸收 3 小时后入血，通过肠道和肾脏排出，尿中排出量为摄入量的 20% ~ 50%，皮肤也可排出微量。尿硒是判断人体是否缺硒的良好指标。

硒是谷胱甘肽过氧化物酶的重要组成成分，是使酶保持催化活性的必需成分，是一种强抗氧化剂，能保护细胞膜，与维生素 E 协同作用保护细胞免受过氧化作用的损伤；参加辅酶 A、辅酶 Q 的合成，在机体代谢、电子传递中起重要作用。硒能调节维生素 A、维生素 C、维生素 E、维生素 K 的吸收与消耗，能保护组织不受有毒物质（砷、汞、镉等）的损害，对某些化学致癌物有拮抗作用，可提高血中抗体含量，起免疫佐剂的作用。

食物中硒含量有地区性差异，缺硒地区食管癌、直肠癌和胃癌死亡率高。克山病（症状有心脏扩大、心功能失常、心律失常等）、儿童恶性营养不良、婴儿急性猝死都可能与缺硒有关。过细加工的食物也损失比较多的硒。用亚硒酸钠防治克山病，有良好效果。

人体每日需要硒 0.05 ~ 0.2mg。硒多含于肉类（猪肾、羊肉等）、动物内脏、海产品、鱼、蛋、牛奶、茶叶和谷物中。硒的生物活性形式为含硒酶和蛋白，谷物含硒量由该地区土壤而定。

十一、铜

人体各器官均含有铜，以肝、脑、心、肾较多，肝是铜储存的仓库，可以调节血中的含铜量。成人体内铜的总含量为 50 ~ 120mg。其中 50% ~ 70% 存在于肌肉和骨骼、20% 在肝、5% ~ 10% 在血液中。组织中以肝、肾、心、脑和头发含量较高。

铜是人体许多金属酶的组成成分，它们都是氧化酶，在生物氧化过程和代谢过程中有重要作用。铜能促进铁的吸收，缺铜时血红蛋白合成减少，可导致贫血。长期缺铜可导致心血管损伤和胆固醇异常，是诱发冠心病的危险因素；缺铜会影响免疫细胞生成，降低免疫力。铜离子是人体内30多种酶的活性催化剂，对中枢神经功能有重要调节作用，缺乏可导致失眠。

铜广泛存在于各食物中，谷类、豆类、坚果、贝类、动物肝肾等都是含铜丰富的食物。通常成人每天可从膳食中得到2.5~5.0mg铜，其吸收率变化较大，可从25%至70%。铜的吸收受膳食中其他成分影响较大，如锌、铁、钼、硫等比例不当会影响铜吸收，维生素C虽然可促进非血红素铁的吸收，但又有降低铜吸收而影响铁利用的矛盾。

正常情况下，每日排出1.0~3.5mg铜，主要由粪便排出，少量由尿和汗排出。含铜丰富的食物有肝脏、西红柿、青豌豆、土豆、菠菜等。

十二、铬

人体内含铬量约6mg。人体组织的铬含量随年龄的增长而降低，没有特别富集铬的组织。

三价铬是胰岛素正常工作不可缺少的元素，可参与人体能量代谢并维持人体正常的血糖水平。铬能降低血中的胆固醇，并能增加高密度脂蛋白的含量。缺铬易导致动脉粥样硬化和血糖升高，还是青少年近视的重要原因。六价铬及其化合物有毒、有致癌作用，不能为人体所利用。

全谷类食品、豆类、肉和乳制品是铬的最好来源。啤酒酵母、肝、红糖含铬丰富。谷类经精加工后铬含量大大减少。铬的吸收受膳食中铬量和其他成分影响，如锌、铁、钒、植酸盐等会抑制铬吸收。健康成人每天由尿排出2~20μg铬，少量由粪便排出，只有微量通过皮肤丢失。

中国营养学会提出每日膳食中铬的适宜摄入量成年人为30μg/d。含铬高的食物有酵母、肝脏、牛肉、谷物、乳酪、蛋类等。

十三、钼

钼广泛存在于动植物组织中，是黄嘌呤氧化酶、亚硫酸盐氧化酶和醛氧化酶的必需组分，是人及动物必需的微量元素。人体内钼分布于各个组织和体液中，其中肝、肾、骨、牙釉质和皮肤中含量最高。中国营养学会提出每日膳食中钼的推荐摄入量成年人为 $100\mu g/d$。钼广泛存在于各种食物中，干豆和谷类以及坚果是钼的良好来源，蔬菜、水果和海产品中含量一般较低，动物肝脏、肾中含量最丰富。

十四、钴

钴是维生素 B_{12} 的重要组成成分，通过维生素 B_{12} 发挥生理功能。食物中钴含量较高者（$20\mu g/100g$）有甜菜、卷心菜、洋葱、萝卜、菠菜、西红柿、无花果、荞麦和薯类等。目前国内外尚未有关于钴的膳食营养参考摄入量的报道。

十五、锰

锰在人体中含量甚微，成年人体内锰的总量为 $10\sim20mg$，分布在身体的骨骼、脑、肝脏、肾脏、胰腺等组织中，其中大脑等能量需求高的组织和视网膜及黝黑皮肤等色素含量高的组织中锰含量较高。

锰在人体内参与骨形成，在氨基酸、胆固醇和碳水化合物代谢，维持脑功能以及神经递质的合成与代谢等诸多方面发挥重要作用。锰在体内主要作为锰金属酶或锰激活酶发挥生理作用。锰金属酶中有保护线粒体膜的锰超氧化物歧化酶（Mn－SOD），负责尿素合成的精氨酸酶，参与糖原异生作用的丙酮酸羧化酶等。迄今为止尚未发现人类有明确的锰缺乏病，FAO/IAEA/WHO 联合专家委员会将锰列为"可能必需的微量元素"。

各类食物中普遍含有锰，干果类、谷类、豆类制品等食物的锰含量较为丰富。糙米、米糠、麦芽、麦麸、核桃、河蚌，以及茶叶和咖啡中锰含量丰富，坚果、花生、干豆类食物也是锰的良好来源。正常膳食条件下不会发生锰缺乏。

中国营养学会提出每日膳食中锰的适宜摄入量成年人为 $4.5mg/d$。

十六、氟

氟在人体内的含量为 2~3g。膳食和水中氟的吸收率很高，所吸收的氟有 50% 沉积在骨骼和牙齿等钙化组织中。氟主要由尿排出。

各种食物中氟含量因产地而异。一般来说，海产品和茶叶中含氟量较高。长期饮用高氟浓茶是我国某些地区氟中毒的主要原因。中国营养学会提出每日膳食中氟的适宜摄入量成年人为 1.5mg/d。

十七、硅

硅是组成地壳的最重要的元素之一，自然界硅的主要形式是二氧化硅和硅酸盐。

人体内硅主要集中于骨骼、肺、淋巴结、胰腺、肾上腺、指甲、头发之中，在主动脉、气管、肌腱、骨骼、皮肤等组织中含量最高。硅是胶原、弹力纤维和细胞外无定形物质的主要成分，也存在于各种酶中。硅与维持机体的正常生长和骨骼的形成有关，是构成骨细胞的主要成分之一，参与骨骼的钙化过程。骨质疏松、指甲脆弱、肺部疾患、生长缓慢的患者体内的硅比正常人低 50% 左右。硅与冠心病的关系也十分密切，硅有抗动脉粥样硬化的作用。膳食硅摄入量一般在 14~62mg/d。目前国内外尚未明确硅的膳食营养参考摄入量。

第十一章　不同人群的均衡营养与合理膳食

处于不同生理条件的人群，由于身体机能不同，其对营养素的需求不尽相同。人的一生中主要有婴幼儿、学龄前、学龄、青少年、老年等几个特殊的生理阶段。

第一节　孕妇的营养需要与合理膳食

妊娠是一个复杂的生理过程，孕妇在妊娠期间需进行一系列生理调整，以适应胎儿在体内的生长发育和自身的生理变化。妊娠分为三期，每3个月为一期。怀孕的前3个月为第一期，是胚胎发育的初期，此时孕妇体重增长较慢，故所需营养与非孕时近似。至第二期即第4个月起体重增长迅速，母体开始贮存脂肪及部分蛋白质，此时胎儿、胎盘、羊水、子宫、乳房、血容量等都迅速增长。第二期体重增加4～5kg，第三期约增加5kg，总体重增加约12kg。

一、孕妇的生理特点

1. 内分泌　人绒毛膜促性激素刺激母体黄体分泌黄体酮，通过降低淋巴细胞的活力，防止母体对胎儿的排斥反应，达到安胎效果。人绒毛膜生长素可降低母体对葡萄糖的利用并将葡萄糖转给胎儿；促进脂肪分解，使血中游离脂肪酸增多，促进蛋白质和 DNA 的合成。雌激素能促进前列腺素的产生而增加子宫和胎盘之间的血流量，并可促进母体乳房发育。黄体酮可维持子宫内膜和蜕膜及乳腺小叶的发育，抑制淋巴细胞活力和乳腺在孕期分泌。

2. 子宫与胎盘　子宫增大。子宫的重量由未孕时的50g增加到足月妊娠时的1000g；随着孕周增加，胎盘亦增厚，通常在孕11周至14

周，胎盘厚度为 1.0 ~ 1.5cm，孕 34 周到分娩前，胎盘厚度为 3.5 ~ 4.0cm。随着胎盘生长，胎盘血流也增加。体积由未孕时的 7cm × 5cm × 3cm 增至 35cm × 25cm × 22cm；容量也扩大至 4000 ~ 5000mL，比未孕时增加 1000 倍。随着子宫的增长，子宫内的血管也增多，子宫内的血流量比平时增加 4 ~ 6 倍。

3. 乳腺 孕期乳腺可增大 2 ~ 3 倍，为泌乳做准备。

4. 血容量及血液成分 从第 6 周开始血容量增加，比妊娠前增加 35% ~ 40%，约为 1500mL。血浆容积增加较多，为 45% ~ 50%，红细胞增加较少，为 15% ~ 20%，出现相对贫血，即生理性贫血。白细胞从妊娠 7 周开始升高，妊娠 30 周达顶峰，主要是中性粒细胞增多。血浆总白蛋白由于血液稀释，呈现下降，主要是白蛋白下降。

除血脂及维生素 E 外，几乎血浆所有营养素降低。胎盘起着屏障的作用，脂溶性维生素只能部分通过胎盘，因此孕妇血中其含量较高。

5. 肾脏 肾脏负担加重，肾小球滤过率和肾血浆流量均增加，并保持较高水平，但重吸收能力又没有相应增加，结果导致尿中葡萄糖、氨基酸、水溶性维生素的排出量增加。

6. 消化系统 牙龈肥厚；胃肠平滑肌张力下降、贲门括约肌松弛、消化液分泌量减少，胃排空时间延长，易出现恶心、消化不良、呕吐、反酸等妊娠反应，但对某些营养素的吸收却增强，尤其是在妊娠的后半期。

7. 体重 妊娠期母体的体重增加 11.0 ~ 12.5kg（约 7kg 水分，3kg 脂肪，1kg 蛋白质），妊娠早期增重较少，妊娠中期和妊娠晚期增重每周 350 ~ 400g。妊娠期体重增长包括两部分：一是妊娠的产物，如胎儿、羊水和胎盘；二是母体组织的增长，如血液和细胞外液增加、子宫和乳腺增大及脂肪组织贮存。

8. 新陈代谢 妊娠第 4 个月起，胎儿生长迅速，母体的代谢也相应加快。基础代谢增加 15% ~ 20%；母体对胰岛素的需求量增加，可能导致妊娠期糖尿病；蛋白质代谢呈正氮平衡，以供胎儿、子宫、乳腺生长；脂肪吸收增加，为哺乳、分娩做准备。

二、孕妇的心理特点

妊娠最初的 3 个月孕妇的心理波动往往是随着妊娠反应而出现的。常见的妊娠反应有恶心、呕吐、食欲缺乏，甚至整夜失眠，于是孕妇会感到抑郁和烦恼。也有的孕妇期待新生命的到来而感觉非常兴奋。

妊娠中期的 3 个月随着妊娠的继续进展，尤其是胎动的出现，孕妇确确实实地感觉到生命的存在。所以说，妊娠中期这 3 个月是孕妇心理上的黄金时期。

在妊娠的最后 3 个月中，孕妇身体出现种种不适，她们开始为分娩和胎儿是否健康而担心，常感到压抑和焦虑。随着预产期的迫近，她迫不及待地盼望着孩子早点出生，以解除负担。这种焦急不安，在一定程度上缓解了孕妇对分娩的惧怕心理。

三、孕妇的营养需要

1. 能量 妊娠 4 个月以后，一般每天应增补能量 200kcal。能量摄入过多可能导致新生儿超重，过少可能导致低体重新生儿。

2. 蛋白质 妊娠 4~6 个月时增加补充蛋白质 15g/d；7~9 个月时增加补充蛋白质 20g/d。极轻体力劳动孕妇，在妊娠早期每天应摄入 80g，后期每天应摄入 90g 蛋白质，必须保证有 1/3 的蛋白质是优质蛋白质。

3. 脂类 妊娠期需要增加脂肪的摄入量，但是不要过多，脂肪的热能占总热能的 25%~30% 较为适宜。

4. 维生素和矿物质 孕妇的营养素供给量是在正常生理条件下的供给量加上孕期的额外需要量而得出的，包括由于妊娠内分泌改变，引起营养素的消耗量增加；母体营养素向婴儿的转移，或婴儿生长的需要引起的增加以及分娩过程造成的营养素丢失。

（1）钙：胎儿生长需要的钙从母体得到，妊娠 3~4 个月时乳牙开始钙化；出生 3~4 个月时恒牙开始钙化（钙的来源很可能是母乳），使母体每月丢失 30g 钙（超过平时的 40%~50%），因此乳母和孕妇都需要补充钙、磷、维生素 D。在妊娠的前半期活性维生素 D 增加，母体的钙吸收增加，贮存在母体，直到怀孕的后期。母体维生素 D 不足，可引起胎儿缺钙，导致其骨骼和牙齿发育不良，对环境的适应能力降低等。

(2)铁：母体铁的需要量增加总量约为1000mg，其中350mg满足胎儿和胎盘生长发育的需要，450mg满足妊娠期红细胞增加的需要，其余部分补充分娩时的丢失。目前认为怀孕早期缺铁与早产、低出生体重有关，缺铁性贫血与孕妇体重增长不足有关。因为铁的吸收率低，建议孕期的膳食铁供应量应该提高到每日25～30mg。有人认为怀孕中、末期应该每日补充30mg，相当于补充150mg硫酸亚铁或100mg富马酸亚铁。

(3)锌：锌对孕早期胎儿的器官形成极为重要，锌还对人的分娩过程起着极为重要的作用。孕妇要多进食一些含锌丰富的食物。建议每日锌的摄入量由非怀孕的15mg增加到20mg，以满足胎儿生长发育的需要。

(4)碘：在妊娠的前3个月，通过纠正母亲的碘缺乏，可以预防胎儿的甲状腺功能低下和由此引起的智力发育迟缓、生长发育迟缓，即"呆小症"。孕妇碘的每日推荐供给量为175μg，可通过多食用含碘高的食物来补充，如海带、紫菜等。

(5)叶酸：叶酸参与胸腺嘧啶核苷酸的合成以及一些氨基酸的互相转化，对于合成许多重要物质(RNA、DNA)和蛋白质起重要作用。叶酸缺乏可以导致流产、早产、死产、高危妊娠、产后出血，以及先天性神经管畸形。由于畸形发生在怀孕28天内，即神经管形成的闭合期，此时多数孕妇未意识到怀孕，因此补充叶酸应该在怀孕前1个月到怀孕后3个月。叶酸的每日推荐摄入量为400μg。孕期叶酸缺乏尚可引起胎盘早剥以及新生儿低出生体重。

(6)维生素A：足量的维生素A有利于胎体的正常生长发育和维持自身的健康。维生素A缺乏可能与早产、发育迟缓以及低出生体重有关。维生素A过量可引起中毒，还有导致先天畸形的可能。所以，如果选择保健品补充维生素A时，应严格控制总量。

(7)维生素D：妊娠期妇女缺乏维生素D可导致胎儿骨骼和牙齿发育不良，并可导致新生儿手足抽搐和低钙血症及母体骨质软化的发生。但是，维生素D摄入过多可引起中毒。

(8)其他维生素和矿物质：妊娠期足够的维生素和矿物质可以保证

胎儿的正常发育和生长，但也不是越多越好，切不可滥补。

四、孕妇的膳食指南

1. 调整孕前体重至正常范围，保证孕期体重适宜增长。
2. 常吃含铁丰富的食物，选用碘盐，合理补充叶酸和维生素 D。
3. 孕吐严重者，可少量多餐，保证摄入含必需量碳水化合物的食物。
4. 孕中晚期适量增加奶、鱼、蛋、瘦肉的摄入。
5. 经常进行户外活动，禁烟酒。

五、孕妇建议每日供给食物

1. 妊娠早期　妊娠 6 周左右出现早孕反应，第 12 周左右自行消失。妊娠早期膳食应以清淡、易消化、口感好为主要原则。建议适当补充叶酸和维生素 B_{12} 等。

2. 妊娠中、晚期

（1）400～500g 谷类。

（2）50～100g 豆类及豆制品，主要以大豆类为主。

（3）50～150g 肉、禽、鱼等动物性食品，1～2 个鸡蛋。

（4）250～500mL 鲜奶，也可以用相当量的酸奶代替。

（5）400～500g 蔬菜及 100～200g 水果。

（6）15～20g 植物油及调味品。

六、妊娠期营养不良的影响

1. 对母体的影响

（1）营养性贫血：包括缺铁性贫血和巨幼细胞贫血。全世界妊娠期妇女贫血患病率平均为 51%，我国为 35%，农村大于城市，以妊娠末期患病率最高。缺铁是造成贫血最常见的原因，孕妇缺铁的原因主要有两个，一是随孕周增加，血液容量增加，血液相对稀释；二是胎儿在母体内生长发育对铁的需要量增加，母亲铁营养相对不足，而致贫血。轻度缺铁性贫血可通过改善饮食，多吃富含铁的食物来治疗。动物性食物中肝脏、血豆腐及肉类中铁的含量高、吸收好。对于中度以上贫血，口服铁剂治疗也是十分必要的。孕期贫血除服铁剂以外，还需服用小剂量的叶酸(每日 400μg)。孕妇服用小剂量叶酸不仅有利于预防贫血，还有利于预防先天性神经管畸形。

(2)骨质软化症：孕妇骨质软化主要是因为膳食中缺乏维生素 D 和钙。为了满足胎儿生长发育所需要的钙，机体必须动用母体骨骼中的钙，结果使母体骨钙不足。哺乳期妇女也可发生此病。其症状是髋关节和背部疼痛，严重的可出现骨盆和脊柱畸形，易发生骨折，并可导致难产。

(3)营养不良性水肿：孕期营养不良性水肿，主要是由于蛋白质严重缺乏而引起，常发生于贫困地区。

(4)维生素缺乏病：孕期发生的维生素缺乏病常为多种维生素混合缺乏，而且多属于边缘性缺乏，其临床病症不典型。常发生于贫困地区，或见于妊娠期有长期呕吐情况的孕妇。

2. 对胎儿发育的影响

(1)先天畸形：如叶酸缺乏可导致神经管畸形发生，以无脑儿和脊柱裂为主，维生素 A 缺乏或过多可导致小头等先天畸形。

(2)低出生体重及围生期新生儿死亡率增高：母体营养与胎儿体重的增长、新生儿死亡率呈正相关。母体营养不良，血容量少，胎儿生长发育迟缓，可导致胎儿低出生体重，其中早产儿及小于胎龄儿占较大比例，这些胎儿生命力弱，死亡率高。

(3)影响胎儿骨骼和牙齿发育：胎儿的牙齿和骨骼在妊娠期间已开始钙化，妊娠期间母体的营养状况可以影响胎儿一生牙齿的整齐、坚固。妊娠末期 2 个月到出生 16 个月最重要。妊娠后期孕妇的钙需要量是平时的 2 倍。

(4)影响胎儿大脑发育和智力以及心理发育：妊娠 2、3 个月时胎儿神经系统开始发育(此时到出生后 2 年内是大脑、神经系统发育的关键时期)，许多营养素(叶酸、碘、DHA)的缺乏、不足，有害物质的过量摄入(如有机汞、铅、苯)均可以导致终生大脑发育和智力、心理发育不可挽回的影响。

第二节 哺乳期营养需要与合理膳食

一、哺乳期女性的生理特点

影响乳汁分泌的主要因素包括内分泌因素、哺乳期母亲的营养状况、哺乳期母亲的情绪状态。

1. 内分泌因素 妊娠期间乳房较正常增大 2～3 倍，一旦分娩，乳汁的分泌受两个反射控制。一为产奶反射。当婴儿开始吸吮乳头时，刺激垂体产生催乳素引起乳腺腺泡分泌乳汁，并存集于乳腺导管内。二为下奶反射。婴儿吸吮乳头时，刺激垂体产生催产素，引起腺泡周围的肌肉收缩，促使乳汁沿乳腺导管流向乳头。催产素还作用于子宫，引起子宫肌肉收缩，从而可帮助停止产后出血，促进子宫恢复。

2. 营养对泌乳量的影响

（1）初乳：产后第 1 周分泌的乳汁为初乳。初乳蛋白质含量高，约为 10%，而成熟乳为 1%。初乳中含有较多的分泌型免疫球蛋白、乳铁蛋白、白细胞、溶菌因子等免疫物质，而且还含有较多的维生素 A、锌、铜，而脂肪和乳糖含量较成熟乳少。

（2）过渡乳：产后第 2 周分泌的乳汁为过渡乳，其乳糖和脂肪含量逐渐增多，而蛋白质含量有所下降。

（3）成熟乳：第 2 周以后分泌的乳汁为成熟乳，呈白色，富含蛋白质、乳糖、脂肪等多种营养素。

泌乳量少是产妇营养不良的一个指征。正常情况下，产后 3 个月每日泌乳量为 750～850mL。营养较差的乳母产后 6 个月奶少或晚，纯母乳喂养的婴儿体重下降，往往会出现烦躁、紧张、焦虑的情绪。因此，乳母了解早期母乳喂养的一些常遇问题是十分有必要的，可以帮助消除她们的紧张心理，使母乳喂养取得成功有一良好开端。

①泌乳需几天时间，乳母一定要耐心等待。婴儿是伴着水、葡萄糖和脂肪储存而诞生的，头几天少量初乳完全能满足婴儿需求。

②早期频繁吸吮有助于尽早下奶，促进产妇子宫收缩，减少出血，

让婴儿吸吮到营养和免疫价值极高的初乳，并促进产妇恶露排出。

（3）乳母紧张焦虑的心情会阻碍排乳反射，推迟来奶。乳母应保持心情愉悦，拥抱和抚摸婴儿，通过目光和肌肤接触，增进母婴情感交融，促进下奶和婴儿情绪稳定。

（4）新生儿生活往往缺乏规律性，乳母应尽量地与自己婴儿同步休息，这样有助于消除疲劳和下奶。

二、哺乳期女性的营养需要

1. 热能　乳母的产乳效率约为 80%，即摄入 418.4kJ（100kcal）能量可分泌相当 334.7kJ（80kcal）的乳汁。乳母每日分泌的乳汁约含能量 2384.9kJ（570kcal），则需摄入 2979.1kJ（712kcal）能量。由于孕期储存了一些脂肪，可用于补充部分能量。但由于哺育婴儿的操劳，乳母基础代谢率稍高，以及乳腺泌乳活动所需能量，我国建议乳母 1~6 个月每日应多摄入能量 500kcal，后 6 个月增加摄入能量 500~600kcal/d。

2. 蛋白质　乳母在分泌乳汁过程中，体内氮代谢加速，故需增加蛋白质的摄入量。全日乳中含蛋白质约 12.8g，如以产乳效率 80% 计算，则需 16g 蛋白质。因膳食蛋白质的利用有一定的差异，有些食物蛋白质利用率较低，再加上 30% 的安全系数，则需 20.8g。考虑到乳母个体的差异，我国建议每日给乳母增加 20g 的优质蛋白质。

3. 脂肪　脂类与婴儿脑发育有关，尤其是类脂质对中枢神经系统的发育特别重要。人乳中脂肪含量变化较大，婴儿吮乳活动可使乳中脂肪含量增加。哺乳后，乳中脂肪量为哺乳前的 3 倍。但膳食中的能量、蛋白质、脂肪的高低可影响乳中脂肪的含量。如乳母摄入不饱和脂肪酸较多，其乳中含量也增加。如果乳母膳食中 75% 能量由碳水化合物提供，乳汁中亚油酸等多不饱和脂肪酸则减少。我国建议乳母脂肪的供给量，应使其所提供的能量达到膳食总能量的 20%~25%，并要考虑到必需脂肪酸的含量要适宜。

4. 矿物质　乳母需要充足的钙质以满足其自身及乳汁钙含量的需要，乳汁中钙的含量一般较稳定。如乳母食物中钙不足或不能有效吸收，乳母体内的钙将移出，以稳定乳汁中的钙，但此时乳母体内出现钙的负平衡，这种情况延续下去可发生骨质软化症。FAO/WHO 建议乳母钙的供给量每天为 1200mg，我国建议的 AI 标准是每天 1200mg。乳汁中铁的含量约为 $50\mu g/dL$，每日从乳汁中的分泌量为 0.4mg，而铁的吸收率为 10%，则每天需多供给 4mg。我国建议的 AI 值为每天 25mg。乳汁中碘的含量为 $4\sim9\mu g/dL$，高于母体血浆的浓度，这可能与婴儿的生理需要量有关。乳母碘的需要量为每日 200mg。另外，乳母锌、硒的需要量，我国建议每日分别供给 10mg 和 $65\mu g$。

5. 维生素 乳汁中维生素 A 的含量约为 $61\mu g/dL$，比较稳定，因此我国建议乳母维生素 A 的供给量每日应比妊娠期增加 $200\mu gRE$，即每日 $1200\mu gRE$。维生素 B_1 和维生素 B_2 在乳汁中的含量分别为 0.014mg/dL 和 0.037mg/dL，我国建议二者每日增加 0.8mg，即每日供给 2.1mg。乳母在正常膳食条件下，乳汁中维生素 C 的含量约为 5.2mg/dL，如蔬菜、水果摄入不足，乳汁中维生素 C 则明显降低，我国建议乳母每日维生素 C 摄入量为 130mg。另外，乳母也要注意摄入含维生素 E、维生素 B_6、维生素 B_{12}、烟酸、叶酸丰富的食物。

三、哺乳期女性的膳食指南和合理膳食

哺乳期女性的饮食，不仅要满足自身的营养需要，还要通过哺乳给予婴儿生长发育所必需的一切营养成分。乳母每天分泌 $600\sim800$mL 的乳汁来喂养孩子，当营养供应不足时，即会破坏自身的组织来满足婴儿对乳汁的需要，所以为了保护母亲和分泌乳汁的需要，必须供给乳母充足的营养，饮食必须做到营养均衡而且充足。

1. 产褥期膳食 产褥期是指从胎儿、胎盘娩出至产妇全身器官（除乳腺）恢复或接近正常未孕状态的一段时间，一般为 6 周。

由于分娩时体力消耗大，身体内各器官要恢复，产妇的消化能力减弱，又要分泌乳汁供新生儿生长，所以饮食营养非常重要。产后 1 个小时可让产妇进流质饮食或清淡半流质饮食，以后可进普通饮食。食物应富有营养以及足够的热量和水分。应多进食蛋白质含量高的食物和汤汁食物，并适当补充维生素和铁剂。食品要多样化，富于营养，容易消化，不能多油腻。尤其产后最初几天内，要多吃些高热量、高蛋白、高维生素的食品，多饮水及汤类，促进乳汁分泌。

2. 乳母的合理膳食原则

（1）保证供给充足的能量：建议乳母能量每日增加800kcal，其中妊娠期贮存的脂肪可在哺乳期被消耗以提供能量。以哺乳期为6个月计算，则每日由贮存的脂肪提供的能量为200kcal。所以，乳母每日还需从膳食中补充600kcal能量。

（2）增加鱼、肉、蛋、奶、海产品的摄入：800mL的乳汁约含蛋白质10g，母体膳食蛋白质转变为乳汁蛋白质的有效率为70%，因此，建议乳母膳食蛋白质每日应增加25g。乳母可多食用些鱼、肉、蛋、奶等食物来补充。牡蛎富含锌，海带、紫菜富含碘。乳母多吃些海产品对婴儿的生长发育有益。

（3）增加水溶性及脂溶性维生素的摄入：维生素A能促进婴儿骨组织的生长发育，缺乏时可引起小儿夜盲症，维生素A富含于动物的肝脏、蛋黄、胡萝卜等食物中；B族维生素会影响到婴儿的生长发育，主要存在于猪瘦肉、牛瘦肉、鱼类等食物中；维生素C能促进婴儿的骨骼发育，缺乏时婴儿会出现全身出血症状，宜多吃一些新鲜的水果和蔬菜，不仅能够补充足够的维生素C，还可以防止哺乳期女性便秘。

需要注意的是因为水溶性维生素不能在体内储存，所以每天都要在饮食上给予补充。只要在饮食上注意均衡补充维生素，则不必再服用维生素类药物。

（4）增加钙质的摄入：哺乳期母亲一定要保证其饮食中含有大量的营养成分，婴儿可以通过母乳摄取这些营养。母乳中含有大量的钙质，能使婴儿的骨骼迅速成长。如果母亲摄取的钙质太少，母乳中的钙就得从其骨骼中获得。婴儿从母亲乳汁中摄取了多少钙，母亲就应该从牛奶中摄取多少，而且还要多摄取一点，以满足自身的需要。钙能促进婴儿骨骼和牙齿的形成，母乳喂养能够满足婴儿对钙质的需要，但母体内的钙质容易流失，会引起母体缺钙。所以建议哺乳期女性每天要比平常多摄取500mg左右的钙质（正常成人每天摄取量为600mg），可以每天喝两杯牛奶，还可吃一些绿叶蔬菜、酸奶酪、瘦肉、鱼虾等。

（5）增加铁、镁的摄入：缺铁容易引起贫血，而哺乳期女性在生产时已大量失血，此时还需保证母乳中铁的含量，所以更应补充铁质。豆类和干果类中的铁质很容易被人体吸收，可适量多吃一些核桃、干杏仁、大豆、豆腐等；缺镁会引起乳母精神不振、肌肉无力等，还可引起婴儿惊厥。所以哺乳期女性宜适量多吃一些含镁的食物，如小米、燕麦、大麦、小麦和豆类等。

(6)增加必需脂肪酸的摄入：哺乳期是婴儿脑部发育的关键期，必需脂肪酸能促进婴儿的脑部发育。植物油和鱼类中都含有大量的脂肪酸，海鱼脂肪富含二十二碳六烯酸(DHA)。此外，大豆、核桃等食物中的必需脂肪酸含量也很高。所以乳母在日常饮食中，应多吃一些核桃、大豆、鱼类等食物。

(7)增加水分的摄入：因为喂哺母乳会使母体每天流失约1000mL的水分，水分不足会使母乳的量减少。每天宜饮用6~8杯水(每杯约240mL)，以满足母乳供应及自身的需求。

四、哺乳期女性建议每日供给食物

1. 400~500g谷类，可相对多选用面食，因为面食有催乳的作用。

2. 50~100g豆类及豆制品，主要为大豆类。

3. 100~200g肉、禽、鱼等动物性食品，1~2个鸡蛋。

4. 300~500mL鲜奶，也可以一定量的酸奶代替。

5. 400~500g蔬菜及200~350g水果。

6. 20g植物油及调味品。

第三节　婴幼儿营养需要与合理膳食

婴幼儿(0~3岁)生长发育迅速，是人体生长发育的重要时期，其中出生至1岁是婴儿期，1~3岁是幼儿期。

一、婴儿的生理特点

1. 生长发育迅速　出生至1岁是婴儿期。婴儿期是人类生长发育的第一个高峰期，12月龄时婴儿体重将增加至出生时的3倍，身长增加至出生时的1.5倍。婴儿期的前6个月，脑细胞数目持续增加，至6月龄时脑重增加至出生时的2倍，后6个月脑部发育以细胞体积增大及树突增多和延长为主，神经髓鞘形成并进一步发育，至1岁时，脑重接近成人脑重的2/3。婴儿期头围平均每月增加1cm。

2. 婴儿各器官幼稚 婴儿消化功能不完善，不恰当的喂养易导致胃肠道功能紊乱和营养不良。婴儿胃贲门肌肉约束力较弱，而幽门处肌肉较紧张，易出现溢奶、吐奶状况。婴儿的肝肾功能尚有限，过早或过多地添加辅食都可能加重肝肾的负担。

二、婴儿的心理发育特点

对于刚出生的婴儿来说，其生存环境发生了急剧的变化，要完成从母体内环境转入母体外环境的过渡。在这一时期，人的心理发展的基本特点是各个方面都还处在初步形成阶段，其主要任务为动作、语言、认知能力以及社会性和情绪的发展。

1. 动作发展 婴儿的动作包括躯体大运动和手指精细动作。婴幼儿动作发育是神经系统发育的一个重要标志，是与心理、智能密切相关的。动作发育规律主要是从上而下（如：抬头坐→站→走），从近到远（如：抬肩→伸手→手指取物），从不协调到协调，先正面动作后反面动作（如：先能握物，后能随意放下）。刚出生的新生儿具有一些简单的动作反射。

躯体大运动指人体姿势和全身运动，如抬头、坐、爬、走等。大运动发育顺序：1个月，俯卧位时短暂抬头动作；2个月，俯卧位时抬头45°，竖头片刻；3个月，俯卧位时抬头45°~90°，可用肘支撑抬起胸部，竖头较稳，可自如地转头；4个月，开始翻身，从仰卧位到侧卧位；5个月，背靠物，坐片刻，翻身从仰卧位到俯卧位；6个月，能独坐片刻，翻身从俯卧位到仰卧位；7个月，能坐得很稳，能连续翻滚；8个月，会爬行；9个月，扶大人的手或扶物站立；10个月，开始扶物迈步；11个月，独站片刻；12个月，牵手会走路，有的能独走几步。

精细动作是儿童手和手指的运动以及协调操作物体的能力，如用手抓积木、饼干，握笔画图等。手的动作发育顺序为：1个月，婴儿双手经常呈握拳头状，偶尔稍有松开；2个月，双手握拳时常松开；3个月，双手握拳松开时间长，拇指一般不呈内收状，可握住较大的球状物；4个月，见物会伸手抓，会把玩具放入口中；5个月，会用两手抓物，会用手摸、晃、敲打东西；6 个月，开始会把玩具互相换手；7 ~ 8 个月，会玩拍手游戏，能抛掷、滚动玩具，拇指和其他四指能分开对捏；9 ~ 10 个月，会用拇指和示指对捏，取小件物品；10 ~ 12 个月，会用手盖上或打开盖子，用手翻书。

2. 语言发展　正常儿童语言的发展经过发音、理解和表达三个阶段。新生儿最初的语言是哭声。一个新生儿能通过哭声，向成人表达其饥饿、排泄、疼痛或身体不舒服。0 ~ 3 个月：婴儿的简单发音阶段，如啊、哦、噢等；4 ~ 6 个月：婴儿发连续音节阶段，出现重复、连续的音节，会牙牙学语，如 ma – ma、ba – ba 等，但并无所指；7 ~ 9 个月：语言与动作联系阶段，可用动作表示对语言的理解，如对自己的名字有反应，说"欢迎"会拍手，说"再见"会摆手等；10 ~ 12 个月：学说话萌芽阶段，会模仿成人发言，能有意识地叫"爸爸""妈妈"，能听懂的词越来越多。

3. 认知能力的发展　新生儿的学习只局限在一些条件反射上。到了 4 个月左右，婴儿会发出微笑。在出生后 7 ~ 12 个月，婴儿开始能听懂一些父母的言语，可有意识地支配自己的行为，并对外界事物及人形成初步的认识，产生一定的记忆。

4. 社会性和情绪的发展　婴儿在出生后的 1 个月内就能对说话声有反应，对人脸特别注意。到 2 个月左右，婴儿开始对人发出社会性微笑，即当照料者亲近他或满足其某种需求时而发出的微笑。到第 4 个月时能产生认生感，即对陌生人产生恐惧。半年后，婴儿应能明显地显示出依恋环境中特定任务的迹象，其首要的依恋目标通常是母亲。婴儿对母亲的依恋到满 1 岁时将达到高峰，这个时候母亲的出现会给婴儿带来很大的安全感。

三、婴儿的营养需要

婴儿期是小儿出生后生长最快的时期，各器官、系统继续发育完善，因此需要摄入的热量和营养素，尤其是对蛋白质的"量"和"质"的要求特别高，如不能满足生长发育的需要，易引起营养不良。

1. 能量　与成人不同，婴儿能量消耗有 5 个方面：基础代谢、食物特殊动力作用、婴儿的各种动作、生长所需和排泄消耗。基础代谢是维持机体最基本生命活动中能量的消耗。婴儿基础代谢包括生长发育所需能量，约占总能量消耗的 60% 。食物特殊动力作用是因为摄食过程引起的热能消耗，婴儿占能量消耗的 7%～8% ，较大儿童为 5% 左右。婴儿的各种动作主要包括吸奶、啼哭、手足活动等。生长所需为婴儿所特有的能量消耗，它与生长速率成正比。如能量供给不足，可导致生长发育迟缓。排泄消耗为部分未被消化、吸收的食物排出体外所需能量，约占基础代谢的 10% 。

2. 蛋白质 婴儿愈小，生长发育愈迅速，所需要的蛋白质也愈多。不同的喂养方式婴儿所需蛋白质的供给量也不一样，如母乳喂养者蛋白质的供给量为 1.5g/kg，以牛乳喂养者为 3g/kg，混合喂养者为 4g/kg。

3. 脂肪 每 100g 母乳脂肪含量约 4g，以不饱和脂肪酸为主，并含有脂肪酶，将母乳中的脂肪乳化为细小颗粒，极易被消化、吸收。母乳含有丰富的必需脂肪酸亚油酸(LA)及 α－亚麻酸(ALA)，还含有一定量的花生四烯酸(AA)和二十二碳六烯酸(DHA)，可满足婴儿脑部及视网膜发育的需要。

4. 钙 母乳中钙含量低于牛乳，这对婴儿肾脏功能尚未充分发育是有利的。母乳中钙磷比例适宜，加上乳糖作用，可以满足婴儿对钙的需要。

5. 铁 出生 4 个月内的婴儿体内有贮存铁，可以满足自身的需要。但由于母乳中含铁量较低，婴儿体内贮存的铁会被逐渐耗尽，因此婴儿应在出生 4 个月后开始添加含铁丰富的辅食，如肝泥、蛋黄、菜泥、肉泥及强化铁的食物等。

6. 维生素 乳母膳食营养充足时，婴儿在前 6 个月所需要的维生素基本上可以从母体中得到满足，但维生素 D 难以通过乳腺进入乳汁，母乳喂养儿应在出生 2～4 周后补充维生素 D(鱼肝油)和多晒太阳。

四、婴儿的膳食指南

1. 鼓励母乳喂养 对婴儿而言，母乳是世界上唯一的营养最全面的食物。母乳营养均衡，而且具有免疫物质，有利于婴儿的正常生长发育。母乳喂养也有利于母子双方的亲近和身心健康。孕妇早在孕期就应做好哺乳的准备，做好乳房的保健，注意营养，保证乳房的正常发育。

产后应尽早开奶，母婴同室，坚持喂养。

母乳喂养的优点有：

（1）母乳中营养素齐全，能满足婴儿生长发育的需要：充足的母乳喂养所提供的热能及各种营养素的种类、数量、比例都优于任何代乳品，并能满足4~6月龄以内婴儿生长发育的需要。母乳中的营养素与婴儿消化功能相适应，亦不增加婴儿肾脏负担，是婴儿的最佳食物。

（2）含优质蛋白质：母乳虽然蛋白质总量低于牛乳，但其中的白蛋白比例高，酪蛋白比例低，可在胃内形成较稀软之凝乳，易于被消化、吸收。另外，母乳中含有较多的牛磺酸，有利于婴儿生长发育。

（3）含丰富的必需脂肪酸：母乳中所含脂肪高于牛乳，且含有脂肪酶而易于婴儿消化吸收。母乳含有大量的亚油酸及 α - 亚麻酸，可防止婴儿湿疹的发生。母乳中还含有花生四烯酸和 DHA，可满足婴儿脑部及视网膜发育的需要。

（4）含丰富的乳糖：乳糖有利于进入婴儿体内矿物质的吸收，还有利于肠道"益生菌"的生长，从而有利于婴儿肠道健康。

（5）适量矿物质：母乳中钙含量低于牛乳，但易于被婴儿吸收，并足以满足婴儿对钙的需要。母乳及牛乳铁含量均较低，但母乳中铁的吸收率高达75％。母乳中钠、钾、磷、氯均低于牛乳，但足够婴儿的需要，而且不会加重其肾脏的负担。

（6）适量维生素：乳母膳食营养充足时，婴儿头 6 个月内所需的维生素如维生素 B_1、维生素 B_2 等基本上可从母乳中得到满足。维生素 D在母乳中含量较少，但若能经常晒太阳，亦很少发生佝偻病。母乳中的维生素 C 含量高于牛乳，而且牛乳中的维生素 C 常因加热被破坏。

（7）母乳中丰富的免疫物质可增强母乳喂养儿的抗病能力。

①母乳中的特异性免疫物质：母乳尤其是初乳中含有多种免疫物质，其中特异性免疫物质包括淋巴细胞与抗体 IgA、IgM 等。

②母乳中的非特异性免疫物质：包括吞噬细胞、乳铁蛋白、乳菌酶、乳过氧化氢酶、补体因子 C3 及双歧杆菌因子等。

（8）哺乳行为可增进母子间情感的交流，促进婴儿智力发育。哺乳是一种有益于母子双方身心健康的活动。哺乳有利于婴儿智力及正常情感的发育和形成。哺乳期间母子间亲密接触和频繁的语言交流，可促进婴儿智能的发育。另一方面，哺乳可使母亲心情愉悦，加深母亲哺喂子女的责任感。婴儿对乳头的吮吸可反射性地引起催乳素分泌，有利于母亲子宫的收缩和恢复。哺乳6个月以上，可逐渐消耗妊娠期储备的脂肪3~4kg，使乳母的体型逐渐恢复至孕前状态。

（9）母乳既卫生又经济方便，温度适度。母乳可在任何婴儿饥饿的时候供给婴儿营养，尤其是在夜间十分方便。由于母乳是来自母亲体内，所以温度不会过高，也不会过低，特别适合婴儿。

2. 母乳喂养4个月后逐步添加辅助食品　在母乳喂哺4~6个月至1岁断奶之间，是一个长达6~8个月的断奶过渡时期。此时应在坚持母乳喂哺的条件下，有步骤地补充为婴儿所接受的辅助食品，以满足其发育需求，保证婴儿的营养，并顺利地进入幼儿阶段。过早或过迟补充辅助食品都会影响婴儿发育，但任何辅助食物均应在优先充分喂哺母乳的前提下供给。

（1）添加断乳食品的作用

①补充母乳中营养素的不足：随着婴儿的生长发育对营养素需要量的增加，仅靠母乳或牛奶不能供给这么多的营养素。

②增强消化功能：添加辅食可增加婴儿唾液及其他消化液的分泌量。增强消化酶的活性，促进其牙齿的发育和增强消化功能。

③确立良好的饮食习惯：断乳期是婴儿对食物形成第一印象的重要时期，在辅食的选择以及制作方法等方面，要注意营养丰富、易消化和卫生。

④促进神经系统的发育：及时添加辅食，可以刺激婴儿的味觉、嗅觉、触觉和视觉，将有助于其神经系统的发育。

（2）添加断乳食品的原则

①开始添加的食物应遵循从一种到多种：开始时要一种一种地逐一添加，当婴儿适应一种食物后再开始添加另一种新食物。

②由谷类、蔬菜、水果到鱼、蛋、肉：辅助食物往往从谷类，尤以大米、面糊或汤开始，以后逐步添加菜泥、果泥、奶及奶制品、蛋黄、肝末及肉泥等。

③由少量到多量：辅食添加要根据婴儿的营养需要和消化道的成熟程度，按一定顺序进行。开始添加的食品可先每天一次，以后逐渐增加

次数。在通常情况下，婴儿有可能对一些食物产生过敏反应或不耐受反应，如皮疹、腹泻等。因此，每开始供给孩子一种食物，都应从很少量开始，观察 3 天以上，然后才逐渐增加分量。

④给予的食物应从稀逐渐到稠：从流质开始，逐渐过渡到半流质，再到软固体食物，最后喂固体食物。

⑤注意观察婴儿的消化能力：添加一种新的食物，如有呕吐、腹泻等消化不良反应时，可以暂缓添加，待症状消失后再从小量开始添加，切不可因为婴儿的一时反应，而永远地放弃该种食物。

⑥当婴儿不愿吃某种新食物时，切勿强迫：可采取一些方法，如改变烹调方式、与其他食物混合食用等。

⑦婴儿的辅食应单独制作：食物中应该加入适量的食用油，但少用盐和避免用调味品，添加的食物应新鲜，制作过程要注意食物与食具的清洁卫生。

五、婴儿常见营养缺乏病及其预防

1. 蛋白质营养不良　婴儿喂养不当，可发生蛋白质缺乏病，从而影响婴儿的生长发育。轻度的营养不良较常见，多由于喂养不当、膳食不合理和慢性疾病引起。最初表现为体重不增或减轻，皮下脂肪减少，逐渐消瘦，体格生长减慢，直至停顿。预防营养不良的主要方法是普及科学育儿知识，强调合理喂养、平衡饮食的重要性。保证餐桌食物品种多样，感官形状好，能引起孩子食欲。选择适合患儿消化能力和符合营养需要的食物，尽可能选择高蛋白、高热能食物，如乳制品、动物食物（蛋、鱼、肉、禽）、豆制品及新鲜蔬菜和水果。

2. 佝偻病　佝偻病是婴幼儿时期比较常见的一种维生素缺乏病。缺乏维生素 D 时，钙不能被吸收，钙磷代谢失常，导致骨骼病变。以 3 个月至 18 个月的小儿最多见。婴儿发生佝偻病的主要原因有维生素 D 摄入不足、日光照射不够、生长速度快造成维生素 D 需要量增加等。佝偻病主要表现为神经精神症状，如患儿爱哭、出汗多、睡眠不安、枕秃等；骨骼改变如方颅、出牙晚、肋缘外翻等症状。预防措施主要是添加鱼肝油，从 1 滴开始逐渐增加到 6 滴，亦可饮用强化维生素 D 的牛奶，同时多晒太阳。冬天中午前后阳光充足，户外活动时应让幼儿露出手、脸；夏天则应在阴凉处，避免晒伤。注意不要让孩子隔着玻璃晒太阳，因为玻璃可以阻挡紫外线。

3. 锌缺乏病 锌是人体重要营养素，参与体内数十种酶的合成，调节能量、蛋白质、核酸和激素等的合成代谢，促进细胞分裂、生长和再生。锌对婴儿体格生长、智力发育和生殖功能发育都有很大的影响。婴儿锌缺乏多数为边缘性缺乏，主要表现为生长迟缓，食欲缺乏，味觉减退，血锌、发锌低于正常值。

4. 缺铁性贫血 缺铁性贫血是由于体内储存铁缺乏致使血红蛋白合成减少而引起的一种低色素小细胞贫血。患儿常表现为口唇、口腔黏膜、甲床、手掌、足底苍白等。对缺铁性贫血，最重要的是预防，尤其要做好婴幼儿的合理喂养，如婴儿应在 4 个月左右逐步开始添加含铁多的食物如蛋黄、猪肝泥、肉泥、菜泥等。婴儿还应该定期进行健康检查。

六、幼儿营养与膳食

1. 幼儿期生长发育与营养需要 1~3 周岁为幼儿期，此期幼儿生长旺盛。体重每年增加约 2kg，身长第二年增长 11~13cm，第三年增长 8~9cm。蛋白质需要量 40g/d，能量需要 5.02~5.43MJ/d，对矿物质和维生素的需要量高于成人，且易患缺乏病。

2. 幼儿膳食 幼儿膳食是从婴儿期以乳类为主，过渡到以奶、蛋、鱼、禽、肉及蔬菜、水果为辅的混合膳食，最后为以谷类为主的平衡膳食。其烹调方法应与成人有别，应与幼儿的消化、代谢能力相适应，故幼儿膳食以软食、碎食为主。硬果及种子类食物应磨碎制成泥糊状，以免呛入气管。根据营养需要，膳食中需要增加富含钙、铁的食物及增加维生素 A、维生素 D、维生素 C 等的摄入，必要时补充强化含铁食物、水果汁、鱼肝油及维生素片。2 岁后，如身体健康且能得到包括蔬菜、水果在内的较好膳食，则不需额外补充维生素。膳食安排可采用三餐两点制。晚饭后除水果或牛奶外应逐渐养成不再进食的良好习惯，尤其是睡前忌食甜食。幼儿的每周应安排一次动物肝、动物血及至少一次海产品。

第四节　学龄前儿童的营养需要与合理膳食

儿童从满3周岁以后到入小学前(6~7岁)这个阶段称为学龄前期，也称幼儿园年龄期。在这个阶段，儿童体格发育速度和其婴幼儿期相比较已经减慢，大脑和神经系统的发育逐渐成熟。但是和成年时期相比较，儿童的生长发育速度还是要快得多，因此需要供给其足够的热能和营养素。由于学龄前期儿童的性格表现为活泼好动、好奇心强、自制力差等特点，故应针对其特点，给予正确指导，帮助儿童养成良好的饮食习惯，将为儿童形成良好的生活习惯奠定基础。

一、学龄前儿童的生理特点

1. 体重增加减慢，身高增加加快　3~6岁的儿童每年体重增加1.5~2.0kg，身高的增长速度比体重相对要快一些，每年增长5~8cm。头围的增长速度减慢，每年增加不超过1cm。

2. 咀嚼及消化能力有限　满3周岁的儿童20颗乳牙已出齐，咀嚼能力逐渐增强，但只达成人的40%，消化、吸收能力仍然有限，所以不能给予成人食物，以免发生消化不良的现象。大多数孩子在5~6岁时开始换牙，也有的从4岁开始，个别孩子会推迟到7岁才换第一颗乳牙。孩子换牙的时间略早或略晚些，都属正常。

3. 视力发育的关键期　3~6岁是儿童视力发育的关键时期，是预防儿童眼病和治疗视力异常的最佳时机。家长一定要注意孩子视力发育的情况，保护好孩子的眼睛。如果家长在该期能及早发现孩子视力异常，及时进行治疗，儿童的许多视力不正常情况可以得到纠正。错过这个时期，不仅治疗困难，甚至可能酿成不可挽回的损失。

二、学龄前儿童的心理发育特点

学龄前儿童个性有明显的发展，生活基本能自理，好奇心强，喜欢模仿成人的言行。要使儿童养成良好的饮食习惯，家长首先要有良好的饮食习惯，不挑食、不偏食，为孩子树立良好榜样。

学龄前儿童自我控制能力较弱，能集中注意力的时间大约为 15 分钟。因此，儿童在进餐时多表现为不专心，吃饭时边吃边玩，会因进餐时间延长、食物摄入不足而导致营养素缺乏。

学龄前儿童行为发展尚不完善，自己进餐时易将饭菜撒落桌上，或弄脏衣服，从而产生烦躁的情绪。此时家长应多鼓励孩子自己吃饭，不要图省事而直接给孩子喂饭，帮助孩子克服依赖的心理，培养战胜困难的勇气和积极向上的意志品质。

三、学龄前儿童的营养需要

1. 热能　3 ~ 6 岁儿童基础代谢耗能约为总热能消耗的 60%，儿童总的热能消耗每日每千克体重为 305kJ（73kcal）。活泼好动儿童的热能消耗比安静儿童可能要高出 3 ~ 4 倍。

近年来，由于儿童基础代谢耗能和活动耗能可能降低，儿童肥胖发生率的持续增加，儿童总的热能消耗估计量较以前要有所下降。我国居民膳食营养素参考摄入量推荐 3 ~ 6 岁学龄前儿童总热能供给范围是 5439 ~ 7113kJ/d（1300 ~ 1700kcal/d），男孩稍高于女孩，详见表 38。

表 38　3 ~ 6 岁儿童热能、蛋白质的推荐摄入量及推荐脂肪供能比

年龄/岁	热能（RNI）				蛋白质（RNI）		脂肪占热能百分比/%
	/（MJ·d⁻¹）		/（kcal·d⁻¹）		/（g·d⁻¹）		
	男	女	男	女	男	女	
3	5.65	5.40	1350	1300	45	45	30 ~ 35
4	6.07	5.86	1450	1400	50	50	30 ~ 35
5	6.70	6.28	1600	1500	55	55	30 ~ 35
6	7.11	6.70	1700	1600	55	55	30 ~ 35

2. 蛋白质　学龄前儿童体重每增加 1kg，体内就要合成 160g 新的蛋白质，以满足身体细胞、组织增长的需要。因此，给学龄前儿童补充的蛋白质质量要求较高，必需氨基酸的种类和数量需达到一定的比例。一般情况下，必需氨基酸需要量占总氨基酸需要的 36%。

学龄前儿童蛋白质供给量较婴儿期稍低，每日每千克体重需要

2.5～3.0g，一般每日供给量为45～55g，占总热能的10%～15%。

3. 脂肪 脂肪，尤其是必需脂肪酸是儿童大脑和神经系统发育必需的营养素。由于学龄前儿童胃的容量比成人小，而对热能的需要相对较高，因此其膳食脂肪供能比高于成人，占热能的30%～35%，学龄前儿童每日每千克体重需总脂肪4～6g。亚油酸供能不应低于总热能的3%，亚麻酸供能不低于总热能的0.5%。

4. 碳水化合物 学龄前儿童每日每千克体重约需碳水化合物15g，占膳食总热能的50%～60%。膳食应以富含碳水化合物的谷类为主，如大米、面条等。

学龄前儿童每日需补充适量的膳食纤维，如粗麦面包、麦片粥、蔬菜、水果等。但过量的膳食纤维在肠道易膨胀，引起胃肠胀气、不适或腹泻，影响食欲和营养素的吸收。

5. 维生素

(1)维生素A：发展中国家的居民普遍存在维生素A缺乏的营养问题，对儿童的生存造成严重威胁。维生素A摄入充足有利于学龄前儿童的生长发育，尤其是对其骨骼生长有着非常重要的作用。

学龄前儿童维生素A的RNI为500～600μg/d（表39）。维生素A供给量为每日500～700μgRE，多选肝、肾、鱼肝油、奶类与蛋黄类食物。

(2)B族维生素：儿童体内的热能代谢及其生长发育与维生素 B_1、维生素 B_2 及烟酸这三种水溶性维生素密切相关。这三种B族维生素在体内可协同发挥作用，如果摄入不足，缺乏病可能混合出现。

儿童的食欲下降可能是由维生素 B_1 亚临床缺乏引起的。学龄前儿童维生素 B_1 的RNI为0.7mg/d（表39）。

缺铁性贫血的儿童往往都有维生素 B_2 缺乏。我国居民膳食营养素参考摄入量建议学龄前儿童维生素 B_2 的RNI为0.7mg/d（表39）。

(3)维生素C：目前，典型的维生素C缺乏病在临床上已很难见到。由于维生素C可以增强机体的免疫功能以及具有预防慢性病的作用，我国居民膳食营养素参考摄入量建议3岁儿童维生素C的RNI为60mg/d，4～6岁儿童维生素C的RNI为70mg/d。维生素C主要存在于山楂、橘子等新鲜水果和蔬菜中。

表39 3～6岁儿童维生素的RNI或AI

年龄/岁	维生素 A RNI /μgRE	维生素 D RNI /μg	维生素 E AI /mg α-TE	维生素 B₁ RNI /mg	维生素 B₂ RNI /mg	维生素 B₆ AI /mg	维生素 B₁₂ AI /μg	维生素 C RNI /mg	叶酸 RNI /μgDFE	烟酸 RNI /mgNE
3	400	10	4	0.6	0.6	0.5	0.9	60	150	6
4	500	10	5	0.7	0.7	0.6	1.2	70	200	7
5～6	500	10	5	0.7	0.7		1.2	70	200	7

注：α-TE表示α-生育酚当量；DFE表示叶酸当量；NE表示烟酸当量。

6. 矿物质

（1）钙：由于骨骼生长的需要，学龄前儿童机体内每日平均骨骼钙的储留量为100～150mg。因此，3岁儿童钙需要量为350mg/d，4～6岁儿童为450mg/d。考虑到食物钙的平均吸收率为35%，我国居民膳食营养素参考摄入量推荐5～6岁儿童钙的AI为800mg/d（表40），UL为2000mg/d。为保证学龄前儿童钙的适宜摄入水平，其每日奶的摄入量应不低于300mL/d，但也不宜超过600mL/d。

（2）碘：碘缺乏会导致儿童生长发育障碍，我国居民膳食营养素参考摄入量提出学龄前儿童碘的RNI为50μg/d（表40），UL是800μg/d。含碘较高的食物主要是海产品，如海带、紫菜、海鱼、虾、贝类等。

（3）铁：儿童生长发育快，需要从膳食中补充足量的铁，每千克体重需要约1mg的铁。由于缺铁导致的缺铁性贫血是儿童最常见的疾病之一。铁缺乏可导致儿童行为异常，如注意力不集中、脾气急躁、容易生气等，还可导致儿童听力减弱、视力减弱，学习成绩不佳。

我国居民膳食营养素参考摄入量建议学龄前儿童铁的AI为12mg/d，UL为30mg/d（表40）。动物肝脏、动物全血、瘦肉是膳食铁的良好来源。

（4）锌：缺锌可导致儿童出现食欲下降、异食症、抵抗力差等现象，经常容易患感冒、肺炎等感染性疾病。我国居民膳食营养素参考摄入量建议学龄前儿童锌的RNI为12mg/d（表40）。富含锌的食物有海鱼、牡蛎、禽、蛋、肉等食物，而且人体对这些食物中锌的利用率较高。

表 40 3～6 岁儿童常量和微量元素的 RNI 或 AI

年龄 /岁	钙 AI /mg	磷 AI /mg	钾 AI /mg	钠 AI /mg	镁 AI /mg	铁 AI /mg	碘 RNI /μg	锌 RNI /mg	硒 RNI /μg	铜 AI /mg	氟 AI /mg
3	600	450	1000	650	100	12	50	9.0	20	0.8	0.6
4	800	500	1500	900	150	12	90	12	25	1.0	0.8
5～6	800	500	1500	900	150	12	90	12	25	1.0	0.8

四、学龄前儿童的膳食指南

1. 食物多样，规律就餐，自主进食，培养健康饮食行为。

2. 每天饮奶，足量饮水，合理选择零食。

3. 合理烹调，少调料、少油炸。

4. 参与食物选择与制作，增进对食物的认知和喜爱。

5. 经常进行户外活动，定期测量体格，保障健康成长。

五、学龄前儿童的合理膳食

1. 食物要多样化 学龄前儿童每日膳食品种应多样化，避免单一。每日摄入的膳食应包括谷类、乳类、肉类（或蛋，或鱼类）、蔬菜和水果类四大类食物，各类食物的进食数量相对稳定，使学龄前儿童营养全面平衡。

2. 食物要易于消化 学龄前儿童的咀嚼及消化功能都不及成人，他们的膳食应该专门制作，瘦肉加工成肉饼或细小的肉丁，蔬菜切碎烹调，烹调菜肴时尽量少放食盐和调味品，烹调成质地细软、容易消化的膳食，随着年龄的增长逐渐增加食物的种类和数量，烹调向成人膳食过渡。

3. 饮食安排要合理 3 周岁儿童可采用三餐三点制供给食物，4～6 岁儿童宜采用三餐二点制供给食物，正餐的进餐时间最好不要超过 30 分钟。

7：30—8：30 早餐，约占每日食物总量的 20%。

10：00—10：30 点心或水果，约占每日食物总量的 10%。

11：30—12：00 午餐，约占每日食物总量的 30%。

15：00—15：30 点心，约占每日食物总量的 10%。

18：00—18：30 晚餐，约占每日食物总量的 20%。

20：30—21：00 点心，约占每日食物总量的 10%（含少量水果或牛奶）。

六、学龄前儿童建议每日供给食物

1. 以谷类食物为主食，每日需 125 ~ 200g。

2. 1 个鸡蛋，100g 无骨鱼、禽肉或瘦肉，25 ~ 50g 豆制品。

3. 每日供给 200 ~ 300mL 牛奶，最多不要超过 600mL。

4. 每日供给 150g 蔬菜或水果 1 ~ 2 个。

5. 每周进食一次猪肝或猪血，每周进食一次富含碘、锌的海产品。

6. 农村地区可每日供给大豆及其豆制品 25 ~ 50g，以提高蛋白质摄入量。

第五节 学龄儿童的营养需要与合理膳食

从入小学起（6 ~ 7 岁）到青春期开始前（女 12 岁，男 13 岁）称为学龄期（小学学龄期）。此时期儿童体格生长发育仍稳步增长。到该期末，除生殖系统外，学龄儿童其他系统的生长发育已接近成人水平。学龄儿童的求知欲强，知识面迅速扩大，语言和思维能力进一步发展。

一、学龄儿童的生理特点

学龄儿童的脑发育趋向成熟，脑重量为 1250 ~ 1350g，基本接近成人的脑重量。大脑皮质发展到抑制过程强于兴奋过程，表现出自我控制能力增强，睡眠时间相应减少。学龄儿童生长发育的速度仍然较快，体重每年增加 2.0 ~ 2.5kg，身高每年可增长 4.0 ~ 7.5cm。学龄儿童虽然生长发育速度较平稳，但体力活动增大，智力迅速发育，所需的热能和各种营养素的量相对比成人高。

二、学龄儿童的心理发育特点

学龄儿童的心理能力、气质和个性都获得培养和发展。可出现不同气质、不同性格的学龄儿童，如有的热情奔放，有的文静内向等。学龄儿童由于人际交往的日益增多，活动范围扩大，社会经验与日俱增，对客观事物的综合分析能力不断增强，促进了想象能力的发展。

三、学龄儿童的营养需要

1. 热能 学龄儿童由于要为即将到来的快速生长发育的青春期贮备所需的营养，其热能消耗处于正平衡状态，因此，学龄儿童对热能的需求相对或绝对高于成人。每日需要消耗的热能为 6.70 ~ 10.04MJ（1600 ~ 2400kcal）。热能的来源比例分别为蛋白质 12% ~ 14%，脂肪 25% ~ 30%，碳水化合物 55% ~ 65%。各年龄组学龄儿童膳食热能推荐摄入量见表 41。

表 41　学龄儿童膳食热能推荐摄入量

年龄/岁	推荐摄入量			
	/MJ·d^{-1}		/kcal·d^{-1}	
	男	女	男	女
6	7.11	6.70	1700	1600
7	7.53	7.11	1800	1700
8	7.95	7.53	1900	1800
9	8.37	7.95	2000	1900
10	8.79	8.37	2100	2000
11	10.04	9.20	2400	2200
12	10.04	9.20	2400	2200

2. 蛋白质 为满足生长发育和智力发育的需要，学龄儿童每日蛋白质的需要量为 55 ~ 75g。膳食蛋白质提供的热能应占膳食总热能的12% ~ 14%。各年龄组学龄儿童膳食蛋白质推荐摄入量见表 42。

表 42　学龄儿童膳食蛋白质推荐摄入量

年龄/岁	蛋白质推荐摄入量/$(g \cdot d^{-1})$	
	男	女
6	55	55
7	60	60
8	65	65
9	65	65
10	70	65
11	75	75
12	75	75

3. 脂肪　学龄儿童脂肪适宜摄入量应占总热能的 25%~30%，其中饱和脂肪酸、多不饱和脂肪酸和单不饱和脂肪酸的比例为 1:1:1。在脂肪种类的选择上要注意选择富含必需脂肪酸的植物油。

4. 碳水化合物　学龄儿童碳水化合物适宜摄入量应占膳食总热能的 55%~65%，其膳食中碳水化合物的主要来源应该是谷类和薯类，水果、蔬菜也提供一定量的碳水化合物。学龄儿童保证适量碳水化合物的摄入，不仅可以避免脂肪的摄入过多，同时谷类和薯类以及水果、蔬菜摄入会增加膳食纤维的摄入量，这对预防肥胖及心血管疾病都有重要意义。

5. 维生素 A　学龄儿童维生素 A 缺乏的发生率远高于成人。学龄儿童每日维生素 A 的 RNI 为 600~700μgRE，最多不能超过 2000μgRE（RE 为视黄醇当量）。

6. 维生素 B$_1$　由于学龄儿童平时吃精加工的谷类食品较多，容易出现维生素 B$_1$缺乏。学龄儿童每日维生素 B$_1$的 RNI 6 岁为 0.7mg、7 岁为 0.9mg、11~13 岁为 1.2mg。

7. 维生素 B$_2$　学龄儿童紧张的学习生活，使其易发生维生素 B$_2$缺乏病。我国儿童少年膳食维生素 B$_2$的 RNI 6 岁为 0.7mg/d，7 岁为 1.0mg/d，11~13 岁为 1.2mg/d，14~18 岁，男为 1.5mg/d、女为 1.2mg/d。

8. 维生素 C 我国学龄儿童膳食维生素 C 参考摄入量 6 岁为 70mg/d，7 岁为 80mg/d，11～13 岁为 90mg/d，14～18 岁为 100mg/d。

9. 维生素 D 参考摄入量为 10μg/d。

10. 钙 6～10 岁儿童钙的 AI 为 800mg/d。进入青春前期后，身体有一个突增高峰，为满足突增高峰的需求，11～13 岁儿童钙的 AI 为 1000mg/d。

11. 铁 学龄儿童铁缺乏除引起贫血外，也可能降低学习能力、免疫力和抗感染能力。6～7 岁儿童铁的 AI 为 12mg/d，11～13 岁女孩铁的 AI 为 18mg/d，11～13 岁男孩为 16mg/d。

12. 锌 儿童缺锌会导致食欲差、味觉迟钝甚至丧失，严重时会影响生长发育，引起性发育不良及免疫功能下降。6 岁儿童锌的 RNI 为 12mg/d，7 岁为 13.5mg/d，11～13 岁女孩锌的 RNI 为 15mg/d，11～13 岁男孩锌的 AI 为 18mg/d。

13. 碘 碘缺乏可引起甲状腺肿，需注意预防。6～10 岁儿童碘的 RNI 为 90μg/d，11～13 岁为 120μg/d。

四、学龄儿童的膳食指南

1. 主动参与食物选择和制作，提高营养素养。
2. 吃好早餐，合理选择零食，培养健康饮食行为。
3. 天天喝奶，足量饮水，不喝含糖饮料，禁止饮酒。
4. 多户外活动，少视屏时间，每天 60 分钟以上的中高强度身体活动。
5. 定期监测体格发育情况，保持体重适宜增长。

五、学龄儿童的合理膳食

1. 安排好一日三餐，早餐、午餐、晚餐的营养素供给量应该分别占全日供给量的 30%、40%、30%。
2. 重视学龄儿童的早餐营养，早餐应包括薯类、蔬菜水果、动物性食物、豆类等四类食物中的三类及以上。
3. 可加课间餐。
4. 注意饮食习惯培养，少吃零食，饮用清淡饮料，控制食糖摄入。

六、学龄儿童建议每日供给食物

1. 250mL 牛奶或豆浆，以提供优质蛋白质、维生素 A 及钙质。

2. 1～2 个鸡蛋，100～125g 动物性食物（鱼、禽或瘦肉），以提供优质蛋白质、维生素 A、维生素 B_2 及铁等矿物质。

3. 350g 谷类和 20～30g 豆类食物。

4. 300g 蔬菜或 50～100g 水果，它们可以提供足够的热能和较多的 B 族维生素。

5. 植物油 10～15g，食糖 15g。

第六节　青少年的营养需要与合理膳食

女孩和男孩青春发育期开始的年龄是不同的，女孩比男孩早，一般在 10 岁左右开始，17 岁左右结束；男孩一般在 12 岁前后开始，22 岁左右结束，这个阶段称为青春期。调查结果表明，我国城市青少年青春发育开始年龄要早于农村。

一、青少年的生理特点

青少年在此时期体格生长突然加快，体重、身高增长幅度加大，必须供给足够量的各种营养素，以满足快速生长的需要，保证体格的健壮。青少年对热能的需要与生长发育速度成正比。此时期生殖系统开始发育，第二性征逐渐明显。有研究表明，青春期前营养不足的儿童，在青春期供给充足的营养，可使其赶上正常发育的青年，而青春期营养不良，可使青春期推迟 1～2 年。

二、青少年的心理发育特点

青少年期是由儿童向成人过渡的时期。青少年从完全依赖家长和老师的帮助向独立自主地完成学习和其他活动任务，向独立地选择人生道路过渡。青少年感到自己已长大成人，这种"成人感"使中学生强烈要求自主独立，对成人过多的干涉表示反感。但是青少年完全独立是不可能的,这就形成了青少年独立意识与独立能力之间不同步的现象,在心理发展上构成了十分尖锐的矛盾。青少年能自觉地完成学习任务,但控制情感和行为的能力以及自我监督的能力还不强。青春期是一个人的个性迅速发展并趋于稳定的时期,青少年从没有形成自己的个性向形成稳定的个性心理过渡,青少年的兴趣、理想、性格等逐步形成明显的个性差异。

三、青少年的营养需要

1. 热能 在儿童时期,男孩和女孩对营养素需要的差别很小,从青春期生长开始,男孩和女孩的营养需要出现较大的差异。青春期由于生长代谢的需要和热能消耗的增加,青少年对热能的需要量也达到一生的高峰,其膳食热能推荐摄入量为男 2400 ~ 2900kcal/d、女 2200 ~ 2400kcal/d。

2. 蛋白质 青春期生长发育速度加快,组织生长需要大量的蛋白质,特别是在性成熟阶段和男孩肌肉发展过程中。因此,青少年膳食蛋白质应占总热能的 13% ~ 15%,每天男孩膳食蛋白质的推荐摄入量为75 ~ 85g、女孩为 75 ~ 80g。

3. 脂类 青春期是生长发育的高峰期,对热能的需要大大增加,因此一般不过度限制青少年对膳食脂肪的摄入。但脂肪摄入量过多将增加肥胖及成年后心血管疾病、高血压和某些癌症发生的危险性,因此,青少年脂肪适宜摄入量应占总热能的 25% ~ 30%,其中饱和脂肪酸、多不饱和脂肪酸和单不饱和脂肪酸的比例为 1:1:1。

4. 碳水化合物 青少年膳食中碳水化合物适宜摄入量占总热能的55% ~ 65%。保证适量碳水化合物摄入,不仅可以避免脂肪的过度摄入,同时会增加膳食纤维及具有健康效用的低聚糖的摄入,对预防肥胖及心血管疾病都有重要意义。但青少年应注意避免摄入过多的纯糖食品,特别是含糖饮料。

5. 钙 青春期是生长突增高峰期,为了满足骨骼突增高峰的需要,需要补充大量的钙。青少年钙的适宜摄入量为 1000mg/d,每日钙的摄入量最多不能超过 2000mg。奶和奶制品是钙的最好食物来源。

6. 铁 贫血是青春期女孩常见的疾病,女孩在月经期间,会丢失大量的铁,如不注意补充,容易出现缺铁性贫血,因此应特别注意。青少年各年龄的铁推荐摄入量列于表43。动物血、肝脏及红肉是铁的良好来源。豆类、黑木耳、芝麻酱中含铁也较丰富。

表 43　我国青少年膳食铁适宜摄入量 单位:mg/d

年龄/岁	AI	
	男	女
11 ~ 13	16	18
14 ~ 18	20	25

7. 锌　缺锌会导致食欲下降,严重时引起生长迟缓、性发育不良,因此,青少年应注意通过膳食补充锌。青少年膳食锌的适宜摄入量见表44。

表 44　我国青少年膳食锌适宜摄入量 单位:mg/d

年龄/岁	AI		UL	
	男	女	男	女
11 ~ 13	11.5	18.0	37.0	34.0
14 ~ 18	19.0	15.5	42.0	35.0

8. 碘　碘缺乏可导致甲状腺肿,尤其是青春期甲状腺肿发病率较高,应特别注意预防。青少年膳食碘推荐摄入量为 11 ~ 13 岁 120μg/d,14 ~ 18 岁为 150μg/d。碘摄入过多对身体有害,可引起高碘性甲状腺肿,青少年每日碘的摄入量不能超过 800μg。

9. 维生素 A　11 ~ 13 岁青少年膳食维生素 A 的推荐摄入量为 700μgRE/d,14 ~ 18 岁的青少年,男孩为 800μgRE/d、女孩为 700μgRE/d,每日维生素 A 摄入量不能超过 2000μgRE。

10. 维生素 B_1　维生素 B_1食物来源广泛,动物内脏如肝、心、肾,肉类、豆类和没有加工的粮谷类都含有丰富的维生素 B_1。11 ~ 13 岁青少年维生素 B_1推荐摄入量为 1.2mg/d,14 ~ 18 岁青少年,男孩每日需要摄入维生素 B_1 1.5mg/d,女孩则需要 1.2mg/d。维生素 B_1的摄入量每日不能超过 50mg。

11. 维生素 B₂ 青少年由于学习生活非常紧张，容易出现维生素 B₂缺乏。11～13 岁青少年膳食维生素 B₂ 推荐摄入量为 1.2mg/d，14～18 岁青少年，男孩每日需要摄入维生素 B₂为 1.5mg、女孩为 1.2mg。

12. 维生素 C 11～13 岁青少年膳食维生素 C 推荐摄入量为 90mg/d，14～18 岁青少年膳食维生素 C 推荐摄入量 100mg/d。新鲜蔬菜、水果富含维生素 C，是维生素 C 丰富的食物来源。

13. 维生素 D 11～13 岁青少年膳食维生素 D 推荐摄入量为 10μg/d，14～18 岁青少年膳食维生素 D 推荐摄入量为 5μg/d，每日维生素 D 的摄入量不能超过 20μg。

四、青少年的合理膳食

1. 谷类是青少年膳食中的主食，每天摄入 400～660g。

2. 保证足量的动物性食物及豆类食物的供给，鱼、禽、肉每日供给 150～175g，蛋类 50～75g，豆类 50g。

3. 牛奶或豆浆 250mL/d。

4. 保证蔬菜、水果的供给，每天蔬菜供给 300～550g，其中绿叶蔬菜不低于 300g，水果 50～100g。

5. 食糖 10g，烹调油 10～20g。

五、青少年应注意的营养问题

1. 不良的饮食习惯和行为

（1）早餐摄入不足和质量偏低：据调查显示，吃早餐的学生多在上午第三节课或放学时感到饥饿，其比例分别为 33.7% 和 30.8%，有 4.6% 和 13.8% 的学生在第一、二节课就有饥饿感，只有 17.1% 的学生在上午没有饥饿感。这与学生们早餐吃得简单，吃得不科学、不合理有关。我国膳食指南要求早餐摄入热能达到全天的 30%。由于早餐传统、家庭环境和早餐供应体制等诸方面影响，中国人特别是学生的早餐还普遍达不到一般的热能、营养要求。

健康早餐的选择原则为：以水分高、纤维素高的谷类食物为主，如全麦面包，以达到充饥、补充水分和热能的目的；搭配蔬菜、水果及适量的肉类，如一杯奶、一个煮鸡蛋等，以摄取足够的营养素；避免选择高热能、高脂肪、高糖或高盐分的食物。

（2）偏食与挑食：家长都知道偏食会引起儿童营养摄入失衡，对生长发育极为不利，但就是找不到很好的纠偏办法。即使求助于医生，似乎也难以达到预期的效果。其实，要纠正儿童偏食，关键是要找出孩子偏食的原因，只有消除了导致偏食的因素，偏食才可能得到有效的纠正。

（3）常光顾街边小食摊，不知不觉潜伏疾病：街边小食摊，特别是校门口的临时食摊，卫生条件差，食品易受灰尘、废气等带菌空气污染，加上有的油炸食品原料来源不明，正处于发育阶段的学生长期食用不洁净的油炸食品，后果将不堪设想。

2. 肥胖症　肥胖严重危害着人类健康，据医学统计：肥胖症者的心脏病、高血压、糖尿病发病率是正常体重者的 3 倍，动脉硬化的发病率是正常体重者的 2～3 倍，癌症的发病率是正常体重者的 2 倍。肥胖还可以引起如脑卒中、高脂血症、呼吸道疾病、皮肤病等多种疾病。另外，肥胖还缩短人类的寿命。

3. 龋齿　龋齿是人类广泛流行的一种慢性疾病，世界卫生组织已将龋齿列为 3 个重点防治疾病之一。龋病对人类口腔健康危害很大，如果不及时治疗，还会引起牙髓病变，产生剧烈的疼痛，影响食欲及睡眠。尤其在青少年中，龋齿的发生率是很高的，得了龋齿，会给少年儿童的口腔健康甚至全身健康造成很大危害。

4. 厌食症　厌食症主要表现为食欲缺乏，对食物无兴趣，食量明显减少，回避或拒绝进食（如强迫进食，抠抠引起呕吐），体重急速下降，精神萎靡，智力也会受到影响。厌食症以青春期少女最多见，其次为年轻女性。

在治疗青少年厌食症方面，主要有以下方法和措施：

（1）先带孩子到正规医院儿科或消化内科进行全面细致的检查，排除那些可能导致厌食的慢性疾病，排除缺铁、缺锌。

（2）饮食要规律，定时进餐，保证饮食卫生；生活规律，睡眠充足，定时排便；营养全面，多吃粗粮、杂粮和水果、蔬菜；节制零食和甜食，少喝饮料。

（3）改善进食环境，使孩子能够集中精力进食，并保持心情舒畅。

（4）家长应该避免过分关注孩子进食的行为；当孩子故意拒食时，不能迁就，如一两顿不吃，家长也不要担心，这说明孩子摄入的热能已经够了，到一定的时间孩子自然会要求进食；绝不能以满足要求作为让孩子进食的条件。

（5）加强体育锻炼，尤其是长跑、游泳等耗氧运动。

（6）不要盲目吃药，莫滥用保健补品；可以适当服用调理脾胃，促进消化吸收功能的中、西药，但要注意：一是要在儿科或消化专科就诊，不要听信游医、巫医的"甜言蜜语"；二是不要过分依赖药物，孩子的胃肠消化功能潜力很大。

如果严格按照以上几条去做，大部分孩子的厌食症是可以不药而愈的。

第七节　老年人的营养需要与合理膳食

人类的生命过程中，40 岁以前是发育、成熟时期，身体和精力都日渐旺盛；40～50 岁身体的形象与功能逐渐老化；60 岁以后衰老现象更为明显，身体各器官的功能以及精神状态都急剧改变。

根据 WHO 对年龄的划分，< 44 岁为青年，44～59 岁为中年，60～74 岁为年轻老人，> 75 岁为老年人，> 90 岁为长寿老人。我国习惯认为 60 岁以上为老年人。世界普遍认为 60 岁以上人口占 10% 或 65 岁以上占 7% 为老年型社会。按 2002 年的统计，中国 60 岁以上的老龄人已占总人口的 10% 以上，可以认为中国已进入老龄社会。

人们很关注加强老年保健、延缓衰老进程和防治各种老年常见病，营养不良或营养过剩、紊乱有可能加快衰老的速度。

一、老年人的生理特点

1. 细胞数量下降，主要表现为肌肉组织的重量减轻，出现肌肉萎缩，脂肪组织相对增加。

2. 身体水分减少，细胞内液减少，影响体温调节，老年人对环境温度改变的适应能力降低。

3. 骨组织矿物质和骨基质均减少，骨密度降低，骨强度下降。据报道，30～35 岁骨密度到达峰值，随后逐渐下降，70 岁时可减低20%～30%。妇女在绝经期后，因为雌激素分泌不足，骨质很快减低，10 年内骨密度可减少 10%～15%，易出现骨质疏松症，可能导致骨折。

4. 基础代谢降低。基础代谢大约比中年人降低 15%～20%，60 岁时比青少年降低 20%，70 岁时降低 30%。

5. 合成代谢降低，分解代谢增强，合成与分解代谢失去平衡。

6. 牙齿脱落而影响对食物的咀嚼和消化。消化液、消化酶及胃酸分泌减少，胃肠扩张和蠕动能力减弱，易发生便秘。感觉功能减退，对味、嗅、视等感觉都减退，食欲减退。

7. 心率减慢，心排血量减少，血管逐渐硬化，血管壁的弹性减低，造成外周阻力增大，血压升高，高血压病患病率随年龄增加而升高。

8. 脑、肾和肝脏功能及代谢能力均随年龄增加而有不同程度的降低。

9. 葡萄糖耐量随着年龄的增高而下降。胰岛素分泌能力减弱，组织对胰岛素的反应能力降低。

二、老年人的营养需要

1. 能量 老年人基础代谢降低，体力活动减少，能量摄入量也相应减少。50 岁以后比青年人减少 10%，60 岁以后减少 20%，70 岁以后减少 30%，每日热能摄入 1600～2000kcal 即可满足机体需要。平时有体力劳动的或参加体育活动的老年人应该适当增加能量的摄入量。

2. 蛋白质 老年人的分解代谢大于合成代谢，蛋白质的合成能力差，对蛋白质消化、吸收的能力减弱，蛋白质的实际摄入量是不足的。老年人摄取的蛋白质应该满足质优足量，其每日摄入量以 1.0～1.2g/kg，占总热能的 12%～14% 为宜。老年人的肝肾功能降低，过多的蛋白质可能增加肝肾的负担，故不必要摄入过多蛋白质。应该选择生物利用率高的优质蛋白质，每日需要摄入蛋、奶、鱼、肉等动物性食物。鱼类是老年人动物性蛋白质的最好来源之一，氨基酸模式较好，其生物学价值高，营养全面。大豆及其制品也是老年人最佳的选择之一，大豆及其制品品种很多，可选择性很大，也比较容易消化。老年人能量与蛋白质推荐摄入量见表45。

表 45　老年人能量与蛋白质推荐摄入量

年龄	能量/(MJ·d^{-1})		蛋白质/(g·d^{-1})	
	男	女	男	女
60~69 岁				
轻体力活动	7.95(1900)	7.53(1800)	75	65
中等体力活动	9.20(2200)	8.37(2000)	83	75
70~79 岁				
轻体力活动	7.95(1900)	7.11(1700)	75	65
中等体力活动	8.79(2100)	7.95(1900)	79	75
≥80 岁	7.75(1900)	7.11(1700)	75	65

注：括号中能量的单位是 kcal/d。

3. 脂类　脂肪在全日总能量中的百分比宜为 20%~30%，即脂肪供能约 450kcal。我国人民习惯使用植物油作为烹调油，必需脂肪酸可以从中达到要求。饱和脂肪酸不宜多于总能量的 10%。动物的瘦肉中也含有脂肪，老年人要控制食用畜肉。植物油中含有多不饱和脂肪酸。鱼类，尤其是海洋鱼类含有多种脂类，适于老龄人的脂肪需要，同时也可以提供优良的蛋白质。

老年人每日食物中的胆固醇含量不宜多于 300mg。要控制含胆固醇多的食物的摄入，如动物内脏、动物脂肪、鱼卵、奶油等。

4. 碳水化合物　老年人摄入的碳水化合物应占膳食总能量的 50%~60%。建议以淀粉类为主食，多选择粗杂粮，不宜使用蔗糖等简单的糖类。果糖易被吸收利用，但是果糖转变为脂肪的能力小于葡萄糖，故老年人宜多吃水果、蜂蜜等含果糖较多的食品。老年人应该多吃蔬菜、水果，增加膳食纤维的摄入，以利于增强肠蠕动，防止便秘。

5. 钙　老年人对钙的吸收利用率一般在 20% 左右，钙摄入不足使老年人出现钙的负平衡，以致发生骨质疏松症，尤其是老年女性。钙的推荐摄入量为 800～1000mg/d，钙的补充不宜过多，每日摄入钙的总量不应超过 2g。应以食物钙为主，牛奶及奶制品是最好的钙的来源，其次为大豆及豆制品、海带、虾皮等。草酸影响钙的吸收，含草酸较高的食物不宜多食用。

6. 铁 老年人对铁的吸收利用能力下降，造血功能减退，血红蛋白含量减少，易出现缺铁性贫血。铁的推荐摄入量为 12mg/d。血红素铁吸收率在 20% 左右，大大高于植物中铁的吸收率，故应选择血红素铁含量高的食品(如动物肝脏等)，同时还应多食用富含维生素 C 的蔬菜、水果，以利于铁的吸收。

7. 维生素 A 维生素 A 的推荐摄入量为 800μgRE/d。胡萝卜素是我国居民膳食维生素 A 的主要来源。应注意多食用红、黄、绿色蔬菜和水果。

8. 维生素 D 老年人户外活动减少，易出现维生素 D 缺乏而影响钙、磷吸收及导致骨骼矿化，发生骨质疏松症。老年人维生素 D 的推荐摄入量为 10μg/d。

9. 维生素 E 膳食维生素 E 的推荐摄入量为 30mg/d，但是不应超过 300mg/d。每摄入 1g 多不饱和脂肪酸，应摄入 0.6mg 维生素 E。

10. 维生素 B_1 老年人对维生素 B_1 利用率降低，因此摄入量应达到 1.3mg/d。富含维生素 B_1 的食物有肉类、豆类及各种粗粮。

11. 维生素 B_2 维生素 B_2 的推荐摄入量与维生素 B_1 相同，为 1.3mg/d。

12. 维生素 C 维生素 C 可促进胶原蛋白的合成，保持毛细血管的弹性，降低脆性，防止老年血管硬化，并可降低胆固醇、增强免疫力、抗氧化，因此老年人应摄入充足的维生素 C，其推荐摄入量为 130mg/d。

三、老年人的膳食指南

1. 饮食多样化 食物要粗细搭配，摄入一定量的粗粮、杂粮，它们比精粮含有更多的维生素、矿物质和膳食纤维。吃多种多样的食物才能利用食物营养素互补的作用，达到全面营养的目的。

2. 选择易消化的食物，利于吸收利用 不要因为牙齿不好而减少或拒绝食用蔬菜和水果，可以将蔬菜切细、煮软以及将水果切细，使之容易咀嚼和消化。膳食纤维能促进肠蠕动，起到预防老年性便秘的作用。膳食纤维还能改善肠道菌群，使食物容易被消化、吸收。

3. 适度参加体力活动，保持能量平衡　老年人基础代谢下降，容易发生超重或肥胖。肥胖将增加发生非传染性慢性病的可能，老年人要积极参加适宜的体力活动或运动，以改善其各种生理功能。

4. 每天饮用牛奶或食用奶制品　牛奶及其制品是钙的最好食物来源，摄入充足的奶类有利于预防骨质疏松症和骨折。虽然豆浆含钙量较多，但其远不及牛奶，因此不能以豆浆代替牛奶。

5. 吃大豆或其制品　大豆含蛋白质丰富，对老年妇女尤其重要的是其丰富的生物活性物质大豆异黄酮和大豆皂苷，可抑制体内脂质过氧化、减少骨丢失，增加冠状动脉和脑血流量，预防和治疗心脑血管疾病和骨质疏松症。

6. 适量食用动物性食品　禽肉和鱼类脂肪含量较低，较易消化，适于老年人食用。

7. 饮食宜清淡、少盐　选择用油少的烹调方式如蒸、煮、炖，避免摄入过多的脂肪导致肥胖。少用各种含钠高的酱料，避免过多的钠摄入引起高血压。

第十二章　常用食材的营养成分和特点

食物营养价值的高低，取决于食物中营养素的种类是否齐全、数量的多少、相互比例是否适宜以及是否容易消化吸收。不同食物因营养素的构成不同，其营养价值也各不相同，即使是同一种食物，由于品种、部位、产地和烹调加工方法等的不同，其营养价值也存在一定差异，一般从营养素的种类及含量、营养素的质量和营养素在加工烹调储存过程中的变化等方面来衡量食物的营养价值。

第一节　谷　类

谷类包括稻米、小麦、玉米、高粱、燕麦、荞麦等。谷类是我国居民常见的主食，其所提供的能量占膳食总能量的一半以上，也是中国人平衡膳食模式的重要特征。

一、谷粒的构造及营养素分布

谷类籽粒都有相似的结构，粮谷的最外层是种皮，种皮内是谷皮，谷皮里面是一层由多角形细胞构成的糊粉层，其中包含占谷粒大部分的胚乳。

谷粒的营养素分布：胚芽和谷皮中含有各种酶，如 α - 淀粉酶、β - 淀粉酶、蛋白酶、脂肪酶和植酸酶等。储存粮谷时，条件适合酶的活动，易引起谷物变质。谷皮含纤维素、半纤维素和戊聚糖、灰分较多，含有一定量的蛋白质、脂肪和维生素，完全不含淀粉。介于皮层和胚乳淀粉细胞之间的是糊粉层，此层约为谷粒的 6% ~ 7%，营养素含量相对较高，含有较多的脂肪、蛋白质和糖，灰分的含量比皮层高，纤维素含量较少，故在营养上有重要的意义。但此层在高精度加工时易与谷皮同时混入糠中而被除去，胚乳内部是淀粉细胞，约占籽粒质量的

87%，整个籽粒所含淀粉全部集中在胚乳中，蛋白质居第二位，脂肪、灰分及粗纤维则很少。胚位于谷粒的一端，占全谷粒的 2%～3%，胚中富含蛋白质、脂肪、可溶性糖和维生素等，其营养价值很高，酶活性也强，如谷粒留胚多则易变质。

二、谷类的营养成分和特点

谷类食品主要包括小麦、大米、小米、玉米、高粱等。它们可以被加工成各种食品，作为人们的主要食物。特别是在中国人的膳食结构中，谷类食品是食品蛋白质和能量的主要来源，人体每天摄取的能量的 60%～80%、蛋白质需要量的 50% 以上是从谷类食品中得到的。同时，谷类食品还是 B 族维生素和一些矿物质的主要来源。谷粒籽粒中各种营养成分的含量，由于品种、气候、土壤和施肥等情况的不同，在不同种类粮食之间相差很大。

谷类食品所含的蛋白质在 7%～16%。一般来说，谷类蛋白的生理价值不高，有几种必需氨基酸如赖氨酸、苯丙氨酸和蛋氨酸含量偏低。赖氨酸通常为谷类蛋白质中的第一限制氨基酸。

谷物中的糖类主要是淀粉，占谷类总量的 70%～80%，还有糊精、戊聚糖、葡萄糖和果糖等。主要集中在胚乳的淀粉细胞内，糊粉层伸入胚乳淀粉细胞间也有少量粒度细的淀粉。糯米的淀粉几乎全部是支链淀粉，还含有少量的纤维素、半纤维素及可溶性糖。

谷类食品中脂肪含量较低，仅 1%～3%，玉米和小米可达 4%，主要含于胚芽及糊粉层。其中不饱和脂肪酸占 80% 以上，主要为油酸、亚油酸和棕榈酸，并含有少量的植物固醇、磷脂、糖脂、蜡质等。米糠油含的植物固醇有防止动脉粥样硬化的作用。

谷类是膳食中的 B 族维生素的重要来源，大部分存在于胚芽和谷皮中，以维生素 B_1、烟酸较多，还有少量维生素 B_2、维生素 E 等。谷类尤其是玉米中的烟酸主要以结合型存在，只有在碱性环境下才能变成游离型，被人体吸收利用。谷类食物不含维生素 C、维生素 A 和维生素 D。

谷类食物中无机盐含量在 1.5%～3%，集中在谷皮、糊粉层和胚芽里，有磷、钙、铁、铜、钴、锌、硒、锰、铬等。但是谷类食物中含有较多的植酸，磷、钙中一部分形成植酸钙镁盐，几乎不能被身体吸收利用。

三、常见谷类及制品

1. 大米

（1）营养特点：大米主要包括籼米、粳米，是我国南方人民的主食。大米是碳水化合物的主要来源。加工后的糙米中矿物质、B 族维生素（特别是维生素 B_1）以及膳食纤维含量都较精米中的高。大米也是提供 B 族维生素的主要食物。

（2）食用功效：大米是预防脚气病、消除口腔炎症的重要食物，并且具有补脾、和胃、清肺功效。制作大米粥时不要放碱，因为碱能破坏大米中几乎全部的维生素 B_1。我国民间"捞饭"的烹调方式也不可取，因为"捞饭"会损失掉大量维生素。不能长期食用精米。

2. 小麦

（1）营养特点：小麦经加工制成面粉，面粉是我国北方人民的主食，其营养价值很高，含有丰富的碳水化合物、B 族维生素和矿物质。全麦面粉是用整粒小麦磨制的，它含有麸皮、胚乳和麦芽的全部营养；精面粉仅含胚乳，因此缺少部分 B 族维生素、钙和铁等营养元素。小麦的蛋白质含量比大米稍高。

（2）食用功效：小麦在我国主要用来加工成面粉，制作各种面食，如馒头、面包、饺子、面条、烙饼、蛋糕及油炸食品等。我国各地的面制品的品种繁多，风格各异，但加工出的成品都有一个共同的特点，即不能长期储存，这是由于中国传统食品的主要加工方式蒸和煮是在水分较大的情况下使淀粉糊化，糊化后的食品如馒头和饺子，含水量较高，在常温下淀粉极易回生。

3. 小米

（1）营养特点：小米又称粟米，由于小米不需精制，因此保存了许多的维生素和矿物质，小米中的维生素 B_1，可达大米的几倍；小米中的矿物质含量也高于大米。小米的蛋白质营养价值并不理想，因为其赖氨酸含量过低而亮氨酸含量又过高，所以应注意搭配食用以提高其营养价值。

（2）食用功效：小米富含维生素 B_1、维生素 B_2 等，故具有防止消化不良及口角生疮的功能。中医认为小米味甘咸，有清热解渴、健胃除湿、和胃安眠等功效。小米常熬成粥食用。

4. 糯米

（1）营养特点：糯米又叫江米，是家常食用的粮食之一，因其香糯软滑，民间常将其制成各种风味小吃。糯米富含支链淀粉和 B 族维生素。

（2）食用功效：糯米能温暖脾胃、补益中气，对脾胃虚寒、食欲不佳、腹胀腹泻有一定缓解作用。糯米有收涩作用，对尿频、自汗有较好的食疗效果。糯米性黏滞，难以消化，故不宜一次食用过多，老年人、小孩食用时应注意预防噎食。

5. 黑米

（1）营养特点：黑米是稻米中的珍贵品种，属于糯米类，含有丰富的营养，具有很好的滋补作用。黑米所含锰、锌、铜等矿物质大多比大米高 1～3 倍，更含有大米所缺乏的维生素 C、叶绿素、花青素、胡萝卜素及强心苷等特殊成分，因而黑米比普通大米更具营养。

（2）食用功效：多食用黑米具有开胃益中、健脾暖肝、明目活血、滑涩补精之功效，对于少年白发、妇女产后虚弱、病后体虚以及贫血、肾虚等均有很好的补养作用。黑米的米粒外部由一层坚韧的种皮包裹，不易煮烂，故食用黑米前，应先将其浸泡一段较长的时间。将黑米煮烂，其中的营养成分才能完全被释放出来。

6. 燕麦

（1）营养特点：燕麦即莜麦，是一种低糖、高营养、高热能的食品。现代加工工艺将燕麦制成麦片，使其食用更加方便，口感也得到了很好的改善。燕麦富含 B 族维生素、矿物质以及膳食纤维等。

（2）食用功效：经常食用燕麦对糖类和脂肪类的代谢具有调节作用，可以有效地降低人体中的胆固醇，对心脑血管病起到一定的预防作用。经常食用燕麦对糖尿病也有非常好的功效。燕麦粥有通便的作用，这是因为它含有丰富的膳食纤维，而且维生素 B_1、维生素 B_{12} 含量也很丰富。燕麦一次不宜食用太多，以免造成胃痉挛或胀气。

7. 薏米

(1)营养特点：薏米，又名薏苡仁、薏仁、六谷米等。薏米具有容易消化、吸收的特点。薏米含有多种维生素和矿物质，特别是硒元素和维生素 E。

(2)食用功效：经常食用薏米食品有促进新陈代谢和减轻胃肠负担的作用，对慢性肠炎、消化不良等症有较好的疗效。薏米还能增强肾功能，并有清热利尿作用，因此对水肿患者也有一定疗效。薏米适合一般人食用，尤其适于体弱、消化功能不良的人。便秘、尿多者及孕早期的妇女应忌食。

8. 玉米

(1)营养特点：玉米又名苞谷，是粗粮中的佳品。玉米富含维生素 C、维生素 B_6 和膳食纤维，玉米胚芽中含有丰富的油脂和维生素 E 等营养成分。

(2)食用功效：玉米具有刺激胃肠蠕动、加速粪便排泄的功能，可防治便秘、肠炎、肠癌等。玉米富含维生素 C 等营养物质，能增强人体新陈代谢、调节神经系统、延缓产生皱纹，此外还有调中开胃及降血脂、降低血清胆固醇的功效。

9. 红薯 严格地说，红薯不属于谷类，但因红薯常与谷类当中的玉米、高粱等统称为粗粮，所以将其归在此章节介绍。

(1)营养特点：红薯，又称白薯、番薯、地瓜、山芋等，在植物学上的正式名称为甘薯。红薯味道甜美，富含纤维、胡萝卜素等营养成分，还含有独特的生物类黄酮成分。

(2)食用功效：红薯含有独特的生物类黄酮成分，能有效预防乳腺癌和结肠癌的发生。红薯对人体器官黏膜有特殊的保护作用，可抑制胆固醇沉积，保持血管弹性，防止肝肾中的结缔组织萎缩。红薯是一种理想的减肥食品，它的热量只有大米的三分之一，而且还富含纤维素和果胶。红薯一次不宜食用过多，其在胃中产酸，胃溃疡患者不宜食用。红薯可以加工成粉条食用，但制作过程中往往会加入明矾，若食用过多会导致铝在体内蓄积，不利于健康。

第二节 豆 类

一、豆类的营养成分和特点

豆类蛋白质含量在 20%～40%，显著高于谷类。豆类蛋白质中含有人体所需的各种必需氨基酸，尤其是蛋白质组成中较高的赖氨酸可以与谷物蛋白质互补，但是豆类中蛋氨酸等含硫氨基酸含量较低。

豆类中碳水化合物的主要成分是淀粉，占碳水化合物总量的75%～80%。大豆中淀粉含量低，其主要成分是蛋白质和油脂，碳水化合物中阿拉伯半乳聚糖和半乳糖含量分别占了 3.6% 和 2.3%。花生中约 1/3 的碳水化合物是淀粉。豆类中寡聚糖的含量比谷物高。

除了大豆和花生外，其他豆类的脂肪含量较低，一般为 0.5%～2.5%，主要脂肪酸为亚油酸、亚麻酸、油酸及软脂酸，其中不饱和脂肪酸含量高于饱和脂肪酸。

豆类中维生素和矿物质的含量较高，富含维生素 B_1、维生素 B_2 和烟酸，其中维生素 B_1 及维生素 B_2 含量均高于禾谷类或某些动物食品，被视为维生素 B_1 的最佳来源。而发芽籽粒中维生素 C 含量丰富，可作为一年四季的常备蔬菜。钙、磷、铁、锌等矿物质的含量较高，钠含量低，是人体矿物质的重要来源。

二、常见豆类及其制品

1. 大豆

（1）营养特点：大豆含有 35%～40% 的蛋白质，是天然食物中含蛋白质最高的食品。其氨基酸组成接近人体需要，且富含谷类蛋白较为缺乏的赖氨酸，是谷类蛋白互补的天然理想食品。大豆蛋白是优质蛋白。大豆含脂肪 15%～20%，其中不饱和脂肪酸占 85%，以亚油酸为最多，达 50% 以上。其豆油中含 1.6% 的磷脂，并富含维生素 E。黄豆含碳水化合物 25%～30%，其中一半为可供人体利用的淀粉、阿拉伯糖、半乳聚糖和蔗糖，另一半为不能被人体消化、吸收的棉籽糖和水苏糖，可引起腹胀，但有保健作用。大豆含有丰富的钙、维生素 B_1 和维生素 B_2。大豆中含有一些特殊的物质，分别介绍如下。

①蛋白酶抑制剂：大豆粉中含有此种因子，其中以抗胰蛋白酶因子最为普遍。其对人胰蛋白酶活性有部分抑制作用，可影响机体对蛋白质的消化，对机体生长产生一定影响。加热可将其去除。

②大豆低聚糖：大豆可引起胀气，主要是大豆低聚糖的作用。大豆低聚糖是由半乳糖、葡萄糖、果糖组成的支链杂糖，是生产浓缩和分离大豆蛋白时的副产品。大豆低聚糖可不经消化直接进入大肠，可为双歧杆菌所利用并有促进双歧杆菌繁殖的作用，可改善肠道菌群结构，具有通便等效果，对人体有利。

③植酸：影响钙、铁、锌等矿物质吸收。

④皂苷和异黄酮：是大豆苦涩味的来源，具有溶血作用。此两类物质有抗氧化、降低血脂和血胆固醇的作用。大豆皂苷可抑制肿瘤细胞生长，抑制血小板和血纤维蛋白减少，抑制内毒素引起的纤维蛋白聚集以及凝血酶引起的血纤维蛋白形成。此外，大豆皂苷还有抗病毒和调节免疫力的作用。大豆异黄酮也有抑癌和保护心血管的作用，而且与女性健康关系密切，可防治乳腺癌以及改善绝经后潮热症状和骨质疏松。

⑤植物红细胞凝集素：是一种能凝集人和动物红细胞的蛋白质，可影响动物生长。加热即被破坏。

（2）食用功效：大豆的营养价值很高，其中的多种成分具有良好的保健功能，这使得黄豆成为营养领域的研究热点之一。大豆宜加工制成豆制品后食用，这样可以破坏大豆中绝大部分抗营养物质，还可以提高蛋白质的消化率。

2. 红豆

（1）营养特点：红豆含有丰富的蛋白质、维生素 B_1、维生素 B_2 及多种矿物质，还含有丰富的膳食纤维及一定量的淀粉。

（2）食用功效：红豆具有清热解毒、健脾益胃、利尿消肿、通气除烦等功能，可治疗小便不利、脾虚水肿等症。将红豆煮汤食用，对水肿、小便困难等起食疗作用，还能辅助治疗肝硬化、肝腹水，补体虚；红豆与冬瓜同煮后的汤汁是消除全身水肿的食疗佳品。

3. 绿豆

（1）营养特点：绿豆又名青小豆，为豆科植物绿豆的种子，是我国传统的豆类食物。绿豆中的多种维生素以及钙、磷、铁等矿物质含量都高于粳米。其所含的蛋白质主要为球蛋白类，属完全蛋白质。

（2）食用功效：绿豆不仅营养丰富，而且还是夏日解暑佳品。绿豆的另一重要药用价值是解毒。经常在有毒环境下工作或接触有毒有害物质的人，应经常食用绿豆来帮助解毒。此外，绿豆还含有降血压及降血脂的功能。

4. 豆制品　常见的豆制品主要有豆腐、豆浆和豆芽等。早在两千多年前，中国人就会制作豆腐了。豆腐的制作方法是将大豆加水浸泡，然后磨浆、过滤，加水煮沸，再加蛋白沉淀剂（盐卤或石膏）使蛋白质凝固沉淀，最后加压去水而成。豆腐还可进一步压制成豆腐干、豆腐皮。大豆加工后，蛋白质消化率可明显提高。大豆的蛋白质消化率为65.3%，而豆腐达92.7%。豆芽是把豆类放在避光的环境下使之发芽而成的。人们常将黄豆和绿豆发成豆芽食用。豆芽富含维生素C及游离氨基酸。

（1）豆腐：豆腐的蛋白质含量丰富，且属于优质蛋白质，故豆腐又有"植物肉"的美称。豆腐中的蛋白质是最容易被人体消化、吸收的。豆腐含有丰富的维生素及矿物质，特别是其在制作过程中加入了石膏，因而钙的含量大大增加。而且，在制作豆腐的过程中，其含有的抗营养成分充分被破坏。

经常吃豆腐可以改善机体蛋白质营养状况，促进机体代谢，增强免疫力。还可以预防高脂血症、高血压病、脑卒中、动脉硬化等病症。豆腐的含糖量很低，非常适合糖尿病患者及肥胖的人食用。豆腐不足之处是其所含的大豆蛋白中的蛋氨酸的含量相对偏低，可以将其与谷类等混合食用，以发挥蛋白质互补作用，提高蛋白质利用率。

（2）豆浆：豆浆是我国人民喜爱的一种食品，享有"植物奶"的美誉。大豆在制成豆浆的过程中，细胞壁被破坏，汁液大量流出，使得豆浆中的蛋白质更容易被人体消化、吸收。豆浆中的矿物质含量非常丰富，其钙含量约为牛奶中的一半，而铁含量却是牛奶的12倍。豆浆还含有丰富的维生素，特别是维生素E。

豆浆是一种很好的代乳品。经常饮用豆浆可以预防高脂血症、高血压、脑卒中、动脉硬化、血栓、脂肪肝等病症。豆浆中丰富的维生素，能够强化细胞、延缓机体衰老。但豆浆一定要经过充分加热后才可饮用，因为这样才可以破坏其中的抗营养成分。而且在饮用豆浆时，尽量不要加入过多的糖。

（3）豆芽：豆类发芽时其内部贮存的部分淀粉和蛋白质在酶的作用下被分解，因而其淀粉和蛋白质利用率大大提高。豆芽中所含的热量较低，水分和膳食纤维较高。在发芽过程中，由于酶的作用，更多的钙、磷、铁、锌等矿物质元素被释放出来，这又提高了豆芽中矿物质的利用率。发芽后，除维生素 C 大量增加外，B 族维生素也成倍地增加。

绿豆芽有清热解毒，利尿除湿，解酒毒、热毒的作用。绿豆芽纤维较粗，不易被消化，且性偏寒，所以脾胃虚寒之人不宜久食。

第三节　坚果类

坚果是人们休闲、接待嘉宾、馈赠亲友时的常见食品，是较好的零食和餐饮原料，也可以与大豆、杂粮等一起做成杂粮粥，与主食一起搭配食用，是膳食的有益补充。中国居民膳食指南建议适量吃坚果。

一、坚果的营养成分和特点

坚果类是维生素 E 和 B 族维生素的良好来源，包括维生素 B_1、维生素 B_2、烟酸和叶酸。坚果富含钾、镁、磷、钙、铁、锌、铜等营养成分，是多种微量元素的良好来源。坚果中钾、镁、锌、铜等元素含量特别高，在其营养价值中具有重要意义。坚果是种子类食物，其中富含多种植物化学物。其表皮涩味较浓，果肉也有淡淡的涩味，涩味主要来自植酸和多酚类物质。此外，坚果还含有磷脂、植物固醇、木酚素等。

二、常见坚果类及其制品

1. 芝麻 芝麻中含有丰富的营养，芝麻的油脂含量高达61.7%左右，以油酸、亚油酸、棕榈酸、甘油酯为主要成分；含蛋白质21.9%，氨基酸种类与瘦肉相似；还含有芝麻素、芝麻酚、卵磷脂、蔗糖、多缩戊糖及钙、磷、铁等物质和维生素A、维生素D、维生素E等。芝麻含钙量比蔬菜和豆类都高得多，仅次于虾皮。芝麻含铁量比猪肝高1倍。

芝麻中含有大约1%的芝麻木聚糖，具有强大的抗氧化、抑制胆固醇的形成，以及促进乙醛分解的作用，对于防止器官老化、动脉硬化、心肌梗死等更年期症状以及皮肤粗糙和皱纹出现等有明显效果。芝麻含钙量高，对骨骼、牙齿的发育都大有益处。芝麻含铁量高，经常食用不仅对调整偏食、厌食有积极的作用，还能治疗和预防缺铁性贫血。

2. 花生 花生又名落花生、地果、唐人豆。花生滋养补益，有助于延年益寿，所以民间又称其为"长生果"。花生含有大量的蛋白质和脂肪。花生含脂肪50%左右，特别是不饱和脂肪酸的含量很高，大部分为亚油酸。花生含有胆碱、维生素A、B族维生素、维生素E、维生素K、硒及钙等20多种微营养素。

花生中的维生素K有止血作用。花生红衣的止血作用比花生仁更高出50倍，对多种出血性疾病都有良好的止血功效。但是，由于花生能增进血凝，促进血栓形成，故血黏度高或有血栓的人不宜食用。此外，花生含有丰富的谷氨酸、不饱和脂肪酸、蛋氨酸及天冬氨酸，有增强记忆力的作用，儿童食之可促进脑细胞发育，对中老年人亦有很强的滋补保健和延年益寿作用，尤其可防老年痴呆。

花生霉变后含有大量致癌物质黄曲霉毒素。

3. 瓜子 瓜子是人们生活中不可缺少的零食，深受欢迎，品种主要有葵花子、西瓜子、南瓜子等。瓜子的蛋白质含量较高，热量较低，不含胆固醇，还含有丰富的铁、锌、钙、钾、镁等矿物质。瓜子还是维生素B_1和维生素E的良好来源。

葵花子具有防止发生贫血，降低结肠癌的发病率的作用。葵花子中丰富的钾元素对保护心脏功能，预防高血压非常有益，葵花子中所含的植物固醇和磷脂，能够抑制人体内胆固醇的合成，防止动脉硬化。现代研究发现，葵花子中含的维生素 B$_1$ 有调节脑细胞代谢、改善其抑制功能的作用，可用于催眠。葵花子富含维生素 E 及精氨酸，对维护性功能和精子的质量有益，而且可以提高人体免疫功能。西瓜子含有的不饱和脂肪酸有降低血压的功效，并有助于预防动脉硬化。

长时间嗑瓜子会伤津液，导致口干舌燥，甚至引起口腔黏膜损伤、溃疡等。不要给婴幼儿食用瓜子类的食品，以免掉进气管，引起窒息发生危险。

4. 杏仁 杏仁的营养价值十分均衡，含蛋白质 23%～27%、粗脂肪 50%～60%、糖类 10%，还含有丰富的 B 族维生素、维生素 C、维生素 E 等。此外，杏仁中含有多种具有特殊生理作用的植物成分，如杏仁苷、类黄酮等。

5. 栗子 栗子含糖及淀粉高达 62%～70%，而且含有蛋白质、脂肪、B 族维生素等多种营养素。板栗含有丰富的不饱和脂肪酸和维生素、矿物质。因为板栗所含的糖分比较高，故一次不宜食用太多，尤其是糖尿病患者。

6. 核桃 核桃营养价值很高，含有丰富的蛋白质、脂肪。脂肪中的主要成分是亚油酸甘油酯，食后不但不会使胆固醇升高，还能减少肠道对胆固醇的吸收。核桃中还含有丰富的锌元素、B 族维生素和维生素 E。

7. 松子 松子营养价值很高，含有丰富的蛋白质、脂肪，钙、磷、锰等矿物质以及维生素 E 等。松子中维生素 E 含量高达 30%。

第四节　蔬菜类

一、蔬菜的营养成分和特点

蔬菜是人们日常的重要食物，在膳食中占有较大比例。蔬菜富含人体所需的维生素、无机盐和膳食纤维等，对增进食欲、维持肠道正常功能及丰富膳食多样化都有重要意义。

新鲜的蔬菜中，水占绝大部分，它是维持蔬菜正常生理活性和新鲜品质的必要条件，也是蔬菜的重要品质特性之一。蔬菜所含的糖类包括可溶性糖、淀粉及膳食纤维。含糖较多的蔬菜有胡萝卜、西红柿、南瓜和甜薯。根茎类蔬菜含有较多淀粉，如土豆、山药、芋头等。

蔬菜所含的纤维素、半纤维素、木质素和果胶是人们膳食纤维的主要来源，纤维素和表皮的角质层，对果实起保护作用。蔬菜中含纤维素太多时，吃起来感到粗老、多渣。

蔬菜是人体维生素的重要来源之一。包括胡萝卜素（维生素 A 原）、维生素 B_1、维生素 B_2、维生素 C、维生素 D、烟酸等。胡萝卜素含量与蔬菜颜色有关，凡绿叶菜和橙黄色菜都有较多的胡萝卜素。各种新鲜蔬菜均含维生素 C，辣椒含极丰富的维生素 C、烟酸及胡萝卜素。一般瓜茄类中维生素 C 含量低，但苦瓜高。在蔬菜代谢旺盛的叶、花、茎内维生素 C 含量丰富，一般深绿颜色蔬菜维生素 C 含量较浅色蔬菜高，叶菜中的含量较瓜菜中高。蔬菜在储藏、烧煮时，维生素 C 极易被破坏。

蔬菜中含有丰富的钙、磷、钾、镁和微量铜、铁、碘、钴、钼、氟等元素，是膳食中无机盐的主要来源。每 100g 绿叶蔬菜一般含钙在 100mg 以上，含铁 1~2mg。各种蔬菜中，以叶菜类含无机盐较多，尤以绿叶菜更为丰富。但由于含有草酸，蔬菜的钙、铁吸收率不高，且还影响其他食物中钙和铁的吸收。草酸能溶于水，故食用含草酸多的蔬菜（如蕹菜、厚皮菜、苋菜、折耳菜）时，可先在开水中烫一下，去除部分草酸，以利钙、铁的吸收。

蔬菜中蛋白质含量低，只有 1%~3%，且赖氨酸、蛋氨酸含量低，其质量也不如动物蛋白。另外蔬菜中脂肪含量也很低。

蔬菜中除了含有丰富的营养外，还含有多种其他化学成分，如芳香物质、有机酸（苹果酸、柠檬酸、酒石酸和琥珀酸、延胡索酸等）、色素（叶绿素、类胡萝卜素、花青素、花黄素等），还含有一些酶类（萝卜中的淀粉酶、菠萝和无花果中的蛋白酶）、杀菌物质（大蒜素）和具有特殊功能的生理活性成分（如黄酮等）。

野菜在我国资源丰富，种类繁多，它们在营养上最重要的特点是维生素和矿物质的含量特别高，如荠菜每 100g 含钙达 294mg，含维生素 C 43mg。

二、常见蔬菜

1. 萝卜 萝卜营养丰富，有很好的食用、医疗价值。萝卜中的 B 族维生素和钾、镁等矿物质有助于降低血脂、软化血管、稳定血压，可预防冠心病、动脉硬化、胆石症等疾病。萝卜种类繁多，生吃、熟吃均可。萝卜还是一味中药材，其性凉味辛甘，可消积滞、化痰清热、下气宽中、解毒。服用人参、西洋参时最好不要同时吃萝卜，以免降低药效，起不到补益效果。

2. 胡萝卜 胡萝卜中含有大量的类胡萝卜素，特别是 β-胡萝卜素，它可在体内转化为维生素 A，具有促进机体正常生长发育、防止呼吸道感染、保持视力、治疗夜盲症和眼干燥症等功能。β-胡萝卜素能增强人体免疫力，有抗癌作用，并可减轻癌症患者的化疗反应，对多种脏器有保护作用。此外，还含有丰富的 B 族维生素、维生素 C 以及多种矿物质。胡萝卜内含琥珀酸钾，有助于防止血管硬化，降低胆固醇，对防治高血压有一定效果。由于 β-胡萝卜素是脂溶性物质，故胡萝卜应用油炒熟或和肉类一起炖煮后再食用，以利于其中胡萝卜素的吸收。

3. 莲藕 莲藕微甜而脆，可生食也可熟食。莲藕含有丰富的维生素 C、维生素 K、膳食纤维以及铁元素。莲藕中还含有一定量的淀粉，故常制成藕粉食用。莲藕含铁量较高，特别适合缺铁性贫血患者食用。莲藕中丰富的维生素 K，具有收缩血管和止血的作用，对于淤血、吐血、衄血、尿血、便血患者以及产妇极为适合。莲藕的含糖量不是很高，又含有大量的维生素 C 和食物纤维，故常将藕粉作为肝病、便秘、糖尿病等患者的补益食品。藕粉也可作为老幼妇孺、体弱多病者上好的食品和滋补佳珍。

4. 百合 百合含有丰富的维生素 C、膳食纤维以及硒、铜等微量元素。此外，百合中还含有多种生物碱。由于百合含淀粉较多，也可制成百合粉食用。百合是著名的保健食品和常用中药。经常食用百合有润肺、清心、调中之效，可止咳、止血、开胃、安神。百合中的生物素、秋水碱等多种生物碱和营养物质有良好的营养滋补功效。百合中的硒、铜等微量元素能抗氧化、促进维生素 C 吸收，可显著抑制黄曲霉毒素的致突变作用，临床上常用于白血病、肺癌、鼻咽癌等肿瘤的辅助治疗，有助于增强体质，抑制肿瘤细胞生长，减少放疗反应。

5. 洋葱 洋葱为百合科草本植物,又名葱头、圆葱。洋葱中含有植物杀菌素如大蒜素等,因而有很强的杀菌能力。洋葱中含有的前列腺素 A_1 能扩张血管、降低血液黏度,因而具有降血压、增加冠状动脉血流量、预防血栓形成的作用。经常食用对高血压病、高脂血症和心脑血管疾病患者都有保健作用。

6. 菠菜 菠菜不仅含有大量的 β-胡萝卜素、维生素 E、硒和铁,也是维生素 B_2、叶酸、铁和钾的极佳来源。

糖尿病患者,尤其是 2 型糖尿病患者,经常吃些菠菜有利于保持血糖稳定。其丰富的维生素能够防止口角炎、夜盲症等多种维生素缺乏病的发生。菠菜中含有大量的抗氧化剂如维生素 E 和硒元素,具有抗衰老、促进细胞增殖作用,而且能激活大脑功能,增强青春活力,有助于防止大脑的老化,防治老年痴呆。菠菜最好不要直接烹调,因为它含有较多草酸,草酸会妨碍机体对钙、锌、铁的吸收,宜先用沸水漂烫,捞出再炒或凉拌。

7. 芹菜 芹菜是常用蔬菜之一,含有丰富的铁元素及膳食纤维,并且具有特殊的挥发性物质,使其别具芳香,深受人们喜爱。

芹菜是辅助治疗高血压病及其并发症的首选食品。芹菜对于缺铁性贫血、血管硬化、神经衰弱、糖尿病亦有辅助治疗作用。芹菜的叶、茎含有挥发性物质,能增强人的食欲。经常吃芹菜,可以中和尿酸及体内的酸性物质,对预防痛风有较好效果。

芹菜有降血压作用,故血压偏低者慎用。

8. 竹笋 竹笋富含 B 族维生素,具有低脂肪、低糖、多纤维的特点。

由于竹笋中的纤维可以吸附大量油脂,可以降低胃肠黏膜对脂肪的吸收和积蓄,故竹笋尤其适合肥胖患者食用。由于竹笋富含烟酸、纤维素等,能促进肠道蠕动、帮助消化、消除积食、防止便秘,故有一定的预防消化道肿瘤的功效。食用前应先用开水焯,以去除笋中的草酸。竹笋中含有较多的草酸,会影响人体对钙的吸收,不适于儿童及有尿路结石者食用。有些人还可能对竹笋过敏。

9. 茄子 茄子是餐桌上为数不多的紫色蔬菜。茄子中有丰富的维生素 C 和 B 族维生素。茄子中丰富的烟酸,可软化微细血管,防止小血管出血,对高血压病、动脉硬化、咯血、紫癜(皮下出血、淤血)及坏血病患者均有辅助治疗作用。茄子纤维中所含的维生素 C 和皂苷，具有降低胆固醇的功效。

10. 青椒 青椒别名很多，如大椒、甜椒、灯笼椒、柿子椒、菜椒。其特点是果实较大，辣味较淡甚至根本不辣，作蔬菜食用而不作为调味料。青椒含有丰富的维生素 C、维生素 K，可以防治维生素 C 缺乏病(坏血病)，对牙龈出血、贫血、血管脆弱等有辅助治疗作用。其特有的味道和所含的辣椒素有刺激唾液分泌的作用，能增进食欲，帮助消化，促进肠蠕动，防止便秘。

11. 菜花 菜花又叫花椰菜，有白、绿两种，绿色的又叫西兰花、青花菜。白、绿两种菜花营养、作用基本相同，绿色的较白色的胡萝卜素含量要高些。菜花是含有类黄酮最多的食物之一。类黄酮除了可以防止感染，还能够阻止胆固醇氧化，防止血小板凝结成块，从而减少心脏病与卒中的危险。菜花还含有丰富的维生素 K 和维生素 C。

长期食用菜花可以减少乳腺癌、直肠癌及胃癌等癌症的发病概率。多吃菜花还会使血管壁加强，不容易破裂。丰富的维生素 C 含量，使菜花可增强肝脏解毒能力，并能提高机体的免疫力，可防止感冒和维生素 C 缺乏病(坏血病)的发生。

12. 西红柿 西红柿含有丰富的胡萝卜素、B 族维生素和维生素 C。西红柿中的番茄红素具有独特的抗氧化能力，能清除自由基，保护细胞，阻止癌变进程。此外，西红柿具有抗衰老作用。

13. 苦瓜 苦瓜具有特殊的苦味，受到大众的喜爱。苦瓜中含有铬和类似胰岛素的物质，有明显的降血糖作用。苦瓜具有一种独特的苦味成分，即奎宁，能抑制过度兴奋的体温中枢，起到消暑解热作用。

14. 南瓜 南瓜中含有丰富的微量元素铬和果胶，并且还含有丰富的 β－胡萝卜素和 B 族维生素。南瓜的铬含量是其他任何蔬菜不可相比的，铬是胰岛细胞合成胰岛素所必需的微量元素。南瓜含有的果胶可延缓肠道对糖和脂质的吸收。

15. 黄瓜 黄瓜含水分多，新鲜黄瓜约含水分90%，既是蔬菜也是水果。黄瓜中含有丰富的钾、铁、磷等矿物质和维生素 C。鲜黄瓜内含有丙醇二酸，可抑制糖类物质转化为脂肪。黄瓜的苦味成分葫芦素，具有很强的抗癌作用。

16. 冬瓜 冬瓜除富含水分外，还具有较高的营养价值，冬瓜肉中含蛋白质、糖类、钙、磷、铁及多种维生素，特别是维生素C的含量较高。冬瓜不含脂肪，碳水化合物含量少，热值低，且冬瓜中含有丙醇二酸，对防止人体发胖、增进形体健美有重要作用。

17. 豆角 豆角含有丰富的B族维生素、维生素C和植物蛋白质。

18. 山药 山药中含有多种微量元素和维生素，且含量较为丰富，但热量又相对较低。山药可增强免疫功能，延缓细胞衰老。山药中的黏多糖物质与矿物质相结合，可以形成骨质，使软骨具有一定弹性。

19. 香菇 香菇味道鲜美，香气沁人，营养丰富。香菇具有高蛋白、低脂肪、多糖、多氨基酸和多维生素的营养特点。此外，香菇还含有多种对人体有益的植物化学物，如香菇多糖、灵芝多糖等，有提高免疫力、降胆固醇、降血压的作用。

20. 黑木耳 黑木耳色泽黑褐，质地柔软，味道鲜美，营养丰富。黑木耳中铁的含量极为丰富，为猪肝的7倍多。黑木耳还富含维生素K、果胶以及多种对人体有益的植物化学物，如木耳多糖等。黑木耳是缺铁性贫血患者的首选食物。黑木耳能减少血液凝块，预防血栓等症的发生，有防治动脉粥样硬化和冠心病的作用。木耳中的胶质可把残留在人体消化系统内的食物残渣带出体外，从而起到调节肠道微环境的作用。木耳还含有多种抗肿瘤活性物质，能增强机体免疫力。

21. 海带 海带富含碘、钙、磷、硒等多种人体必需的矿物质，含有丰富的胡萝卜素、维生素 B_2 以及纤维素等。海带的有效成分甘露醇是一种疗效显著的利尿药。海带中还含有丰富的岩藻多糖、昆布多糖、褐藻氨酸等多种植物化学物，有降血脂、抑制动脉粥样硬化以及防癌、抗癌作用。

第五节　水果类

一、水果的营养成分和特点

水果中可食部分的主要成分是水、碳水化合物和矿物质，以及少量的含氮物和微量的脂肪。多数水果含水分达 80% ~ 90%，此外，还含有维生素、有机酸、多酚类物质、芳香物质、天然色素、膳食纤维等成分，其中包括多种有益健康的植物化学物。

水果中碳水化合物含量为 5% ~ 20%，是甜味和能量值的主要影响因素。水果干制品的糖含量可高达 50% ~ 80%，甚至 80% 以上。果实中的甜味来源主要是葡萄糖、果糖和蔗糖，其比例和含量因水果种类、品种和成熟度的不同而异。某些品种的葡萄、枣中所含糖分可超 20%，而柠檬可低至 0.5%。在一些水果中，蔗糖是主要的甜味来源，如桃、杏、李子和菠萝等；而另一些水果如葡萄、西瓜、梨和部分苹果中，以果糖和葡萄糖为主。水果中含有纤维素、半纤维素和果胶，是膳食中果胶的主要来源。

水果的蛋白质含量多在 0.5% ~ 1%，脂肪含量多在 0.5% 以下。因此，水果不是膳食中蛋白质和脂肪的良好来源。但少数水果如榴梿、鳄梨(牛油果)中含有较为丰富的脂肪。

水果中的矿物质含量在 0.4% 左右，主要的矿物质是钾，是改善膳食中钾钠摄入比例的重要食物。

水果中最重要的维生素是维生素 C 和胡萝卜素，部分水果中的叶酸和维生素 B_6 也值得重视。有的含有少量维生素 K 和维生素 E，但不含有维生素 D 和维生素 B_{12}，维生素 B_1 含量也较低。

水果中所含的植物化学物主要包括酚酸类、黄酮类、花青素类、单宁类等，对抗氧化、降低炎症反应和预防心脑血管并发症有利。增加水果摄入可降低心血管系统疾病和主要消化道肿瘤的发病风险，预防成年人肥胖及体重增长。

水果干制之后，会显著减少水果原有的维生素 C 和酚类物质，但水果干保存并浓缩了水果中原有的所有碳水化合物、矿物质成分和膳食纤维，因此仍然具有重要的营养价值。

二、常见水果

1. 菠萝 菠萝是热带和亚热带地区的著名水果。菠萝含有丰富的糖分、多种维生素以及果胶等对人体健康有益的元素。菠萝含有一种叫"菠萝朊酶"的特殊物质，它能分解蛋白质，还有溶解阻塞于组织中的纤维蛋白和血凝块的作用，能改善局部血液循环，消除炎症和水肿。此外，菠萝具有健胃消食、清胃解渴等功用。

2. 杧果 杧果果肉含糖 14%～16%，含有丰富的 β-胡萝卜素、B 族维生素、维生素 C 及多种人体需要的矿物质和氨基酸，每 100g 杧果中含 β-胡萝卜素高达 173μg 视黄醇当量。杧果是少数富含蛋白质的水果。杧果中还含有杧果苷、杧果酸等化合物，有明显的抗脂质过氧化和防癌、抗癌的作用。

3. 桂圆 鲜桂圆果肉呈乳白色、半透明，味甜如蜜，干后果肉变为暗褐色、质柔韧，称龙眼肉，可食用，也可药用。桂圆含有糖、蛋白质和多种维生素、微量元素等营养成分。干品中蛋白质和碳水化合物及矿物质含量明显提高，但维生素 C 含量下降。

4. 荔枝 荔枝含有丰富的糖分、蛋白质、多种维生素、脂肪、枸橼酸、果胶以及磷、铁等，是有益健康的水果。

5. 橘子 橘子常与柑子一起被统称为柑橘，颜色鲜艳，酸甜可口。橘子的营养丰富，富含维生素 C、β-胡萝卜素、果胶。橘子还含有橘皮苷、枸橼酸等活性物质，橘皮苷可加强毛细血管的韧性，扩张冠状动脉，适宜于高血压病、冠心病患者食用。枸橼酸可预防动脉硬化、缓解疲劳，经常食用对健康有益。

6. 橙子 橙子果肉酸甜适度，富有香气，营养与橘子相似。橙子含有多种维生素及枸橼酸、苹果酸、果胶等成分。橙皮含有橙皮油素，具有多种药理活性，包括抗炎、抗氧化、调节脂质代谢等，可增强机体抵抗力，增加毛细血管弹性，降低血中胆固醇。饭后食用橙子或饮橙汁，还有解油腻、消积食、止渴、醒酒的作用。橙皮可作为健胃剂、芳香调味剂，有止咳化痰功效，对慢性支气管炎有效。

7. 柚子 柚子味道酸甜，略带苦味，含有丰富的维生素 C、烟酸、叶酸以及钾、铬等元素，几乎不含钠，是心脑血管病及肾脏病患者最佳的食疗水果。铬元素有辅助降血糖作用。柚子还能降低血液中的胆固醇，预防感冒，缓解咽喉疼痛。

8. 苹果 苹果酸甜可口，营养丰富。苹果含水量为 85%。苹果中含有丰富的碳水化合物、维生素和微量元素，尤其是胡萝卜素的含量较高。苹果含有丰富的水溶性膳食纤维果胶、苹果酸、枸橼酸等。苹果酸和枸橼酸能够促进胃液分泌，促进消化。苹果能够有效地防止高血脂、高血压、高血糖，并有预防结直肠癌以及预防铅中毒的作用。苹果有着天然的怡人香气，具有明显的舒缓情绪的作用。

9. 梨　梨含有 85% 左右的水分，含有丰富的果糖和葡萄糖，还含有一定量的矿物质、维生素以及苹果酸等。梨具有降低血压、养阴清热的功效。

10. 葡萄　葡萄含糖量高达 10% ~ 30%，以葡萄糖为主。葡萄中含有多种矿物质、维生素以及果酸等，还含有多种人体所需的氨基酸。葡萄皮和葡萄籽中含有丰富的抗氧化物质原花青素，经常食用葡萄对神经衰弱、过度疲劳有益。原花青素还具有防癌、抗癌的作用。由于原花青素主要存在于葡萄皮和葡萄籽中，故可以多食用葡萄干，将葡萄皮与葡萄籽一起食入。

11. 香蕉　香蕉营养高、热量低，含有丰富的蛋白质、碳水化合物、钾、维生素 A 原、泛酸和维生素 C 等，同时含有较多的膳食纤维。香蕉中的泛酸等成分，有助于缓解紧张情绪。睡前吃香蕉，还有镇静促眠的作用。香蕉还有润肠通便、润肺止咳、清热解毒、助消化的作用。

12. 猕猴桃　猕猴桃含有丰富的碳水化合物、膳食纤维、维生素和微量元素，尤其维生素 C、维生素 A 原、叶酸的含量较高。猕猴桃含有丰富的膳食纤维和抗氧化物质，如谷胱甘肽等。猕猴桃富含精氨酸，左旋精氨酸是合成一氧化氮(NO)的底物，NO 作为一种很强的舒血管物质，可降低全身平均动脉血压，增加局部血流和维持血管张力恒定以及稳定血压。猕猴桃还含有大量的天然糖醇类物质肌醇，能有效地调节糖代谢。

13. 西瓜　西瓜除了含有水分之外，还富含人体所需的多种营养素，如各种氨基酸、有机酸和矿物质等。其所含糖类包括蔗糖、果糖和葡萄糖。西瓜还含有丰富的番茄红素。西瓜中含有的糖类、钾、瓜氨酸等物质，具有缓解炎症反应和降血压的作用。但是，糖尿病患者不宜多吃西瓜，因为其含糖量丰富，会迅速升高血糖，加重病情。充血性心力衰竭者和慢性肾病患者食之过多，由于水分急剧增加，会加重心脏和肾脏的负担。

14. 桃　桃含有蛋白质、脂肪、糖类、钙、磷、铁和多种维生素等成分。特别是铁含量几乎是所有水果中最高的。桃含钾多，而含钠少，适合心脑血管病及肾脏病患者食用。桃富含果胶，经常食用可预防便秘。

15. 枣　枣营养丰富，既含糖类、氨基酸，又含有多种矿物质和维生素，还含有苹果酸、生物碱、芦丁等对人体有益的物质。芦丁是可使血管软化，对高血压有一定的防治作用。枣还可以抗过敏、宁心安神、益智健脑、增强食欲。

16. 草莓　草莓鲜美红嫩，果肉多汁，酸甜可口，香味浓郁。草莓富含维生素 A、维生素 C 以及鞣酸、膳食纤维等营养成分。

第六节　畜肉类

一、畜肉的营养成分和特点

肉食对于人类的营养、生存及发展起着极为重要的作用。我国传统膳食结构中蛋白质主要来源是谷类食品，但随着经济水平提高，肉类在膳食结构中的地位越来越重要，2020 年我国居民人均肉类消费量为 24.8kg。

畜肉中蛋白质的含量约为 19%，由于畜肉中水分含量高（占 75%），所以固形物质中蛋白质占比最高，约占 80%。畜类不同部位的肉，因肥瘦程度不同，其蛋白质含量差异较大。例如：猪通脊肉蛋白质含量约为 21%，后臀尖约为 15%，肋条肉约为 10%，奶脯仅为 8%；牛通脊肉的蛋白质含量为 22% 左右，后腿肉约为 20%，腑肋肉约为 18%，前腿肉约为 16%；羊前腿肉的蛋白质含量约为 20%，后腿肉约为 18%，通脊和胸腑肉约为 17%。一般来说，心、肝、肾等内脏器官的蛋白质含量较高，而脂肪含量较少。不同内脏的蛋白质含量也存在差异。家畜不同的内脏中，肝脏含蛋白质较高，为 18%~20%，心、肾含蛋白质 14%~17%。家畜的皮肤和筋腱主要由结缔组织构成。结缔组织的蛋白质含量为 35%~40%，而其中绝大部分为胶原蛋白和弹性蛋白。

畜肉中的脂类含量因畜禽的品种、年龄、肥育状况及部位而有较大差异。在畜肉中，猪肉的脂肪含量最高，羊肉次之，牛肉最低。例如：猪瘦肉中的脂肪含量为 6.2%，羊瘦肉为 3.9%，而牛瘦肉仅为 2.3%。兔肉的脂肪含量也较低，为 2.2%。家畜内脏中的脂肪含量不高，基本上在 6% 以下。

畜肉中的矿物质含量为 1% 左右，其中钾的含量最高，其次是磷。畜肉中含有丰富的铁、锌、铜、硒等微量元素，其吸收利用率比植物性食品高。家畜的内脏，如肝脏、肾脏和脾脏中也富含多种矿物质，如磷和铁等，其中肝脏含铁量最高。

畜肉是 B 族维生素的极好来源，尤其是猪肉中 B 族维生素含量特别丰富，维生素 B_1 达 0.54mg/100g，是牛肉的 8 倍、羊肉的近 4 倍。畜肉中含有较为丰富的烟酸，其中牛肉含量最高，为 6.3mg/100g，此外，牛肉中的叶酸含量较高，为 10μg/100g，是猪肉和羊肉的 3 倍多。肉类含泛酸丰富，是泛酸的最佳来源。

家畜内脏含有多种维生素，其中维生素 B_2、生物素、叶酸、维生素 B_{12} 及脂溶性维生素（A、D、E）都不同程度地高于畜肉。

二、常见畜肉

1. 猪肉 猪肉能为人体提供优质蛋白质和必需脂肪酸，可提供血红蛋白（有机铁）和促进铁吸收的半胱氨酸，能改善缺铁性贫血。猪肉纤维较为细软，结缔组织较少，肌肉组织中含有较多的肌间脂肪，因此，经过烹调加工后肉味特别鲜美。猪肉脂肪含量较高，肥胖和血脂较高者不宜多食。猪肉经长时间炖煮后，脂肪会减少30%～50%。

2. 羊肉 羊肉较猪肉肉质细嫩，较猪肉和牛肉的脂肪、胆固醇含量都要少。羊肉属大热之品，凡有发热、牙痛、口舌生疮等上火症状者都不宜食用。患有肝病、高血压病、急性肠炎或其他感染性疾病，还有发热期间都不宜食用。夏秋季节气候热燥，不宜吃羊肉。寒冬吃羊肉可益气补虚，促进血液循环，增强御寒能力。中医认为，羊肉有补肾壮阳的作用，适合男性食用。

3. 牛肉 牛肉蛋白质含量高，脂肪含量低，味道鲜美。牛肉氨基酸组成比猪肉更接近人体需要，能提高机体抗病能力。牛肉对处于生长发育的儿童以及术后、病后调养的人特别适宜。寒冬食牛肉，有暖胃作用，为寒冬补益佳品。牛肉不宜常吃，以每周一次为宜。牛肉不易熟烂，烹饪时放一个山楂、一块橘皮或一点茶叶可以使其易烂。清炖牛肉营养成分保存比较好。牛肉的肌肉纤维较粗糙不易被消化，故老人、幼儿及消化力弱的人不宜多吃。

4. 狗肉 狗肉蛋白质含量高，而且蛋白质质量极佳，尤以球蛋白比例大，对增强机体抗病力、细胞活力及器官功能有明显作用。食用狗肉可增强体魄，提高消化能力，促进血液循环，改善性功能。狗肉还可用于老年人的虚弱症，如四肢厥冷、精神不振等。冬天常吃，可使老年人增强抗寒能力。中医认为狗肉有温肾助阳、壮力气、补血脉的功效。狗肉属热性食物，不宜夏季食用，而且一次不宜多吃。狗肉热性大、滋补作用强，食后会促进血压升高，有可能导致脑血管破裂出血，因此脑血管病患者不宜多吃狗肉。

第七节　禽肉类

一、禽肉的营养成分和特点

禽肉中水分约占73%，蛋白质约占20%，其中鸡肉和鹌鹑蛋白质含量较高；不同部位禽肉蛋白质含量有一定的差异，鸡胸肉的蛋白质含量约为20%，鸡翅约为17%。

禽肉中含有一定比例的脂肪，禽肉中脂肪多少直接决定肉的多汁性和嫩度。脂肪主要由中性脂肪构成，此外还有少量的磷脂和固醇酯。在动物油脂中，禽类油脂比畜类油脂的消化率高。脂肪的含量受到品种、部位、生长时间等因素的影响。在禽肉中，火鸡和鹌鹑的脂肪含量较低，在3%以下；鸡和鸽子的脂肪含量类似，在14%~17%；鸭和鹅的脂肪含量达20%左右。禽肉的内脏脂肪含量与畜肉相似。

禽肉中含钾、钠、钙、镁、磷、铁、猛、锌、铜、硒、硫、氯等多种矿物质，总含量为1%~2%。其中钾的含量最高，其次是磷。与畜肉相同，禽肉中铁、锌、硒等矿物质含量也较高，其中硒的含量高于畜肉。例如：猪、牛、羊瘦肉中硒的含量分别为9.5μg/100g、10.55μg/

100g 和 7.18μg/100g，而鸡、鸭、鹅肉分别为 10.50μg/100g、12.62μg/100g 和 17.68μg/100g。肝脏和血液中铁的含量十分丰富，高达 30mg/100g 以上，为铁的最佳膳食来源。禽类的心脏和胗也是矿物质非常丰富的食物。

禽肉中维生素分布的特点与畜肉相同，脂溶性维生素较少，水溶性维生素较高(除维生素 C)，尤其是 B 族维生素含量丰富，与畜肉相当。禽类内脏中的各种维生素含量均较高，尤其是肝脏，维生素 A、维生素 B_1、维生素 B_2 的含量明显高于禽肉。

二、常见禽肉

1. 鸡肉 鸡肉蛋白质的含量较高，种类多，而且消化率高，很容易被人体吸收利用。鸡肉含有丰富的钙、铁、铜等元素及维生素 A、B 族维生素、维生素 E 等。鸡肉含有对人体生长发育有重要作用的磷脂。鸡肉的肉质细嫩，滋味鲜美，适合多种烹调方法，富有营养，有滋补养身的作用。

2. 鸭肉 鸭肉的蛋白质含量高，脂肪含量适中，比鸡肉稍高，脂肪酸主要是不饱和脂肪酸和低碳饱和脂肪酸。鸭肉是肉类中 B 族维生素和维生素 E 含量较多的，钾、铁、铜、锌等矿物质的含量也很丰富。鸭肉性微寒，味甘咸，具有滋阴养胃、清肺补血、利水消肿的功效。

3. 鸽肉 鸽子又名白凤，肉味鲜美，营养丰富。鸽肉的蛋白质含量在 15% 以上，消化率可达 97%。此外，鸽肉所含的钙、铁、铜等元素及维生素 A、B 族维生素、维生素 E 等都比鸡、鱼、牛、羊肉含量高。乳鸽含有较多的支链氨基酸和精氨酸，可促进体内蛋白质的合成，加快创伤愈合。乳鸽的骨内含有丰富的软骨素，具有改善皮肤细胞活力、增强皮肤弹性以及改善血液循环等功效。鸽肉营养丰富、易于消化，是成人、孕妇及儿童、体虚病弱者的理想营养食品。

4. 鹌鹑肉 鹌鹑肉味道鲜美，营养丰富，是典型的高蛋白、低脂肪、低胆固醇食物。鹌鹑肉特别适合中老年人以及高血压病、肥胖症患者食用。

第八节　水产品类

一、水产品的营养成分和特点

水产品与水产制品味道鲜美，营养丰富，是人们生活中不可缺少的重要食物来源。水产品与水产制品多属于高蛋白、低脂肪食品，蛋白质含量一般为 15%～25%，脂肪含量一般为 1%～3%，多由不饱和脂肪酸组成；同时还含有丰富的无机盐、维生素和碳水化合物(壳素)。

二、常见水产品

1. 鲤鱼　鲤鱼含有丰富的优质蛋白质，极易被人体吸收，利用率高达 98%。鲤鱼肉含有丰富的叶酸、维生素 B_2 以及维生素 B_{12} 等多种维生素。鲤鱼有滋补健胃、利水消肿、通乳、清热解毒、止咳下气的功效。

2. 鲫鱼　鲫鱼肉味鲜美，肉质细嫩。鲫鱼含有丰富的优质蛋白质，易被人体吸收，还含有多种维生素和矿物质。鲫鱼含糖分较多，所以吃起来有点甜味。经常食用鲫鱼，可以补充营养，增强免疫力。鲫鱼是肝肾疾病、心脑血管疾病患者良好的蛋白质来源。

3. 草鱼　草鱼肉质细嫩，骨刺少，营养丰富。草鱼含有丰富的不饱和脂肪酸、优质蛋白质、维生素和硒、镁等矿物质。草鱼对于身体瘦弱、食欲缺乏的人来说，有开胃、滋补的作用。草鱼含有丰富的硒元素，经常食用有抗衰老、养颜的功效，而且还有防癌抗癌的作用。

4. 鳜鱼　鳜鱼，又名鲈桂、桂花鱼、季花鱼、石桂鱼等。其肉质细嫩，骨刺极少，蛋白质含量高且质优，脂肪含量低，而且富含抗氧化成分。鳜鱼具有补气血、益脾胃功效，特别适合儿童、老人及体弱、脾胃消化功能不佳者食用。

5. 带鱼　带鱼肉肥刺少，味道鲜美。每 100g 带鱼含蛋白质 18.4g、脂肪 4.6g，还含有铁、钙、锌、镁以及维生素等多种营养成分。带鱼脂肪中以不饱和脂肪酸为主，且碳链较长。

6. 黄鱼 黄鱼有大小黄鱼之分，大小黄鱼和带鱼一起被称为我国三大海产。黄鱼含有丰富的蛋白质，硒、钙等矿物质和维生素等营养成分。黄鱼中丰富的硒元素，能清除人体代谢产生的自由基，能延缓衰老，防癌抗癌。经常食用黄鱼对体质虚弱之人有很好的补益作用。黄鱼含有过敏原，哮喘患者和过敏体质的人应慎食。

7. 螃蟹 螃蟹含有多种维生素，其中维生素 A 高于其他陆生及水生动物，维生素 B_2 的含量是肉类的 5～6 倍，比鱼类高出 6～10 倍，比蛋类高出 2～3 倍。维生素 B_1 及磷的含量比一般鱼类高出 6～10 倍。螃蟹壳除含丰富的钙外，还含有蟹红素、蟹黄素等。蟹黄含有大量胆固醇，患有高血压病、冠心病、动脉粥样硬化者，尽量少吃蟹黄。螃蟹性寒，脾胃虚寒者应尽量少吃，以免引起腹痛、腹泻。千万不要吃死蟹，因为当螃蟹垂死或已死时，蟹体内的组氨酸会分解产生组胺。组胺为一种有毒的物质，随着死亡时间的延长，蟹体内积累的组胺越来越多，即使经过高温加热，也不易被破坏。

8. 虾 虾营养价值很高，含有丰富的蛋白质、钙、磷、铁、碘和维生素 B_1、维生素 B_6、维生素 B_{12} 等营养成分。虾皮中含钙量很高，为 991mg/g。虾高蛋白低脂肪，特别适合儿童及老年人食用。

9. 鱿鱼 鱿鱼的蛋白质含量达 16%～20%，其脂肪含量极低，只有不到 1%。但鱿鱼的脂肪里含有大量的长链不饱和脂肪酸如 EPA、DHA。鱿鱼肉中含有丰富的钙、磷、铁等矿物质以及维生素 B_1、维生素 B_2 等营养成分。经常食用鱿鱼，可有效地减少血管壁内堆积的胆固醇，预防动脉粥样硬化。同时经常食用鱿鱼还能补充脑力、预防老年痴呆等病症，故鱿鱼特别适合中、老年人食用。

10. 海蜇 海蜇是一种高蛋白、低脂肪、低热量的营养食品，含有丰富的蛋白质、钙、磷、铁、碘和维生素 B_1、维生素 B_2、维生素 B_6 等营养成分。其脂肪含量极低，每 100g 海蜇含脂肪 0.1～0.5g。海蜇具有促进上皮形成、扩张血管、降低血压、润肠消积等功能。

11. 墨鱼 墨鱼亦称乌贼鱼、墨斗鱼、目鱼等。墨鱼味道极其鲜美，含有丰富的蛋白质、脂肪、钙、磷、铁及多种维生素等营养成分。

12. 牡蛎 牡蛎俗称蚝，别名蛎黄、海蛎子。牡蛎肉肥爽滑，味道鲜美，营养丰富，含有丰富的蛋白质、脂肪、钙、磷、铁等营养成分。

其含碘量远远高于牛奶和蛋黄。含锌量之高，也为食物之冠。牡蛎中还含有海洋生物特有的多种活性物质及多种氨基酸，具有降血压和滋阴养血、强身健体等功能。

13. 甲鱼　甲鱼，又称为团鱼或者鳖。甲鱼富含动物胶、角蛋白、铜、维生素 D 等营养成分。甲鱼能够增强身体的抗病能力及调节人体的内分泌功能，有提高母乳质量、增强婴儿免疫力等功效。甲鱼的腹板称为"龟板"，是名贵的中药，有滋阴降火之功效。可用于治疗头晕、目眩、虚热、盗汗等。龟板胶是大分子胶原蛋白质，含有皮肤所需要的各种氨基酸，有养颜护肤、美容健身之效。

第九节　蛋　类

一、蛋类的营养成分和特点

禽蛋为人类提供极为均衡的蛋白质、脂类、糖类、矿物质和维生素，是天然的最完善的食品之一。蛋类食品的营养成分有共同之处，蛋的微量营养素受到品种、饲料、季节等多方面因素的影响，但蛋中宏量营养素含量总体上基本稳定。

禽蛋含有丰富的蛋白质，其中蛋清蛋白质为优质蛋白质的代表，生物价高达 94，易被人体消化、吸收和利用。蛋黄蛋白质通常是指与脂类相结合的脂蛋白，主要有低密度脂蛋白 65%、高密度脂蛋白 16%、卵黄高磷蛋白 4%、卵黄球蛋白 10%、蛋黄维生素 B_2 结合蛋白 0.4%。禽蛋蛋白质的种类和质量基本恒定，受饲料影响较小。

鸡蛋黄中脂肪含量为 30%~33%，其中中性脂肪占 62%~65%，磷脂占 30%~33%，固醇占 4%~5%，还有微量脑苷脂类。中性脂肪的脂肪酸中，以油酸最为丰富，约占 50%，亚油酸约占 10%，其余主要是硬脂酸、棕榈酸和棕榈油酸，含微量花生四烯酸和 DHA。

鸡蛋中碳水化合物含量极低，大约为 1%，分为两种状态存在：一部分与蛋白质相结合状态而存在，含量为 0.5% 左右；另一部分游离存在，含量约 0.4%。后者中 98% 为葡萄糖，其余为微量的果糖、甘露糖、阿拉伯糖、木糖和核糖。

蛋中的矿物质主要存在于蛋黄，占蛋黄重量的 1% ~ 1.5%，其中磷含量最为丰富，占 60% 以上，钙 13% 左右。蛋黄是多种微量元素的良好来源，包括铁、硫、镁、钾、钠等。蛋中所含铁元素数量较高，但由于卵黄高磷蛋白对铁的吸收具有干扰作用，故而蛋黄中铁的生物利用率较低，仅为 3% 左右。蛋中的矿物质含量受饲料因素影响较大，通过在饲料中添加硒的方法可生产富硒鸡蛋，每枚鸭蛋中含硒 50 ~ 100μg。

蛋中维生素含量十分丰富，且品种较为完全。蛋中的维生素含量受到品种、季节和饲料中含量的影响。

二、常见蛋类及制品

1. 鸡蛋 鸡蛋含有人体需要的几乎所有营养物质。蛋清和蛋黄分别约占总可食部的 2/3 和 1/3。蛋清中所含主要是蛋白质，不但有人体所需要的必需氨基酸，且氨基酸组成与人体组成模式接近，生物学价值达 95 以上。全蛋蛋白质几乎能被人体完全吸收利用，是食物中最理想的优质蛋白质。蛋清也是核黄素的良好来源。蛋黄比蛋清含有更多的营养成分，钙、磷和铁等矿物质多集中于蛋黄中。蛋黄还含有较多的维生素 A、维生素 D、维生素 B_1 和维生素 B_2。蛋黄中含磷脂较多，还含有较多的胆固醇，每 100g 约含 1500mg。蛋类的铁含量较多，但因有卵黄高磷蛋白的干扰，其吸收率只有 3%。一般烹调方法对鸡蛋的营养价值影响很小，仅 B 族维生素有一些损失。煮熟后的鸡蛋，蛋白质变得软且松散，容易消化、吸收，利用率较高。

2. 鸭蛋 鸭蛋的营养价值与鸡蛋相似。鸭蛋中蛋白质的含量和鸡蛋一样，其矿物质含量超过鸡蛋，特别是铁和钙含量丰富。鸭蛋含有较多的维生素 B_2，是补充 B 族维生素的理想食品之一。

3. 鹌鹑蛋 鹌鹑蛋是一种很好的滋补品，其营养成分与鸡蛋很相似，但营养价值比鸡蛋更高一筹，各种营养元素更易被吸收利用。鹌鹑蛋还含有能降血压的芦丁等物质，因此，鹌鹑蛋是高血压病患者的理想滋补品，但是高脂血症患者需慎用。

第十节　奶　类

一、奶类的营养成分和特点

奶类食品营养丰富，成分齐全，容易被消化。对于所有的哺乳动物来说，生命的最初几个月中，几乎全靠乳汁供给身体所需的养分。即使在成年之后，许多国家的居民仍然大量消费乳和乳制品，其对强健体质、维持营养平衡起到了重要的作用(图8)。

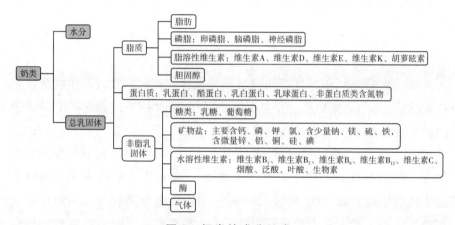

图8　奶类的成分组成

奶类几乎含有人体所需要的所有营养素，是人类良好的蛋白质来源。500ml 牛奶可供应人体每日全蛋白质需要量的 20%～25%，且全部是优质蛋白质。乳蛋白含有 20 多种氨基酸，包含了人体所需的全部必需氨基酸，且消化吸收率高达 87%～89%，可很好地被人体吸收，保证了人体生长的正常需要。

乳类含有丰富的矿物质，牛奶含钙量达 1000mg/L，居众多食物之首。牛乳中的钙多以酪蛋白钙的形式存在，钙磷比为 1.4∶1，且有维生素 D、乳糖等促进吸收因子，吸收利用率高，是膳食中钙的良好来源。

乳和乳制品中的乳糖可促进矿物质吸收、调节人体微生态平衡。乳糖几乎是乳中唯一的碳水化合物，主要的膳食贡献是提供热量和促进

钙、铁、锌等矿物质的吸收，提高其生物利用率。人体中钙的吸收程度
与乳糖数量成正比，所以，牛奶喝的越多，身体对钙的吸收越多。此
外，乳糖还能促进肠内乳酸细菌，特别是双歧杆菌的繁殖，改善人体微
生态平衡；促进肠细菌合成维生素 B_1、维生素 B_2、维生素 B_6、烟酸等。

乳脂肪是高质量的脂肪，以微脂肪球的形式存在，颗粒细小，呈高
度乳化状态，其消化率在 95% 以上，容易被人体消化、吸收。乳脂肪
含有人体所需的必需脂肪酸和磷脂，同时还是脂溶性维生素（包括维生
素 A、维生素 D、维生素 E、维生素 K 及胡萝卜素）的重要来源。

二、常见奶类及制品

1. 牛奶 牛奶是由蛋白质、乳糖、脂肪、矿物质、维生素、水等
组成的复合乳胶体。牛奶呈乳白色，味道温和，稍有甜味，具有特有的
香味与滋味。牛奶的各种成分除脂肪外，含量均较稳定，因此其脂肪含
量和比重可作为评定鲜奶质量的指标。牛奶中的蛋白质含量平均为
3%，含有 79.6% 的酪蛋白、11.5% 的乳清蛋白和 3.3% 的乳球蛋白。
其消化吸收率高（87%～89%），生物学价值为 85，必需氨基酸含量及
构成与鸡蛋近似，属优质蛋白。牛奶中包括人体生长发育所需的全部氨
基酸，是其他食物无法比拟的。此外，牛奶中的蛋白质与热量具最佳比
例，能保证饮用者不至摄入"纯"热量。牛奶的脂肪含量约为 3%，使奶
具特有的香味。乳脂是高度乳化的，呈较小的微粒分散于乳浆中，易被
消化、吸收。乳脂中油酸含量为 30%，其中亚油酸和亚麻酸分别占
5.3% 和 2.1%。奶中所含的碳水化合物为乳糖，其含量（3.4%）比人奶
（7.4%）低。乳糖有调节胃酸、促进胃肠蠕动、有利于钙吸收和促进消
化液分泌的作用；还可促进肠道乳酸菌的繁殖而抑制腐败菌的繁殖生
长。用牛奶喂养婴儿时，除应调整蛋白质含量和构成外，还应注意适当
增加甜度。牛奶中矿物质含量为 0.6%～0.7%，富含钙、磷、钾。其中
钙含量尤为丰富，另外，磷、钾、镁等多种矿物质的搭配也十分合理，
容易被消化吸收。牛奶中铁含量很低，仅为 0.003mg/dL，如以牛奶喂
养婴儿，应注意铁的补充。牛奶中所含维生素较多的为维生素 A
（24μg/dL），但维生素 B_1 和维生素 C 很少，每 100mL 中分别含 0.03mg
和 1mg，奶中维生素含量随季节有一定变化。

经常饮用牛奶可减少高血压病的患病率，降低脑血管病的发生率。绝经期前后的中年妇女常喝牛奶可减缓骨质流失。睡前饮用牛奶能帮助睡眠。牛奶还是儿童、孕妇的良好食品。胃肠功能较弱的人不宜一次饮用大量牛奶，以免出现腹部不适。肾病患者也不宜一次饮用大量牛奶，以免加重肾脏负担。另外，最好不要空腹喝牛奶。

2. 常见奶制品 鲜牛奶经过加工，可制成许多产品，主要包括消毒鲜奶、奶粉、酸奶和奶酪等。

（1）消毒鲜奶：消毒鲜奶是鲜牛奶经过过滤、加热杀菌后，分装出售的饮用奶。其营养价值与鲜牛奶差别不大。市场上销售的消毒牛奶常强化维生素 D、维生素 A 等营养成分。在购买成品奶时，应选择名牌产品，以保证奶的质量。购买后，尽早饮用。避免长时间暴露于阳光和灯光下，以防止产生异味及维生素 B_1、维生素 C、维生素 B_2 被破坏。牛奶冷藏温度以 7℃ 或更低些为宜。

（2）奶粉：奶粉根据食用要求可分为全脂奶粉、脱脂奶粉、调制奶粉。

①全脂奶粉：鲜奶消毒后，除去 70% ~ 80% 的水分，采用喷雾干燥法，可制成雾状微粒奶粉。奶粉溶解性好，生产中对蛋白质的性质、奶的色香味及其他营养成分影响很小。

②脱脂奶粉：生产工艺同全脂奶粉，但原料奶经过脱脂的过程，由于脱脂使脂溶性维生素大量损失。此种奶粉主要适合于腹泻的婴儿及要求低脂膳食的患者。

③调制奶粉：又称人乳化奶粉，该奶粉是以牛奶为基础，按照人乳组成的模式和特点，加以调制而成的。其各种营养成分的含量、种类、比例接近母乳。由于牛奶中蛋白质含量较人乳高 3 倍，且酪蛋白与乳清蛋白的构成比与人乳蛋白正好相反，可利用乳清蛋白改变其构成比，然后补充乳糖的不足，以适当比例强化维生素 A、维生素 D、维生素 B_1、维生素 C、叶酸和微量元素等，调制成近似母乳的婴儿奶粉。

（3）酸奶：酸奶是将鲜奶加热消毒后接种嗜酸乳酸菌，在30℃左右环境中培养，经 4 ~ 6 小时发酵制成。酸奶中的乳糖在发酵过程中大部分被分解为乳酸，乳酸能提高食欲，促进消化。乳酸菌在肠道繁殖，能产生抗菌物质，可抑制一些腐败菌的繁殖、调整肠道菌丛，防止腐败胺类对人体产生不利的影响。在发酵过程中，酸奶中的可溶性蛋白、氨基酸、游离脂肪酸、维生素 C、维生素 B_1 和维生素 B_2 等的含量提高，且更易被人体所吸收。经常饮用酸奶，能增强机体的免疫力，减少心血管病的发病率，还可以抑制由于缺钙引起的骨质疏松症。牛奶中的乳糖在酸奶中已被发酵成乳酸，适合"乳糖不耐症"的人饮用。酸奶在饭后 2 小时内饮用，效果最佳，空腹不宜饮用。酸奶不能加热，夏季饮用宜现买现喝。酸奶中的某些菌种及所含的酸性物质对牙齿有一定的危害，容易导致龋齿，所以饮后要及时用白开水漱口。酸奶在制作过程中会加蔗糖作为发酵促进剂，所以糖尿病患者不能多饮。

（4）奶酪：奶酪是牛奶经浓缩、发酵而成的奶制品，基本上排除了牛奶中大量的水分，保留了其中营养价值极高的精华部分。每千克奶酪制品中浓缩了 10kg 牛奶的蛋白质、钙和磷等人体所需的营养物质，其独特的发酵工艺使其营养成分更易被吸收。奶酪能增强人体抵抗疾病的能力，促进代谢，增强机体活力。奶酪中的乳酸菌及其代谢产物对人体有一定的保健作用，有利于维持人体肠道内正常菌群的稳定和平衡，防治便秘和腹泻。奶酪中的脂肪和热能都比较多，多吃容易发胖，但是其胆固醇含量却比较低。吃含有奶酪的食物能大大增加牙齿表层的含钙量，从而抑制龋齿的发生。

3. 牛奶引发的病症

（1）变态反应：牛奶引起的变态反应（即牛奶过敏）的常见症状有呼吸困难、皮肤过敏、呕吐、腹痛、腹泻等。过敏者可选用羊奶或者酸奶、炼乳等代替牛奶。食用这些替代品还会出现变态反应者应从膳食中去掉奶类或乳制品。

（2）乳糖不耐症：有的人喝牛奶后会产生腹胀、腹泻等症状，是因为这些人的肠道内缺乏乳糖酶，造成乳糖吸收不良，称为乳糖不耐症。临床上，该症分为三种类型：先天性乳糖不耐症，即出生时就缺乏乳糖酶；继发性乳糖不耐症，是由病毒、细菌、过敏原对小肠黏膜外细胞层造成损伤，使乳糖酶被限制在里面不能释放出来；原发性乳糖酶不耐症，是由于乳糖酶活性显著下降而造成的。牛奶是营养极为丰富的食品，不能因为不耐受而完全放弃食用。乳糖不耐症患者可采用少量多次饮用、循序渐进调整用量的方法来增加牛奶的饮用量；或者饮用酸奶。

（3）牛奶性贫血：牛奶性贫血是婴幼儿因长期饮用牛奶而没有加含铁的食物引起的。牛奶含铁极少，不能满足孩子需要，所以需在饮用牛奶的同时加含铁丰富的副食，如强化铁的米粉、强化铁的奶粉、动物血、肝脏、瘦肉等。

第十一节　调味品及其他食品

人们日常生活经常食用和使用的调味品包括油脂、酒类、茶叶和调味料等。我国的调味品不同于欧美等国家，也不同于亚洲的其他国家，其营养健康特性被消费者广泛关注。

一、油脂

1. 油脂的组成特点与营养　油脂是由甘油和不同脂肪酸组成的酯。植物油含不饱和脂肪酸多，熔点低，常温下呈液态，消化吸收率高。脂肪含量通常在99%以上，此外还含有丰富的维生素E。动物油以饱和脂肪为主，熔点较高，常温下呈固态，消化吸收率不如植物油高。含有少量维生素A，所含有的维生素E不如植物油高。其他营养成分与植物油类似。

植物油是必需脂肪酸的重要来源。为了满足人体需要，在膳食中不应低于总脂肪来源的50%，高脂血症患者要控制食用以饱和脂肪酸为主的动物油。植物油易发生酸败，不宜长时间存储。

2. 常见油脂

（1）豆油：其脂肪酸组成对健康比较有利。豆油比较容易酸败，精炼豆油在储存过程中会出现色泽加深现象，这种现象比其他油脂要明显得多。

（2）菜籽油：其脂肪酸的组成受气候、品种等的影响较大，如一般寒带地区芥酸含量较低、亚油酸含量相对较高，气温较高的地区则相反。其中，含花生四烯酸7%～14%，油酸10%～35%，亚油酸10%～20%，亚麻酸5%～15%。菜籽油中含有芥酸，即顺-13-二十二碳一烯酸（C22:1），高剂量芥酸对心脏有毒性作用，市售的菜籽油均为低芥酸菜籽油。

（3）花生油：其脂肪酸组成比较特别，含有 6%~7% 的长碳链脂肪酸，因此花生油在冬季或者冰箱中一般呈固体或者半固体。它的熔点比一般植物油要高，把其中的磷脂去除后是不错的煎炸油。

（4）玉米油：又称胚芽油，脂肪酸中饱和脂肪酸占 15%，不饱和脂肪酸占 85%，亚油酸含量高。其降低血清胆固醇的效能优于其他油脂。富含维生素 E，虽然不饱和程度高，但热稳定性较好。

（5）葵花子油：含有饱和脂肪酸 15% 左右，不饱和脂肪酸占 85%，是为数不多的高亚油酸油脂之一。因此，有人将它与玉米油列为健康保健油脂。它为良好的食用油之一，但不宜单独煎炸食品。

（6）芝麻油：主要脂肪酸与花生油相似，其中含有 1% 左右的芝麻酚以及芝麻素等天然抗氧化剂。

（7）猪油：其中的饱和脂肪酸含量很高，具有独特的风味，一般无须精制。

二、酱油

酱油是以大豆、小麦等原料，经过原料预处理、制曲、发酵、浸出淋油及加热配制等工艺生产出来的调味品，主要营养成分包括氨基酸、可溶性蛋白质、糖类、酸类等。酱油营养素种类和含量与其原料有很大的关系。

氨基酸是酱油中最重要的营养成分，氨基酸含量的高低反映了酱油质量的优劣。优质酱油的总氮含量多在 1.3%~1.8%；氨基酸态氮 ≥ 0.7%。其中谷氨酸含量最高，其次为天冬氨酸，这两种氨基酸均具鲜味。

酱油中含有一定数量的 B 族维生素，其中维生素 B_1 含量在 0.01mg/100g 左右，而维生素 B_2 含量较高，可达 0.05~0.20mg/100g，烟酸含量在 1.0mg/100g 以上。此外，经过发酵还产生了植物性食品中不含有的维生素 B_{12}，对素食者预防维生素 B_{12} 缺乏具有重要意义。

酱油中有机酸含量约 2%，其中 60%~70% 为乳酸，还有少量琥珀酸，其钠盐也是鲜味的来源之一。酱油的香气成分主体为酯类物质，包括醋酸己酯、乳酸乙酯、乙酸丙酯、苯甲酸丙酯、琥珀酸乙酯等 40 种酯类，此外还有醛类、酮类、酚类、酸类、呋喃类、吡啶类等共 200 余种呈香物质。

酱油能产生一类天然的抗氧化成分，包括呋喃酮类及异黄酮类物质，它们有助于减少自由基对人体的损害。

酱油的咸味来自氯化钠。酱油中所含的氯化钠在 12%～14%，是膳食中钠的主要来源之一。

三、醋类

食醋的主要成分是醋酸，还含有丰富的钙、氨基酸、琥珀酸、葡萄酸、苹果酸、乳酸、B 族维生素及盐类等对身体有益的营养成分。烹调菜肴时可增加菜肴的鲜、甜、香等味道。醋还有使鸡骨鱼刺软化，促进钙吸收的作用。

醋有很好的抑菌和杀菌作用，能有效预防肠道疾病、流行性感冒和呼吸道疾病。醋能抑制和降低人体衰老过程中过氧化脂质的形成，减少老年斑，延缓衰老；醋有利尿作用，能防止尿潴留、便秘和各种结石疾病；醋能降低血压，软化血管，减少胆固醇的积累和降低尿糖含量，防止心血管疾病和糖尿病。

四、酒类

糖是发酵酒类的主要营养成分，也是这类酒能量的主要来源。酒中的糖不仅具有营养作用，也影响和决定酒的口味。如在葡萄酒中糖可增加甘甜、醇厚的味感，如果糖度高而酸度低，则呈现甜得发腻。酒精、酸、糖三者的比例恰当，干浸出物（除糖类之外的其他不挥发的物质）再配合得好，则其味协调，使人感到爽顺、舒适。

黄酒、葡萄酒、啤酒等发酵酒类相对含有较多的蛋白质、肽和氨基酸，是这类酒的主要含氮物质，对酒的口味、澄清度都有较大影响。黄酒和啤酒都以粮食为原料，且经过糖化和发酵双重工艺，蛋白质类营养成分比较丰富，并发生了较为彻底的降解，主要是以氨基酸和短肽的形式存在于酒液中。黄酒的氨基酸种类比较齐全，至少 18 种，其中赖氨酸、色氨酸和苏氨酸是粮食及许多植物性食物所缺乏的。

酒类所含的矿物质元素与酿酒的原料、水质和工艺有着密切的关系。钾是葡萄酒、啤酒含量最多的矿物质元素，占阳离子的50%以上。葡萄酒中的钙、镁离子来自果实、土壤及含钙的助滤剂、澄清剂。发酵酒中钙离子含量一般为 20～900mg/L。

无论是发酵酒、蒸馏酒都含有很多种类的有机酸，它们是在酿酒过程中由糖类和氨基酸分解而产生的。如天然存在于葡萄汁的酒石酸、苹果酸和少量柠檬酸，发酵过程中产生的琥珀酸、乳酸等。

乙醇是酒类的主要成分，其强烈的神经及其他生理作用会使人昏醉，并可引发各种酒精中毒等不良后果，经常性过度饮酒可造成慢性中毒和精神性或生理性成瘾。乙醇在烈性白酒中的含量为50%～60%（V/V），在黄酒中为10%～20%（V/V），在啤酒中为3%～6%（V/V）。

蒸馏酒的甲醇主要来自酿酒原料含有的果胶物质，果胶物质受糖化和发酵微生物的作用发生分解，最终产生甲醇，而甲醇几乎可以完全被蒸馏到成品酒中。甲醇在人体的氧化分解很慢，从体内排出也慢，因此在人体内有蓄积毒作用。严重中毒时，脑部血管扩张或痉挛，引起出血使脑组织功能紊乱从而发生病变，直至局部瘫痪、失明、深度麻痹、体温下降、衰竭死亡。

第三篇

口腔常见疾病与健康维护

　　口腔健康是指口腔和颌面部形态结构正常，功能完整且无疾患，能正常地进行咀嚼并维系良好的人际关系。口腔和颌面部的结构复杂，社会及生理功能独特，所患疾病繁多（国际疾病分类中的口腔疾病至少有1000种）。口腔又是人体四大菌库之一，人出生后即有20多种微生物定殖在口腔内。现代研究发现，口腔疾病与全身状况关系密切。因此，维护健康的口腔已成为当今社会生活中人体健康的重要任务之一。

第十三章 龋病

龋病(tooth decay)是古老的疾病,早在80万年前的古人猿颅骨上就发现有龋牙。现代人群中龋病是一种很常见的疾病,对人类口腔健康危害很大,其发病范围不分年龄、性别、人种、民族、地区和职业,世界卫生组织将龋病列为世界性非传染性的三大疾病之一。

第一节 病 因

龋病是以细菌为主的多种因素影响下,牙体硬组织发生慢性进行性破坏的一种疾病。造成龋病发生的因素与宿主、微生物、饮食和时间四联因素相关。

一、宿主因素

牙(teeth)和牙弓形态没有缺陷或缺陷少的牙,一般发生龋齿的概率较小。如果牙齿在发育过程中矿化不良,或牙齿窝、沟多而深,以及牙齿排列不良食物易于滞留,细菌斑不易清洁的牙均易发生龋病。另一方面,由于牙齿的结构原因,其表面为釉质,质地坚硬、抗龋能力强于釉质下层的牙本质。如果早期牙病变未能及时得到治疗,侵及下层的牙本质,病变速度加快,还可出现牙齿"敏感"、疼痛等症状。

唾液(saliva)在维持口腔正常生理方面起到重要作用,它的质与量的改变、缓冲能力的大小以及抗菌系统的变化,都与龋病的发生过程有密切关系。正常成人每日唾液量分泌为1000~1500mL,如因疾病、退行性变等因素造成唾液量分泌降低,则可诱发龋病。其原因是唾液分泌量减少,自洁功能降低,唾液中的钙、磷酸盐和其他无机离子减少,也降低了对牙组织的保护作用。唾液量减少,重碳酸盐在口腔中的缓冲作用也相应降低，增加了患龋的风险。唾液中的有机成分的改变，如富组蛋白减少，降低了对变形链球菌生长的抑制作用；乳铁蛋白减少，也降低了对口腔中一些细菌的抑制或直接杀灭的作用等。

二、细菌因素

正常人口腔中有常居或固有菌群 20 多种。这些菌群与人体（宿主）之间以及各菌群间呈现动态平衡关系，这种平衡对于保持人体健康是十分重要的。正常菌群是人体非特异性免疫因素之一，在一般情况下，外来致病菌侵入人体必须突破 3 道防线：物理屏障、化学屏障和生物屏障。正常菌群对外来菌群的拮抗作用则为人体的生物屏障。另一方面，龋病的发生又与口腔内细菌的存在密不可分。常见的致龋微生物包括链球菌属、乳杆菌属、放线菌属等，这些菌群都是口腔内的固有菌群。细菌附着于牙面称为菌斑，菌斑与龋病关系密切，可以说没有牙菌斑就不会产生龋齿。牙菌斑的形成过程可分为 3 个阶段，即获得性膜形成和初期聚集、细菌迅速生长繁殖、菌斑成熟。这些阶段具有连续性，在实际情况下很难截然分开。获得性膜形成的过程，为牙清洁并抛光牙面后，20 分钟内牙表面即可由无结构物质形成拱形团块，4 小时后有细菌吸附，24 小时后散在沉积物完全融合，牙面被这些不定型物质覆盖。约 2 天后菌斑开始形成，早期以链球菌为主，继之为厌氧菌和丝状菌群，特别是放线菌数量增加。龋病过程中的细菌活动较为复杂，不是所有的牙面都易受到龋病损害，常易受罹的牙依次为𬌗面沟裂、牙邻面和颈缘。因此，龋病的产生必须取决于一些重要条件，即牙齿表面有比较隐蔽的部位、局部保持高浓度的致病菌、有能使致病菌持续发挥损害作用的因素等。牙菌斑在牙面上的附着是龋病发生的基础。菌斑内的产酸代谢活动是产生龋病损害的直接原因。

三、饮食因素

饮食可以直接与牙面发生作用，也可以在口腔局部被致龋菌利用。牙菌斑在摄取糖之前也有酸存在，以乙酸含量最高，摄取蔗糖后则以乳酸为最高。乳酸和其他有机酸可造成牙釉质溶解，矿物质丧失。蔗糖和碳水化合物在龋病发生过程中，作为细菌代谢的底物，为细菌生存提供营养，其终末产物又可造成牙的破坏。各种糖类的产酸能力与致龋性呈正相关，排列顺序为：蔗糖、葡萄糖、麦芽糖、乳糖、果糖。山梨糖醇和木糖醇基本上不能被致病菌利用而产酸，故常用于防龋的甜味替代剂。

四、时间因素

龋病发病的每个过程都需要一定时间才能完成。从牙面上清除所有附着物到获得性膜开始产生，再到菌斑形成，直至细菌代谢碳水化合物致牙釉质脱矿等过程，均需要一定时间。龋病的发生，不论哪种情况，时间因素都和其他三大因素有关。

第二节　临床表现

一、浅龋

侵蚀牙釉质层，如位于牙平滑面上，一般呈白垩色点或斑。继续发展，可变为黄褐色或褐色斑点。发生于牙窝沟处者，龋损部色泽变黑。用探针检查时，病损部有粗糙感或探针可钩住龋坏处。浅齿患者无主观症状，遭受外界的物理和化学刺激时，一般亦无明显反应。

二、中龋

龋病侵蚀到牙本质，造成牙本质因脱矿而软化，随色素进入而变色，呈黄褐色或深褐色，形成龋洞。重者对甜酸饮食敏感，对冷热食物也能产生酸痛感觉，冷刺激尤为明显，但刺激去除后症状随之消失。

三、深龋

龋病进展到牙本质深层，但未与牙髓腔相通。有时龋坏的洞口小，但洞内范围大。牙邻面龋较难被发现，应仔细探查。深龋牙遇冷热和化学刺激时，产生的疼痛较中龋更加剧烈。龋病患者的诊断多不困难，根据其主观症状和体征，结合 X 线检查易于确诊。但对于隐蔽部位的病变，有时需用口腔锥形束 CT 检查，以防遗漏。

四、牙髓炎

当龋病破坏牙本质与牙髓腔相通，造成牙髓炎症时，则出现自发性疼痛，夜间更为剧烈，甚至不能定位疼痛部位，这是急性牙髓炎的重要特征。

第三节　预　防

龋病是一种多因素疾病，但细菌是致龋的主要因素，而防龋的关键是控制菌斑。控制菌斑包括控制菌斑的数量，其在牙面的滞留时间，以及加强牙的抗龋能力等。

一、定期检查

婴幼儿期是乳牙萌出阶段，乳牙萌出后的龋病发生率高，应每 3 个月进行一次口腔检查。儿童期 3 ~ 6 个月、青少年期 6 ~ 12 个月、成年人至少每年检查一次。

二、矫正不良牙𬌗关系

牙列和牙𬌗关系异常，可导致食物滞留，且不易被清除，容易形成菌斑。

三、保持牙面清洁

婴幼儿口腔状况的好坏，直接与家长的重视程度相关。乳牙在出生后 6 个月至 2 岁左右萌出，在哺乳或食后家长就应将消毒纱布套于示指，用清水擦洗其牙面。随着乳牙的逐渐萌出，先由家长帮替刷牙，再由幼儿逐渐掌握刷牙方法，养成早晚刷牙、饭后漱口的卫生习惯。特别需要提醒家长的是不宜让儿童过多摄取蔗糖。睡前刷牙，是减少牙菌斑产生的有效方法。

儿童牙刷的选择，植毛部之长度应小于下颌 4 个前牙近远中径之和，牙刷毛不宜太长，选用短的刷毛，操作时较为方便和稳定。成人牙刷的选择，宜用保健牙刷。刷毛部长度的要求同儿童牙刷，牙刷毛不宜过硬。刷牙方法，以旋转刷牙法易于操作，即用牙刷刷上牙时，刷毛与牙长轴呈45°置于牙颈部，向下旋转，力度适当，剔刷牙面。下颌牙操作时反向进行。要求刷尽牙的3个面（唇颊、粭、舌腭），每次刷牙时间不少于3分钟。成年人可配合用牙线、冲洗器辅助清洁牙邻接面，以消除牙面存留的牙菌斑。

四、洁牙

洁牙是保持牙面清洁的辅助手段。菌斑一旦钙化，常规刷牙就不能去除结石，通过洁牙方法保持牙面的光洁是行之有效的方法。超声波洁牙省时省力，患者无明显不适，对牙面亦无损伤。对于牙面残留的小牙石或烟斑，可用喷砂机清除，然后用橡皮轮抛光。一般每年洁牙一次。

五、氟化物的应用

幼儿期乳牙涂氟防龋可增强牙的抗酸度，对龋损牙的再矿化有促进作用，又能抑制细菌及酶在口腔内的产酸，起到防龋功能。可选用2%氟化钠溶液和10%氟钼酸铵溶液等。涂布前宜先行牙面清洁，涂布时应注意牙面隔湿，涂布时间在4分钟左右，涂布后30分钟内不宜漱口和进食。一般每年做1~2个疗程，每个疗程的涂布次数与间隔日期按所选用的药物而定。

六、窝沟封闭

对新萌出的乳磨牙、恒磨牙的牙粭面窝沟等较容易患龋的部位用封闭剂予以封闭，能起到较好的防龋作用。常用的方法是，用高分子树脂材料封闭牙窝沟、裂隙，使之光滑而不易留存细菌。用含氟玻璃离子黏固粉充填牙窝沟，也能起到促进牙质成熟并增强其抗酸性的作用。

第十四章　牙周病

牙周病（periodontal disease）指发生在牙齿支持组织的疾病。狭义的牙周病仅指造成牙支持组织破坏的牙周炎，而广义的牙周病泛指造成发生于牙周组织的各种病理情况。主要包括牙周炎和牙龈病两类。牙周病是最常见的口腔疾病，是引起成年人牙齿丧失的主要原因之一，也是危害人类牙齿和全身健康的主要口腔疾病。

第一节　病　因

造成牙周病的原因有始动因素——牙菌斑、全身促进因素和局部促进因素。

一、始动因素——牙菌斑

牙菌斑（dental plaque）是牙周病的始动因子，菌斑在口腔卫生不良时积聚，分为龈上菌斑和龈下菌斑。龈上菌斑分布在牙窝内、裂隙、邻接面等，主要由革兰氏阳性需氧菌和兼性菌组成，与龋病发生有关。龈下菌斑位于龈缘以下，分布在龈沟或牙周袋内，与牙周组织破坏关系密切。龈下菌斑分为两部分：①附着性龈下菌斑，与龈上菌斑相延续，附着于牙根面，不与结合上皮、龈沟内上皮或袋内上皮接触。其结构、成分与龈上菌斑相似，主要为革兰氏球菌和杆菌、丝状菌，少许革兰氏短杆菌和螺旋体。与龈下牙石形成、根面龋、牙周炎有关。②非附着性龈下菌斑，位于附着性龈下菌斑的表面，为结构较松散的菌群，直接与结合上皮、龈沟上皮或袋内上皮接触，主要为革兰氏厌氧菌，包括许多活动菌和螺旋体，这部分的细菌及其产物，可穿过上皮屏障进入牙龈组织中。在牙周炎快速发展时，非附着性龈下菌斑明显增厚，因此被认为与牙周炎的发生、发展关系密切。由于毒力强，因此其与牙槽骨的快速破坏有关。

二、全身促进因素

全身促进因素在牙周病病因中起的作用，是通过某种途径降低了局部组织的抵抗力，增进了宿主对细菌及其产物致病的易感性实现的。研究资料表明，致病菌的存在是牙周病发生的必要条件，但单有微生物尚不足以引起病损，机体的易感因素也是基本要素。

1. 遗传因素　一些遗传因素可增加宿主对牙周病的易感性，是早发性牙周炎和(或)重度牙周炎的主要决定因素之一，能影响和改变宿主对微生物的反应，并决定疾病是否进展及其严重程度。

2. 吞噬细胞减少或功能缺陷　粒细胞是维护牙周健康的重要防御细胞，无论其量减少还是功能缺陷都与牙周组织的重度破坏有关。

3. 性激素　内分泌功能紊乱对牙周病的发生发展影响至关重要。血浆雌激素和黄体酮水平升高有利于菌斑内的中间普氏菌繁殖，中间普氏菌与牙周病相关。

4. 系统性疾病　机体系统性疾病，如糖尿病、艾滋病等免疫性疾病，致使患者免疫功能下降，抗感染能力降低，以及机体软组织和骨组织的一系列改变，导致牙周病发生或炎症加重。

5. 吸烟　烟草中含有 4000 种以上的毒素，吸烟是导致牙周炎的高危因素。吸烟影响牙周血液循环，影响机体的免疫功能，削弱口腔中粒细胞的趋化和吞噬功能等。因此，吸烟与牙周病直接相关。

6. 精神压力　精神压力会增加激素(皮质激素、促肾上腺激素、肾上腺素和去甲肾上腺素)及免疫介质(细胞因子、前列腺素)的释放，从而影响宿主防御系统的功能。如皮质激素可抑制淋巴细胞的生成和分化，抑制嗜酸细胞、巨噬细胞和中性粒细胞在炎症处的集聚、分泌和脱颗粒(含有杀菌物质的颗粒)。精神压力不仅降低了机体的抵抗力，还可改变其生活方式，如吸烟量增加、过度饮酒等，同样也可以加重牙周病。

三、局部促进因素

牙菌斑在牙面的堆积是牙周病发生的必要条件，牙菌斑中的微生物及其产物是牙周组织发生炎症和破坏的始动因子。另外，还有一些因素会促进牙周组织的损伤，或起到加重和加速牙周破坏的作用，这些因素称为牙周病的促进因素。

1. 牙石　牙石是一种沉积于牙面或修复体表面的钙化或正在钙化的菌斑及软垢，由唾液或龈沟中的钙盐逐渐沉积而成。牙石致病主要是由于它表面常可形成未钙化的菌斑，菌斑引起牙龈炎症，加之牙石本身坚硬，对牙龈产生机械刺激，造成牙龈出血、牙周袋加深、牙槽骨吸收，是牙周病发展的一个重要因素。

2. 𬌗创伤　𬌗创伤是指由于不正常的𬌗接触关系或咀嚼系统功能异常，造成咀嚼系统某些部位的病理性损害或适应性变化。由于咬𬌗关系不正常或咬合力量不协调引起的牙周支持组织损伤，称为𬌗创伤。创伤部位牙的咬合超过牙周组织的承受力时，或使其牙周纤维被破坏，牙槽骨吸收。当牙周组织已存在因菌斑引起的牙周炎时，𬌗创伤便会起协同破坏作用。

3. 不良习惯　夜磨症、非功能性咬合习惯、口呼吸等也可成为加重牙周炎的促进因素。

4. 医源性因素　不良修复体造成牙龈炎和牙周破坏是常见的原因，如补牙材料形成的悬突、牙冠修复龈缘处的不密合及修复体材料龈边缘粗糙等。活动义齿设计和制作不良，压迫基牙的龈缘或基牙咬合负担过重，使基牙松动、炎症加重，牙周袋加深。牙列不齐应用固定矫治器治疗，有碍于菌斑的清除，如处理不当可引起牙周损害等。

第二节　临床表现

牙周病是感染性疾病，主要感染源为堆积在牙颈部及龈沟内牙菌斑中的微生物。牙龈炎病变局限于牙龈上皮组织和结缔组织内。当炎症扩延到深部牙周组织，引起牙槽骨吸收和牙周膜纤维破坏，导致牙周袋形成，此时即为牙周炎。

1. 牙龈炎　牙龈出血常为牙周病患者的主诉症状，多在刷牙或咬食水果时发生。牙龈炎的最初表现是用探针轻探龈沟即可出血，这是诊断牙龈有无炎症的重要指标，健康的牙龈用探针轻探龈沟不会引起出血。牙龈外形和色泽的变化也是牙龈炎和牙周炎的指标之一，正常牙龈呈粉红色，龈缘菲薄紧贴牙面。患牙龈炎时，游离龈和龈乳头呈鲜红色或暗红色，龈缘变厚，牙间乳头圆钝，不再与牙面紧贴。健康牙龈的龈沟深度不超过3mm。患牙龈炎时，由于牙龈肿胀或增生，龈沟可超过3mm，但上皮附着水平仍位于正常的釉牙骨质界面，没有发生结缔组织附着降低，这是区别牙龈炎和牙周炎的一个重要标志。

2. 牙周炎　牙龈边缘部的慢性炎症扩展到深部牙周支持组织，形成病理性加深的龈沟，是牙周炎最重要的病理改变之一。

(1)成人牙周炎：本病开始于青年时期，病程进展缓慢，其间可出现间歇性活动期，使牙周组织的破坏加速，随后又转入静止期。也有部分患者不出现暴发性的活动期。患者通常口内存有较多牙石，牙龈呈现不同程度的慢性炎症。临床上根据牙周袋的深度、结缔组织附着丧失的程度和牙槽骨吸收状况以确定牙周组织破坏程度。轻度：≤4mm，附着丧失1~2mm，X线片显示牙槽骨吸收不超过根长的1/3；中度：牙周袋≤6mm，附着丧失3~5mm，X线片显示牙槽骨水平型或角型吸收超过根长的1/3，但不超过根长的1/2；重度：牙周袋>6mm，附着丧失>5mm，X线片显示牙槽骨吸收超过根长的1/2，多根牙有根分叉病变。

(2)青少年牙周炎：为多因素疾病，某些具有特殊致病毒力的细菌感染是必要的致病因子，而宿主对细菌缺乏防御能力以及不能阻止炎症组织破坏，则是易感因素。本病的特点是牙周炎发生早，破坏迅速，主要发生在青春期至25岁，可在11~13岁开始发病。牙龈炎症轻微，牙菌斑和结石很少。好发部位为第一恒磨牙和上下切牙。早期出现牙齿松动和移位。X线片显示第一磨牙的近远中均有垂直型骨吸收，在切牙区多为水平型骨吸收。家族中常有多人患病，以母系遗传为多。

(3)其他类型牙周炎：如青春期牙周炎、快速进展性牙周炎、系统性疾病引起的牙周炎(糖尿病、艾滋病)，以及一些综合征伴随的牙周炎等。

第三节 预 防

一、牙龈炎的预防

牙龈炎的病因比较明确，预防方法主要是坚持定期清除牙菌斑，保持牙面相对清洁。一般每隔 6～12 个月接受一次专业性的牙洁治术。

二、牙周炎的预防

牙周炎的预防需考虑菌斑、殆创伤、宿主反应、环境因素、遗传因素等综合因素。但消除菌斑、牙石及局部刺激因素，消除牙龈的炎症，仍然是最重要的且行之有效的手段。对于已患牙周炎者，更应强调早诊断、早治疗和恰当、彻底的综合治疗，以阻止病损的加重发展。积极治疗后的维护阶段，需要定期复查和进行必要的补充治疗，以巩固疗效。

第十五章　口腔黏膜病

　　口腔黏膜病是指发生在口腔黏膜及软组织上种类众多的疾病。其致病病因与遗传、免疫、内分泌紊乱、感染、损伤等相关，但仍有一些病因不清楚。病损表现多样，如丘疹、丘斑、疱、溃疡、假膜、糜烂、坏死等。口腔黏膜病的病种病变繁多，目前临床上对一些病症的诊治和预防尚存一定困难。

第一节　口腔黏膜感染性疾病

一、口腔单纯性疱疹

　　单纯疱疹病毒是疱疹病毒的一种，最常见的是 I 型单纯疱疹病毒，其可引起口腔单纯性疱疹。本病以 6 岁以下儿童多见，发病前常有接触史。潜伏期 4～7 天，以后出现全身症状，经过 1～2 天后口腔黏膜广泛充血水肿，并出现成簇小水疱，似针头大小，多位于乳磨牙的上腭和龈缘处，上覆黄色假膜。类似病损也可发生在唇和口周皮肤，整个病程需7～10 天。少数情况下原发感染可引起脑炎、脑膜炎，危及生命。原发性疱疹感染愈合后，有30%～50%的病例发生复发性损害，由于抗病毒抗体的存在，复发者全身反应较轻。

　　预防：本病经口 - 呼吸道传播，也可通过皮肤、黏膜等疱疹病灶处传染，预防的办法是避免接触。复发性单纯疱疹感染的发生是由于体内潜伏的单纯疱疹病毒被激活引起的，目前尚无理想的预防复发的方法，主要应消除诱使复发的刺激因素。

二、手足口病

手足口病又称发疹性水疱性口腔炎。由柯萨奇 A – 16 型病毒与肠道病毒 71 型所致。多见于 3 岁以下幼儿。潜伏期 3 ~ 4 天，常有 1 ~ 3 天的持续低热，口腔和咽部疼痛，或有上呼吸道感染的特征。皮疹多在第二天出现，多见于手指、足趾背面。口腔唇侧、舌缘、颊黏膜、软腭也有散在的红斑及小疱疹，口内疱疹极易破溃成糜烂面，上覆灰黄色假膜，病程一般 5 ~ 7 日，可自愈。

预防：本病通过呼吸道与粪口传播。夏秋季高发期应注意防止疫情，避免与患儿接触，勤洗手，有密切接触史的婴幼儿可注射丙种球蛋白以增强防护能力。

三、带状疱疹

水痘 – 带状疱疹病毒为本病的致病病原体，侵犯儿童可引起水痘，在成年人及老年人则引起带状疱疹。本病通过呼吸道与接触传播，夏秋季发病率较高，潜伏期 12 ~ 17 天。发病前常有低热、乏力症状。常发部位为胸腹或腰部，约占 70%，其次为三叉神经分布区。疱疹初起时皮肤呈不规则或椭圆形红斑，数小时后出现水疱，逐渐增多并合为大疱，严重者可为血疱，有继发感染时为脓疱。数日后疱浆混浊而被吸收，终成痂壳，脱痂后不留瘢痕。老年人的病程常为 4 ~ 6 周。带状疱疹损害的特点是沿一侧神经分布区形成带状，且疼痛剧烈。如发生于三叉神经，可侵及膝状神经节而出现耳痛、面瘫及愈合后的听力障碍，称为亨特综合征(Hunt syndrome)。机体免疫功能低下与发病有密切关系。

预防：重视对夏秋季呼吸道与接触性传染的预防。水痘疫苗适用于 1 岁以上没有患过水痘的儿童。50 岁以上成人可接种带状疱疹疫苗，能达到 90% 的疫苗效力。平时应加强体质锻炼，注意营养补充，提高机体免疫力。

第二节　口腔黏膜溃疡性疾病

一、复发性阿弗他溃疡

病因与机体免疫、遗传、系统性疾病、环境等多因素有关。

1. 轻型阿弗他溃疡　轻型阿弗他溃疡最常见，约占80%。好发于唇、颊、舌黏膜。溃疡一般直径2～4mm，圆或椭圆形，周界清晰，孤立、散在。溃疡呈现"凹、红、黄、痛"的特征。病程前期黏膜局部不适，有灼痛感。约24小时后出现白色或红色丘疹状小点，2～3天后进入溃疡期，再经4～5天后溃疡愈合，不留瘢痕。整个病程一般1～2周，且有不治而愈的自限性。但可反复发作，影响语言、进食和心情。

2. 重型阿弗他溃疡　重型阿弗他溃疡又称复发性坏死性黏膜腺周围炎。本病的发作规律同轻型阿弗他溃疡，但溃疡直径大，可达10～30mm，深及黏膜下层直至肌层。周边红肿隆起，边缘整齐清晰。溃疡常单个发生或在周围有数个小溃疡。病损可发生于口角、舌尖、软腭、悬雍垂、咽旁等。病程长，可达月余到数月，也有自限性，愈合后可留瘢痕。

3. 疱疹样阿弗他溃疡　疱疹样阿弗他溃疡又称阿弗他口炎。溃疡小而多，直径小于2mm，可分布在口腔黏膜任何部位。发作规律同轻型阿弗他溃疡。全身症状较明显，如头痛、低热、局部淋巴结肿大等。

预防：保持心情舒畅和生活规律，均衡营养。对于反复发作的患者，建议检查自身免疫状况，针对免疫亢进与低下进行对症治疗。对于重型阿弗他溃疡，注意将其与口腔癌鉴别，避免误诊。

二、贝赫切特综合征

贝赫切特综合征也称白塞病、口－眼－生殖器三联征。病因不清楚，多认为其与免疫异常相关。本病以多脏器病损、反复发作为特征。分为常见症状和少见症状两大类。前者包括口、眼、生殖器和皮肤等症状，后者包括关节及心血管、神经、呼吸、消化、泌尿等系统病变。

1. 常见症状

(1)复发性口腔溃疡：以轻型或疱疹样型多见，是本病的最基本症状。

(2)反复发作的外生殖器溃疡：男性见于阴茎、龟头、阴囊，女性多发生于大、小阴唇和阴道。

(3)皮肤病损：下肢多于上肢和躯干，以伸侧面多见。表现为皮色淡红、暗红或紫红。皮下结节为蚕豆至胡桃大，深浅不一，有压痛。结节可自行消退，但易复发。

(4)眼损害：可累及眼球各组织，早期表现为角膜炎、结膜炎、虹膜睫状体炎和前房积脓等。反复发作后病变主要为脉络膜炎、视神经乳头炎、视神经萎缩和玻璃体病变等，随着病情的发展，最后可导致失明。眼部损害可为单侧性，也可为双侧性。

2. 少见症状 部分患者还有脏器系统病变，这些病变多因局部血管炎所致，大多出现在上述症状之后。

(1)关节：主要累及大关节，与风湿关节炎的症状相似，表现为单个关节或少数关节的痛、肿，甚至活动受限。

(2)消化道：病变累及食管下段的多发性溃疡，回盲部为受累最多的部位，其次是升、降结肠，胃，食管等处。可致肠穿孔、大出血等。需与克罗恩病鉴别。

(3)神经系统：在基本症状出现后的数月到数年内出现。根据其症状，可分为脑膜炎、脑干损害、颅内高压、脊髓损害、周围神经受损等类型。

(4)心血管系统：可侵及全身任何部位的大中血管，出现动、静脉炎，血管壁增厚，血栓形成致管壁腔变窄。炎症持续，可破坏血管的弹力纤维而形成动脉瘤样扩大。累及心脏时出现心肌缺血，甚至心肌梗死。累及大脑、肾动脉会出现相应症状。静脉损伤多见于四肢，尤其是下肢，在深层大静脉炎并发的血栓则引起严重后果。

(5)其他：全身各系统均可因血管受损而出现相应症状。

预防：本病病因不明，目前无有效预防方法。

第三节 传染性疾病的口腔表征

一、麻疹

麻疹是由麻疹病毒引起的急性传染病，传染性极强，主要发生于冬春季。儿童多发，潜伏期一般为 6～12 天，因血清被动免疫后，有的可延至 3 周。前驱期 2～4 天，表现为高热，出现上呼吸道症状及眼结膜充血。继后在口腔两侧颊黏膜上出现针尖大小、蓝白色或紫色小点，周围有红晕，很快增多，可融合并扩散至整个颊黏膜，以及唇内、牙龈等处，一般维持 2～3 天消退，可留暗红色小点。

预防：

（1）主动免疫：注射麻疹疫苗是预防其感染的重要措施，预防效果可达 90%。国内规定初种年龄为 8 个月。

（2）被动免疫：接触麻疹病毒后 5 天内应用血清免疫球蛋白，以预防麻疹发病。

（3）切断传播途径：对患者隔离，一般隔离至出疹后 5 天，合并肺炎者延长到 10 天。

二、白喉

白喉是由白喉杆菌引起的呼吸道急性传染病，秋冬为流行季节。儿童多发，出现高热、头痛、咳嗽、声音嘶哑，有不同程度的呼吸困难，可因广泛毒血症或窒息死亡。轻型患者全身症状较轻，扁桃体稍红肿，表面有点状或小片状假膜，数日后症状自然消失。重者假膜在 12～24 小时内漫延成大片，波及上腭、悬雍垂、咽后壁、鼻咽部及口腔黏膜。假膜呈乳白色或灰白色，不易剥去，若用力拭去，创面易出血，并在 24 小时内又形成新的假膜。全身中毒症状严重，高热、烦躁不安、呼吸急促、心律失常、血压下降等危重症状。

预防：

（1）主动免疫：新生儿出生后 3 个月第一次注射百白破三联疫苗，

4 个月、5 个月各注射 1 次，做好基础免疫。1 岁半至 2 岁时加强一次，7 岁时第二次加强。

（2）切断传播途径：对白喉患者应采取严格隔离措施。

（3）不要接触患者的物品：患者的东西应严格消毒，防止造成他人感染。

三、猩红热

猩红热是由乙型溶血性链球菌引起的急性呼吸道传染病。本病一年四季都有发生，以冬春季发病为多。常见于 5 ~ 15 岁儿童。潜伏期 2 ~ 5 天，起病时高热、头痛、咽痛。1 ~ 2 天后全身出现弥漫性鲜红色斑疹。面部充血潮红，有少量点疹，口鼻周围苍白，称"口周苍白圈"。舌被白苔，乳头红肿，突出于白苔之上，以舌尖及边缘处显著。2 ~ 3 天后白苔开始脱落，舌面光滑呈肉红色，并可有浅表破裂，乳头仍突起，称"杨梅舌"。皮疹一般在 48 小时内达到高峰，2 ~ 4 天可完全消失，重者可持续 5 ~ 7 天或更久。下颌下淋巴结可肿大，一般为非化脓性的。退疹后 1 周内开始脱皮，持续 2 ~ 4 周，不留色素沉着。

预防：

（1）疾病流行期间，应避免到拥挤的公共场所。

（2）对与猩红热患者密切接触者，应严密观察 7 ~ 12 日，有条件时做咽拭子培养，或预防性注射青霉素。

四、获得性免疫缺陷综合征

获得性免疫缺陷综合征，简称"艾滋病"，是由人类免疫缺陷病毒（human immunodeficiency virus，HIV）引起的传染，主要通过性接触或血及血制品等传染。HIV 是一种攻击人体免疫系统的病毒，它把人体免疫系统中最重要的 $CD4^+T$ 淋巴细胞作为主要攻击目标，对它进行攻击，使人体丧失免疫功能，感染各种疾病，并发恶性肿瘤等。本病各年龄段均可发生，15 ~ 49 岁发病者占 80%。潜伏期从感染到发病短者几个月，长者 10 多年，平均 8 ~ 9 年。一旦发展为艾滋病，患者就会出现各种临床表现，一般初期的症状如普通感冒。随着病情发展，各种症状相继出现，如长期发热，淋巴结肿大，呈现消耗体质。肺部并发卡氏肺囊虫肺炎。胃肠系统、中枢系统侵害逐渐加重。30%~40%的艾滋病患者可并发各种肿瘤，其中以卡波西肉瘤（Kaposi sarcoma）最为常见。肿瘤的表现为皮肤有深红色或紫红色的结节或斑块，指压不褪色，其周围可有黄褐色瘀斑，以面部和颈部较多见。

艾滋病患者有90%的皮肤损害，常见的有单纯疱疹、带状疱疹、脂溢性皮炎、银屑病、玫瑰痤疮等。口腔损害表现是念珠菌感染，红斑型在颊部出现红色斑点或斑块；假膜型好发于上腭、颊黏膜、唇及舌背部，表现为黏膜上乳白色或浅黄色斑块，擦除斑块后留下出血创面；增生型则为不能去除的白色斑块，多见于颊黏膜。好发于老年人的口角炎，其口角区有放射状条纹，并伴有皲裂。口腔毛状黏膜白斑呈现为斑块状或皱褶状，有时因过度增生而成毛茸茸的地毯样表现，病损大小不一，不易擦掉。好发于舌外侧缘，多为双侧，有时可扩展到整个舌背面，或漫延到舌腹。牙周炎也是艾滋病感染者最早出现的症状之一，其特点是游离龈呈线状充血，附着龈可有点状红斑。口腔卫生状况良好者，为一般龈炎表现。如艾滋病未得到及时治疗，牙周组织可迅速破坏，龈乳头坏死、溃疡、出血及疼痛。随着病情进展，一些患牙的牙周附着在3~6个月中可丧失90%以上，这种情况可累及全口牙齿。如病情造成广泛软组织坏死、骨坏死，则可形成致命的坏疽性口炎。

预防：

（1）切断传播途径，避免直接与艾滋病患者的血液、精液、乳汁、阴道分泌物直接接触，特别是皮肤、黏膜有破损处。

（2）使用安全套是性生活中最有效的预防性病和艾滋病的措施之一。

（3）坚持洁身自爱，避免高危性行为。

（4）不要擅自输血和使用血制品，应在医生指导下使用。

（5）严禁吸毒，不与他人共用注射器。

第四节　口腔黏膜斑纹状疾病

在口腔黏膜斑纹状疾病中，最常见的是口腔白斑和口腔扁平苔藓。

两种疾病都存在癌变的可能，虽发生率较低，但也应重视，尽可能减少致病的相关因素，避免癌变的可能。

一、口腔白斑病

口腔白斑(oral leukoplakia，OLK)是一种发生在口腔黏膜上的白色或灰白色角化性病变的斑块状损害。病因不明确，可能的致病因素有吸烟、白色念珠菌感染，以及全身因素等相关。发病多见于中老年男性。口腔白斑可分为均质型与非均质型两大类：斑块状、皱纹纸状为前者，颗粒状、疣状及溃疡状属后者。斑块状白斑呈现白色或灰白色均质较硬的斑块，面积大小不一，轻度隆起或高低不平。皱纹状白斑多见于口底和舌腹，表面高低起伏如白色皱纸。颗粒状白斑见于口角区黏膜，色泽为红白间杂，呈颗粒状突起，可有小片状或点状糜烂，刺激痛。本型多数可查到白色念珠菌感染。有疣状白斑多发生在牙槽嵴、唇、上腭和口底部，损害呈乳白色、厚而高起、表面呈刺状或绒毛状突起、粗糙、质稍硬。溃疡状白斑表现为在白色斑块上有糜烂或溃疡，可有反复发作史，疼痛。

口腔黏膜白斑的好发部位依次为颊、唇、舌、口角、前庭沟、腭、牙龈等处。癌变率为3%～5%，非均质型癌变率高于均质型。增生程度高者癌变率随之增加。临床上白斑发生糜烂、溃疡，创口长时间不愈合，应警惕癌变。

预防：

(1)保持良好的心态，注意培养健康的生活方式。

(2)减少刺激因素，如戒烟、禁酒，尽量避免辣、麻、烫等。

(3)去除口内的残冠、残根，以及不良修复体的刺激。

(4)重视营养和维生素的补充，如维生素 A、B_2等，改善口腔上皮过度角化等。

二、口腔扁平苔藓

扁平苔藓(lichen planus，LP)是一种原因不明的非感染性疾病。10余岁到80多岁均可发生，以30～50岁的中年女性多见。病因可能与精神、内分泌、免疫、感染、微循环障碍等因素有关。口腔黏膜好发部位为颊部，约占 87.5%，其他部位也见发生。

1. 病损形态

（1）网状型：呈白色花纹，稍高隆起于黏膜表面，交织成网状。

（2）环状型：灰白色微小丘疹组成细条纹，稍高隆起成环形、半环形。

（3）条纹型：丘疹连成线纹，呈直线或波浪形，组成树枝状、线条状、条索状病损。

（4）斑块型：大小不一，形状不规则，呈方形或圆形，一般较硬且为隆起的白色斑块。

（5）丘疹型：为灰白色针头大小的丘疹，微高于黏膜，散在或成簇发生，四周有其他形状条纹。

（6）水疱型：疱周有斑纹或丘疹，疱为透明或半透明状，疱破后形成糜烂面。

（7）糜烂型：糜烂周围必须有白色花纹或丘疹。

（8）萎缩型：多见于舌背，舌乳头萎缩微凹下，表面光滑，虽属白色斑块但微显淡色。在扁平苔藓的各型中，线状、网状、环状、树枝状或斑状为典型病变。水疱型必须找到疱疹附近或其他部位的典型病变才能诊断。溃疡和糜烂者在附近常有典型病变存在，组织萎缩、上皮薄并出现红斑，常见于舌和牙龈处。扁平苔藓患者，自觉症状为黏膜粗糙、发涩、烧灼感、口干，偶有痒感。病损局部遇辛辣、热、酸、咸味食物刺激时出现灼痛。

2. 预防

（1）做好口腔卫生保健，消除局部刺激因素。

（2）保持乐观的精神状态，调节好心情。

（3）积极预防系统性疾病，防止内分泌紊乱。

（4）戒烟限酒，尽可能减少辛辣、麻等食物。

第十六章　阻生智齿

人类第三磨牙俗称智齿，由于其发育与萌出时间较晚，常因牙槽骨无足够间隙容纳而造成牙阻生，导致一系列并发症的发生，严重影响患者的身心健康。有学者统计，阻生智齿的发生率高达 62.8%。因此，提高对智齿的认识，做好早期防治是预防严重并发症的有效方法。

第一节　发生原因

智齿的牙胚在 4～5 岁时开始形成，7～10 岁时开始形成硬组织，12～16 岁时牙冠发育完成，进入牙根发育期。智齿发育完成在 18～25 岁，但萌出年龄上下颌均为 17～21 岁。由于第二批 28 颗置换的恒牙在 13 岁左右已经萌出，所以如果最后萌出的智齿牙槽骨位置不够，则可造成其阻生。

在原始人类阶段，人的颌骨粗壮，咀嚼功能强大，但随着人类的进化，饮食结构逐渐精细，食物对颌骨的刺激降低，使得颌骨的生长发育退化，上下颌骨的长、宽、高逐渐缩小，而颌骨的减小速度比牙齿的减小速度快，这就不可避免地造成最后萌出的智齿无足够的位置，导致智齿阻生。

第二节　分类与分型

一、分类

通常依据智齿的长轴与第二磨牙长轴的关系将阻生智齿分为 7 类，

分别为垂直阻生、近中阻生、颊向阻生、舌向阻生、远中阻生、水平阻生和倒置阻生。同时，又按其萌出的高度分为高、中、低阻生牙。分类的目的是区别拔除手术的难易程度和阻生智齿并发症不同。

二、分型

阻生智齿的分型是在阻生智齿分类的基础上，针对下颌阻生智齿与下颌神经管的关系而提出的，依据两者间距≤1mm以及相互彼此的位置，分为邻管型、入管型、根侧型、卧管型、骑管型和混合型。分型的目的是指导手术，避免损伤下牙槽神经。

第三节 并发症

一、智齿冠周炎

智齿萌出不全时，龈瓣与牙齿之间形成较深的盲袋，食物及细菌极易嵌塞于盲袋内，加之冠部牙龈常因咀嚼食物而损伤，当全身抵抗力下降，局部细菌毒力增强时，可引起冠周软组织炎症的急性发作。临床特点：①18～30岁伴有智齿萌出不全者。②早期患牙局部胀痛不适，咀嚼、吞咽、开口活动时疼痛加重。如未及时得到诊治，出现全身症状，表现为畏寒、发热、头痛等。③检查见覆盖智齿的软组织红肿，盲袋溢脓，或局部脓肿形成。当炎症波及颌周肌群时可出现张口受限。冠周炎明显时，多数患者有患侧下颌下淋巴结肿胀、压痛等。

二、颌周间隙感染

智齿周围的软组织间，软组织与骨组织间分别存在有多个潜在间隙，间隙内由疏松结缔组织或脂肪组织填充。当智齿局部发生感染扩散时，如下颌智齿的炎症可向咬肌间隙、翼下颌间隙、咽旁间隙、下颌下间隙、口底间隙等扩散。感染累及的潜在间隙初期表现为蜂窝织炎，当脂肪结缔组织变性坏死后，则可形成脓肿。化脓性炎症可局限于一个间隙内，也可波及相邻的几个间隙，形成弥散性蜂窝织炎或脓肿，甚至可沿神经、血管扩散，引起颅内感染、败血症等严重并发症。

临床表现：

（1）咬肌间隙感染：咬肌间隙位于下颌骨升支与咬肌之间。感染的典型症状是以下颌支及下颌角为中心的咬肌区肿胀、变硬、压痛，伴明显的张口受限。由于咬肌肥厚坚实，脓肿难以自行溃破，也不易触到波动感。当炎症在1周以上，压痛点局限或有凹陷性水肿，经穿刺有脓液时，应积极行切开引流。

（2）翼下颌间隙感染：翼下颌间隙位于下颌支内侧骨壁与翼内肌之间，感染的典型症状是张口受限、咀嚼食物及吞咽时疼痛。检查可见翼下颌皱襞处黏膜水肿。由于该间隙位置深，即使脓肿已形成，亦难直接触及波动，需行超声检查或穿刺才可确定。

（3）咽旁间隙感染：咽旁间隙位于咽腔侧方的咽缩肌与翼内肌和腮腺深叶之间。典型表现为咽侧壁红肿、腭扁桃体突出，悬雍垂被推向健侧。患者进食和吞咽困难、张口受限。若伴有喉头水肿，可出现声音嘶哑，以及不同程度的呼吸困难和进食呛咳等。

（4）下颌下间隙感染：下颌下间隙位于下颌下三角内，下颌下间隙蜂窝织炎则表现为间隙区肿胀、压痛，按压有凹陷性水肿，脓肿形成后，中心区皮肤充血，可触及明显波动。

（5）口底间隙感染：口底间隙位于下颌骨与舌骨之间间隙中，有多组肌群。口底间隙感染可累及双侧下颌下、舌下以及颏下间隙。病变初期肿胀多在一侧下颌下间隙或舌下间隙。如炎症发展可扩散至整个口底间隙，表现为双侧下颌下、舌下口底及颏下均有弥漫性肿胀。口底黏膜出现水肿，舌体被挤压抬高，舌尖可推至上下前牙之间致前牙呈现开𬌗状。由于舌体僵硬、运动受限，常致患者语言不清、吞咽困难而不能正常进食。严重者烦躁不安，呼吸短促，口唇青紫、发绀，甚至出现"三凹征"，此时有发生窒息的危险。

三、邻牙龋齿

由于阻生智齿与邻牙间隙的菌斑不易被清除，常可造成阻生智齿与第二磨牙远中接触处产生龋病。

四、邻牙牙根吸收

阻生智齿压迫邻牙牙根者，常引起第二磨牙牙根吸收。

五、牙源性囊肿及肿瘤

由于阻生牙的滤泡囊存在，有发生囊性变而成为牙源性囊肿及牙源性肿瘤的可能性。

六、牙列拥挤

阻生智齿对前面的牙有挤压作用，可引起和加重前牙拥挤。

第四节　并发症的预防

1. 保持口腔卫生，坚持早晚刷牙、饭后漱口的良好习惯。

2. 维护好牙周健康，保持每年进行一次牙周健康维护。

3. 18 岁以后摄全口曲面体层片，了解上下颌骨及全口牙的健康状态。

4. 阻生智齿的保留原则，仅有软组织阻挡的垂直阻生牙且解除阻挡后有足够的位置，并能与对殆牙建立正常的咬殆关系；骨内埋伏的智齿，与邻牙牙根无接触关系，也无不适、疼痛等症状者。

5. 不能保留的阻生智齿，宜尽早拔除。拔除的方法选择微创手术，可减轻患者的手术创伤。

第十七章　口腔癌

　　人体任何部位、任何组织、任何器官几乎都可发生肿瘤，因此肿瘤的种类繁多，命名亦复杂。一般根据其组织来源和生物学行为来命名。良性瘤在其来源组织名称后加一"瘤"字，恶性肿瘤一般亦根据组织来源命名。来源于上皮组织的统称为癌，间叶组织（包括纤维结缔组织、脂肪、肌肉、脉管、骨、软组织等）发生的恶性肿瘤统称为肉瘤。口腔颌面部肿瘤系头颈肿瘤的重要组成部分。国际抗癌联盟（UICC）建议应用于临床的分类中，头颈部癌瘤正式分为七大类解剖部位，即唇、口腔、上颌窦、咽（鼻咽、口咽、喉咽）、唾液腺、喉和甲状腺。其中大多部位均位于口腔颌面部。口腔癌的发生位居全身恶性肿瘤的第 6 位。因为患病部位多数表浅，易于发现，如果能早期发现病变，并早期治疗，均可获得满意效果，否则后果严重。

第一节　病　因

一、外来因素

　　1. 物理因素　热、损伤、紫外线、X 线及其他放射性物质，以及长期慢性刺激等都可成为致癌的因素。如被龋坏形成的锐利牙尖、残根、不良修复体等刺激的颊部、舌部，可发生癌变。过量紫外线照射、大剂量 X 线与放射性物质辐射都可诱发恶性肿瘤。

　　2. 化学因素　口腔癌与吸烟有关，烟油中含有苯芘、N－亚硝基呱啶等致癌物质。咀嚼烟叶或槟榔比吸烟导致口腔癌的可能性更大。

　　3. 生物因素　某些恶性肿瘤可由病毒引起，如鼻咽癌、恶性淋巴瘤。EB 病毒与伯基特（Burkitt）淋巴瘤有关。人乳头瘤病毒，特别是

HPV16 是诱发人口腔黏膜鳞癌的相关病毒。

4. 营养因素 口腔癌的发生与人体维生素 A、B 族维生素和维生素 E 缺乏，以及微量元素硒（Se）、锗（Ge）、铜（Cu）、锌（Zn）等的含量与比值相关。

二、内在因素

1. 神经精神因素 当人受到严重的精神创伤，长期处于不正常的精神状态，可造成人体内分泌、免疫等功能失调，导致肿瘤发生。

2. 机体免疫因素 机体的抗癌免疫反应是通过免疫监视来实现的，其中又以细胞免疫为主。口腔颌面部恶性肿瘤患者的免疫功能，早期和晚期都有下降，而以晚期尤为显著。

3. 遗传因素 癌症患者可有家族史。癌症的遗传规律绝大多数是以"易感性"的方式表达出来的。新代遗传是一种容易患癌的个体素质，还需要一定的环境因素才能作为其发病条件。

4. 基因突变 在正常情况下，癌基因与抗癌基因是一对相互依存、相互制约的因子，这种情况下人体不会发生肿瘤。只有在各种外来因素的作用下，癌基因被激活，或抗癌基因被抑制，人体才会发生癌症。

第二节 临床表现

口腔颌面部恶性肿瘤在我国以舌癌、颊黏膜癌、牙龈癌、上颌窦癌等为常见，唇癌、面部皮肤癌较少见。临床上口腔癌可表现为溃疡型、外生型（乳突或疣状型）及浸润型三种。溃疡型肿瘤多发生于皮肤或黏膜浅部，表面坏死脱落并向周围扩展，形成中间凹陷、边缘隆起的火山口状溃疡。外生型肿瘤是肿瘤迅速向表面增生，形成菜花样，常合并感染、坏死（疣状型则仅以外突为主）。浸润型肿瘤发展较快，早期向深部与周围组织浸润性生长，侵入黏膜下层和肌组织，表面稍隆起而粗糙不平，深部可扪到不易移动的硬块。

肉瘤多起自深部组织。早期即呈边界不清、质地较硬、不能移动的肿块。黏膜或皮肤完整，可伴皮下或黏膜下血管扩张，皮肤或黏膜充血，生长迅速。肿瘤长大后因局部营养缺乏或继发感染才发生溃破。

恶性肿瘤由于生长快，并有较大的破坏性，常发生坏死、溃烂，并有恶臭、疼痛。当肿瘤浸润性生长时，可以破坏邻近组织器官而导致功能障碍。如损害面部神经造成面瘫，侵及感觉神经时引起疼痛、感觉迟钝或消失，波及颌骨组织时造成牙松动或病理性骨折，侵犯颞下颌关节、咬肌、翼内肌、颞肌等肌群时，引起张口困难。

随着肿瘤的不断增大，癌细胞逐渐侵入附近淋巴管和血管中，形成局部或区域性淋巴结转移，也可沿血运发生远处转移。由于肿瘤生长破坏而产生的毒性物质可引起代谢紊乱，加之出血、感染、饥饿、疼痛等使机体不断消耗，因此恶性肿瘤发展到晚期，患者多出现消瘦、贫血、机体衰竭等症状，称为恶病质。

第三节　预　防

癌症的预防可分为三级：Ⅰ级预防为病因学预防，是降低发病率的最根本措施；Ⅱ级预防主要是贯彻三早，即"早发现、早诊断、早治疗"，以提高治愈率；Ⅲ级预防系指以处理和治疗患者为主，目标是延长患者的生存期，改善其生活质量，减轻其痛苦等。

一、减少致病因素

1. 避免吸烟与嚼槟榔，特别是在槟榔中混有烟草与石灰时，致癌的危险性较大。

2. 不饮过热饮料和食用过热食品，避免刺激口腔黏膜组织。

3. 保持良好的口腔卫生，及时处置口腔内的残根、残冠以及调磨锐利的牙边缘，防止刺激邻近的软组织。

4. 牙缺失患者，应选择正规的修复治疗方式，避免不良修复体对邻近软组织造成刺激。

5. 平衡饮食，减少脂肪摄入量，增加蔬菜、水果，提高维生素 A、维生素 E、B 族维生素和微量元素硒等的摄入量。

二、及时处理癌前病损

口腔最常见的癌前病损有白斑、红斑、扁平苔藓等，当这些病变出现糜烂并久治不愈时，应提高警惕，重视规范治疗。

三、提高自我对口腔警示的重视

口腔和颌面部有下列症状时，应及时到专科就诊，获得医疗帮助，明确诊断，专科处置。

1. 不明原因的口腔溃疡，2 周以上不能愈合者。

2. 口腔黏膜有白色、红色或深黑色改变的斑。

3. 下颌下、颈部有不明原因肿大的淋巴结。

4. 口腔颌面部有不明原因的疼痛或麻木。

5. 口腔与颌面部出现不明原因的功能改变，面瘫、舌活动度改变等。

第十八章　牙体缺损与缺失

牙体缺损与缺失是口腔常见病和多发病，国内统计牙体缺损发病率为 24% ~ 53% 。一般情况下牙体缺损多采用充填治疗方法，但如果牙体缺损范围大，缺损程度严重，残留牙体组织或者充填后抗力形、固位性差或受到充填材料性能限制的情况下，单纯用充填治疗不能获得满意的效果时，就应采用修复治疗的方法。2016 年第 4 次全国口腔健康流行病学调查结果显示，65 ~ 74 岁的老年人，平均失牙率为 10 颗，有 20 颗牙齿的老年人仅占 60.77% 。最新数据显示，老年人无牙颌率为 4.5% 。本章对牙缺损与缺失修复的适应证与优缺点作了详细的介绍。

第一节　牙体缺损

牙体缺损（tooth defect）是指牙体硬组织发生不同程度的质地和生理解剖外形的损坏或异常，它表现为正常牙体形态、咬𬌗及邻接关系的破坏。一般情况下，牙体缺损多采用充填治疗的方法，如果牙体缺损范围大，残留牙体组织充填后抗力形和固位形差，就应采用修复治疗的方法。

一、牙体缺损原因

1. 龋病　龋病表现为牙体硬组织的变色、脱钙软化和龋洞形成，可进一步发展为牙髓、根尖病变，造成牙部分或全部破坏，形成残根。

2. 牙外伤　由于牙冠受到意外撞击等损伤，发生局部折裂，重者出现整个牙冠断裂或冠根折断。

3. 磨损　因不良咀嚼习惯，或夜磨牙等引起。全牙列重度磨损造成垂直距离降低，导致颞下颌关节紊乱病。

4. 牙发育异常　牙在发育和形成过程中，出现形态、结构或颜色异常。常见的有釉质发育不全，斑釉牙及过小牙等。

5. 酸蚀症　见于经常接触强酸制剂的人员，表现为牙脱钙损害，牙冠形成褐色斑。

二、修复体的种类

1. 嵌体　为嵌入牙缺损部的修复体。

2. 部分冠　为覆盖部分牙冠表面的修复体。

3. 全冠　为覆盖全部牙冠表面的修复体。

4. 桩冠　是利用冠钉插入残根或根管内固位的全冠修复体。

5. 种植体冠　是在植入牙槽骨内的种植体上制作的人工牙冠。

6. CAD – CAM(computer aided design – computer associated manufacture)修复体　是在牙体预备后，由光电探测系统采集光学印模，经微机信息处理，并指挥自动铣床制作的陶瓷修复体。

第二节　固定义齿

固定义齿又称固定桥，是修复牙列缺失的一个或几个天然牙，恢复其解剖形态和生理功能的一种修复体。它主要利用缺牙间隙两端或一端的天然牙作为基牙，在基牙上制作义齿的固位体，并与人工牙连接成为一个整体，通过粘固剂将义齿粘固在基牙上，因而患者不能自行取下。

一、固定桥的特点

1. 缺失牙的 力通过桥基牙传递至牙周支持组织， 力牙由桥基牙分担承受。

2. 在行使功能时，稳定、支持良好，能充分恢复因缺牙而丧失的部分咀嚼功能。

3. 修复体与原牙列中的同名牙大小和外形相似，无异物感，不影响舌的功能活动。

4. 由于固定桥需要通过固位体粘在基牙上，对基牙的牙体组织切割量较多。

5. 患者不能摘下义齿予以清洁，故在设计制作时，必须确保义齿具有良好的自洁作用和便于口内清洁，否则易发生继发龋或牙周疾病。

固定义齿的适用范围：一般只应用于牙列中少数牙缺失，邻牙有足够的支持和固位能力。

二、固定义齿的类型

1. 双端固定桥　固定桥两端固位体与桥体之间的连接形成固定连接，当固位体粘固于基牙后，基牙、固位体、桥体则连接成一个不动的整体，从而组成新的咀嚼单位。

2. 半固定桥　半固定桥的桥体一端的固位体为固定连接，另一端的固位体为活动连接，活动连接体在桥体的部分制成栓体，将嵌合于基牙固位体上的栓道内。

3. 单端固定桥　单端固定桥又称悬臂固定桥。此种固位桥仅一端有固位体，桥体与固位体之间为固定连接。固定桥粘固在一端基牙上，桥体受力时由该端基牙承受，桥体另一端与邻牙接触或无邻牙接触，形成完全游离端。

4. 复合固定桥　此种固定桥是将两种或两种以上简单固定桥组合而成。

5. 种植固定桥　将植入颌骨内的种植体作为固定桥的支持和固位端，再制作固定桥修复牙或牙列缺失。

第三节　可摘局部义齿

牙列缺失是指在上、下颌牙列内的不同部位有不同数目的牙齿缺失，牙列内同时有不同数目的天然牙存在。可摘局部义齿是利用天然牙和基托覆盖黏膜及骨组织作支持，依靠义齿的固位体和基托的固位作用，用人工牙恢复缺失牙的形态和功能，并用基托材料恢复缺失的牙槽嵴及软组织形态，患者能够自行摘戴的一种修复体。

一、可摘局部义齿的分类

由于牙列缺失部位和数目不同，形成不同的缺牙类型，与之对应的是各种各样的可摘局部义齿，将这些义齿按规律分类，即为义齿的分类。

义齿分类方法有多种，按照王征寿的分类如下：

第Ⅰ类：缺牙在一侧，其前后都有基牙，与对侧不相连者。

第Ⅱ类：一侧后牙缺失，基牙在缺隙的一端（前或后），不与对侧相连者。

第Ⅲ类：一侧后牙缺失，不论义齿末端是否为游离端，但需连到对侧者。

第Ⅳ类：缺牙在两侧基牙的前面。

第Ⅴ类：两侧后牙缺失，不论义齿末端是否为游离端，但需两侧相连成一整体者。

第Ⅵ类：缺牙越过牙弓的一侧，基牙全部在另一侧（该侧可缺牙亦可不缺牙）。

二、可摘局部义齿的优缺点

1. 优点

（1）对自体牙组织切割少，在设计备牙时，除预备支托窝外，基本不切割自体牙组织。

（2）设计灵活，可分散咬秴力量，从而有效保护余留牙的健康。

（3）有利于保持义齿清洁，可随时取下清洗。

（4）方便修理，加补。

（5）制作方便，费用较低。

2. 缺点

（1）义齿部件多、体积大，初戴时患者常有异物感，有的影响发音，甚至引起恶心。

（2）咀嚼效能较差。

第四节 全口义齿

为牙列全部缺失患者制作的义齿称全口义齿。全口义齿由基托和人工牙两部分组成，固位方式是以基托与黏膜紧密贴合及边缘封闭产生的吸附力和大气压力固位。

一、影响义齿固位的因素

1. 颌骨的解剖形态　根据固位原理，吸附力、大气压力等固位力的大小与基托面积大小成正比。

2. 口腔黏膜的性质　黏膜厚度适宜，有一定的弹性和韧性，义齿基托与黏膜面易于密合，边缘能获得良好的封闭，则有利于义齿的固位。

3. 义齿边缘　基托边缘的伸展范围、厚薄和形状，对于义齿的固位非常重要。在不妨碍周围正常组织活动的情况下，基托与移行黏膜皱襞保持紧密接触，能获得良好的封闭作用，以对抗义齿脱位。

4. 唾液的质和量　唾液的黏稠度高，流动性小，可加强义齿的固位。

5. 义齿有良好的咬𬌗关系　上下排列良好，均有广泛的接触，咬𬌗力才能有助于义齿的固位。

二、配戴全口义齿常见问题

1. 疼痛

（1）牙槽嵴上的骨尖在义齿修复前未作修整或骨隆突、结节在设计义齿时未行缓冲处理。

（2）基托边缘过长过锐，或基托在系带移行皱襞处缓冲不够，造成软组织损伤或破溃。

（3）义齿咬𬌗力分布不均。

（4）义齿固位不稳。

（5）义齿的垂直距离过高。

（6）夜磨牙。

2. 固位不良

（1）口腔条件差　牙槽低平，不利于固位。

（2）基托不密合　基托边缘伸展不够，封闭不好。

（3）咬𬌗力牙不平衡　固位良好，但牙尖有干扰，使用时义齿翘动。

3. 发音障碍

（1）初戴牙的不适应　常见发音不清楚现象，适应后可恢复。

（2）排牙的位置不正确　见于发音不清或有哨音。哨音产生的原因是由于后部牙弓狭窄，舌活动间隙减少，舌背与腭面之间形成很小的空气排逸道。

4. 恶心

（1）常见于上颌义齿后缘过长或基托后缘黏膜不密合。

（2）上、下前牙接触而后牙无接触，义齿后端翘动刺激黏膜。

（3）下颌义齿远中舌侧基托过厚，挤压舌部。

5. 咬唇颊、咬舌　由于后牙缺失时间过久，面颊部向内凹陷或舌体变大。

6. 咀嚼功能不好

（1）上、下颌牙接触面积小，或在调磨过程中磨去了𬌗面解剖形态。

（2）𬌗垂直距离过低。

7. 心理因素　部分患者认为戴全口义齿后，应和天然牙一样，实际常与想象并不完全一样，应在排除问题后做好解释工作。

第十九章　种植牙

种植牙是将一种用人工材料植入颌骨组织内的下部结构作为基础，以支持、固位上部牙修复体的缺牙修复方式。现代口腔种植学的发展，源于1952年瑞典学者布伦马克（Branemark）的实验研究，他偶然发现钛与骨间可牢固结合。1965年他开始了人体应用研究，10年后发表了纯钛牙种植远期成功的报道，并正式提出"骨结合"（osseointegration）理论。随后他的学生阿尔布雷克松（Albrecktsson）又提出了包括种植体生物相容性、设计和表面状态、受体床状况、外科技术及负重状态等影响骨结合的因素，从而奠定了现代口腔种植的理论基础。

第一节　颌骨的解剖

一、上颌骨

上颌骨位于面中部1/3，左右各一、对称，中间相互连接，参与眼眶底部、口腔顶部、鼻腔底和侧壁部、颞下窝、翼上颌裂及眶下裂的构成。上颌骨分为一体四突，即上颌体和额突、颧突、腭突、牙槽突。牙槽突与牙种植的关系密切。

1. 牙槽突结构特点　牙槽突为骨骼系统中变化最为显著的部分，其变化与牙的发育、萌出、咀嚼功能、移动以及恒牙的脱落等均有密切关系。当牙列缺失后，因缺少生理性刺激而使缺失处的牙槽突不断萎缩吸收，高度降低，失去原有形态。位于牙槽突的牙齿，上颌以尖牙的牙槽窝最深，第一磨牙的牙槽窝最大。上颌牙槽窝的唇颊侧与腭侧骨板的厚度不一，一般来说，上颌牙的唇颊侧骨板均比腭侧薄。上颌第一磨牙颊侧骨板因有颧牙槽嵴而厚度增加。上颌第三磨牙牙根远中面的牙槽骨骨质比较疏松。

2. 上颌窦结构特点   上颌窦是最大的一对鼻旁窦，位于上颌体内，是双侧上颌骨内倒置锥形窦腔，底壁由前向后盖过上颌第二前磨牙到上颌第三磨牙的根尖，与上述牙根之间以较薄的骨板相隔，甚至无骨板而仅覆以黏膜，其中以上颌第一磨牙距上颌窦底壁最近。上颌窦黏膜厚0.13～1.0mm。上颌窦腔与鼻腔相通，开口于中鼻道。

3. 上颌骨血液供应   上颌骨的血液供应极为丰富，有骨内上牙槽动脉、上牙槽后动脉、眶下动脉、腭降动脉以及蝶腭动脉等分支分布。上颌窦的血液供应主要来源于上颌动脉的其中三个分支，即眶下动脉及其分支上牙槽前动脉，腭大动脉的鼻外侧动脉后支，上牙槽后动脉。上牙槽前、后动脉在上颌窦前及后外侧壁内互相吻合，其吻合支一般位于上颌窦底上方约19mm。因此，在进行上颌窦提升术时，难以控制的动脉性大出血较罕见。上颌骨静脉的走行，前方通过面静脉，后方则通过与上颌动脉平行的上颌静脉分支。

二、下颌骨

下颌骨是颌面部中唯一能活动的骨。下颌骨分为水平部和垂直部，水平部称为下颌体，垂直部称为下颌支，下颌体下缘与下颌支后缘相连接的转角处称下颌角。

1. 下颌体   呈弓形，有内、外两面，牙槽突和下颌体下缘。下颌牙槽突与上颌牙槽突相似，牙槽突内、外骨板均为较厚的骨密质。下颌牙切牙、尖牙唇侧牙槽窝骨板较舌侧薄，前磨牙的颊、舌侧骨板厚度相近。下颌磨牙因其牙体倾向于牙槽骨的舌侧，故颊侧骨板较厚，下颌第一、二、三磨牙的颊侧因有外斜线使其骨质更为增厚。

2. 下颌管   下颌管是下颌骨内的重要结构，是下牙槽血管神经束通过的骨性管道。下颌管起于下颌孔，下续于颏管。在下颌支内该管行向前下，至下颌体内侧几乎呈水平向前。在经过下颌诸牙槽窝下方时，发出小管到各个牙槽窝，其间有下牙槽神经、血管通过，最后经颏管与颏孔相接，通过颏神经、血管。

下颌管在下颌骨内走行具有一定的规律性，从下颌孔至下颌第一磨牙的位置具有以下特点：①下颌管距下颌骨内板比外板近，下颌骨内板常构成下颌管的内壁；②下颌管在下颌支内走行时，距下颌支前缘比距后缘近；③下颌管距下颌体下缘比距牙槽嵴近。

下颌管在下颌骨体横断面近似椭圆形，上部略小。从第三磨牙至第二前磨牙段平均直径左侧为 3.04mm，右侧为 2.92mm。下颌管管壁由一薄层致密骨构成，近下颌孔端稍厚。随着下颌管向前延伸，管壁逐渐变薄，到第一磨牙远中至颏孔段，下颌管管壁不完整，并在颏孔平面形成无管壁腔道向中线伸延。

下颌管在下颌骨颏孔区相当于前磨牙的下方分出颏管和切牙神经管。颏管向后、上、转弯开口于颏孔，而切牙神经管继续向中线方向直行并变细终止于下颌侧切牙和中切牙的下方。无牙颌患者由于牙槽骨严重萎缩，颏孔离牙槽嵴顶很近，甚至就开口在牙槽嵴顶部。

下牙槽神经自下颌神经分出后，与舌神经同经翼外肌深面，下行于翼内肌与下颌支之间进入下颌神经沟，并沿其下行，伴行的下牙槽血管经过下颌孔也进入下颌管，构成下牙槽血管神经束。在下颌管中，下牙槽神经及血管由一层被膜包绕成神经血管束，血管位于神经上方而位置恒定。

3. 下牙槽神经 在下颌管的前端分出两个终末支颏神经和切牙神经走行于上述两管道之中，颏神经分布至下唇黏膜、下唇皮肤和颏部皮肤，口内则分布至第一前磨牙、尖牙和切牙的颊、唇侧牙龈。长期以来，人们一直把颏孔以前的区域作为安全区，而解剖学研究表明，颏孔前 3.52mm 的水平距离内以及颏孔下 3.32mm 垂直距离内可有颏神经穿行，真正的手术安全区应该在颏孔 4mm 以前。

4. 下颌骨的血液供应 主要来自下牙槽动脉，还有来自骨周围软组织的动脉。下颌骨的淋巴回流至下颌下及颈深淋巴结，该骨受下牙槽神经支配。

第二节 牙种植的方式类型

牙种植的方式类型是指牙缺失后不同时期将牙种植体植入牙床的分类。临床上，习惯分为即刻种植、早期种植、延期种植以及不翻瓣种植。不同种植方式的适应证有所区别。

一、即刻种植

即刻种植是指在牙拔除的同时将种植体植入牙槽窝的一种种植方式。要求种植区局部无急性炎症，植入的种植体能获得将良好的初期稳定性，可以采用引导骨再生技术（guided bone regeneration，GBR）获得良好的骨组织重建的，均可考虑即刻种植。多在前牙及前磨牙区应用。

即刻种植缩短了治疗周期，适合在单根牙拔除、低风险的病例中进行。低风险是指患者的健康状况良好，不吸烟、低笑线、厚龈型、有厚的唇侧骨壁、拔牙区无急性感染、有良好的垂直向骨高度。即刻种植存在有关风险，如唇侧出现黏膜退缩，黏膜退缩发生在薄龈型，拔牙窝唇、颊侧骨壁受损，种植体植入拔牙窝偏唇、颊侧时较常见。另一方面，也与临床医生的经验和手术技巧密切相关。

二、早期种植

早期种植是指在软组织愈合之后，在牙槽窝内具有临床意义的骨充填之前植入种植体，通常为拔牙后 4~8 周，或在牙槽窝内具有临床意义和（或）放射线片上的骨充填之后植入种植体，通常为拔牙后 12~16 周。这一时期种植最大的优点是增加了种植区的角化龈。拔牙创软组织自然愈合可以增加 3~5mm 的角化龈，有利于种植手术时创口的无张力缝合，达到正常愈合。上颌侧切牙和前磨牙在拔除后，软组织愈合一般需要 4 周。上颌中切牙和尖牙则需要 6~8 周。4~8 周不仅可以获得软组织的愈合，还避免了骨吸收重建造成牙槽嵴宽度的减少。因此在这个时期，如果在前牙及前磨牙区植入的种植体能够获得良好的初期稳定性，可采用早期种植。

三、延期种植

延期种植即常规种植，是指在牙槽窝完全愈合后植入种植体，通常为拔牙后 6 个月或更长时间。对于青少年患者，因其牙颌系统发育尚未完成，过早的种植修复可影响美学效果，应选择在颌骨发育完成后进行种植修复。另外，对根尖区有大的骨缺损，例如根尖周囊肿术后至少有6个月的骨愈合期，以保证种植时有良好的初期稳定性。

四、不翻瓣种植

不翻瓣种植是指不需要通过传统的切开和翻开黏骨膜瓣的步骤而将种植体植入到牙槽骨内的种植方法。不切开翻瓣的牙种植，要求牙槽骨各骨壁完整，植入的种植体能获得良好的初期稳定性。术前测量牙槽嵴顶距离上颌窦底或下牙槽神经管的距离 > 10mm。种植体植入后，四周的牙槽骨壁应保证 > 2mm，在美学区黏膜应有足够的厚度，一般应 > 2mm 才能获得良好的美学效果。

第三节　引导骨再生技术

牙种植体骨结合理论奠定了口腔种植技术的理论基础，确保了远期临床效果。然而，缺牙后牙槽嵴骨量不足一度成为限制牙种植技术应用的主要障碍之一。引导骨再生理论的提出与技术的成熟为解决种植骨量不足提供了一个可行的保障技术。

该技术是在骨缺损处，利用生物屏障膜（barrier membrane）维持手术建立的空间，并借此阻挡增殖较快的上皮细胞和成纤维细胞长入，保证增殖速度较慢的成骨细胞和血管的生长。另外，生物屏障膜往往需要与植骨材料联合应用，才能防止发生塌陷，植骨材料还将为新骨生长提供支架。引导骨再生技术应具备四个条件：①生物屏障膜完全封闭缺损区；②生物屏障膜下有足够的成骨空间；③植骨区应保持良好的稳定性；④植骨床应具有良好的成骨能力。

一、生物屏障膜与植骨材料

1. 生物屏障膜的基本要求　能满足材料的生物相容性，有阻挡成纤维细胞通过的作用；具有一定的机械强度和良好的组织亲和性；对可吸收生物屏障膜，吸收速度和降解产物是重要的评价指标，降解产物应不引起机体免疫反应和炎症反应，不改变周围组织的 pH 值，对成骨无任何不良影响。此外，膜的结构完整性至少维持 2 ~ 3 个月，以保证成骨顺利完成。

2. 植骨材料的基本要求

（1）良好的生物相容性。

（2）能够与新生骨组织完全融合。

（3）不影响新生骨与牙种植体之间的骨结合。

（4）具有骨引导或骨诱导作用。

（5）植骨材料的吸收速率与新生骨的成骨速率相协调。

（6）降解或溶解产物不应引起炎症或免疫源性反应，不应改变局部组织的 pH 值，确保正常成骨不受影响。

（7）异体或异种骨不应引起交叉感染。

二、植骨材料的种类与特点

1. 植骨材料的种类　可分为自体骨、同种异体骨、异种骨和异质骨。

2. 不同植骨材料的特点

（1）自体骨：自体骨与生物屏障膜联合应用成骨效果可靠，被作为评价植骨材料的金标准。但移植自体骨材来源部位不同，骨吸收程度也有差别，如来源于自体的髂骨吸收要明显大于自体的下颌骨和颅骨外板。另外，取自体骨往往需要建立第二术区，增加了手术创伤和可能的并发症，这是它的主要缺点。

（2）同种异体骨：材料源于同一种群。通常采用冻干或脱钙冻干等方法，由此制备出的植骨材料分别称为冻干同种异体骨和脱钙冻干同种异体骨。这是一类应用时间较长的植骨材料，由于保留了骨基质蛋白，被认为具有一定的骨诱导作用。然而，这类材料存在感染风险，在一定程度上限制了它的应用。

（3）异种骨：取材于其他动物种群，如去蛋白的牛骨矿物质。由于具有良好的多孔性、较大的表面积以及与天然骨类似的无机矿物质组成，该类植骨材料表现出良好的骨引导性，是目前得到实验室和临床研究充分证明的一类植骨代用品。

（4）异质骨：是一类人工合成或自然界存在的无机、惰性材料，如羟基磷灰石、磷酸三钙、生物玻璃等。这类材料在临床上的应用缺乏大样本研究。

第四节 上颌窦底提升术与植骨术

现代人工牙种植用于临床已达半个多世纪，广泛获得牙缺失患者的欢迎。但是因牙缺失后出现的牙槽骨骨量不够，也影响种植牙的开展。为了解决这一难题，近 30 年来医务工作者不断研究，总结出了成熟的上颌窦底提升术式，从材料和手术方式方面，极大地满足了缺牙患者的需求。上颌窦底提升术式分为上颌窦侧壁开窗法和经牙槽嵴上颌窦底提升法两种。

一、上颌窦侧壁开窗法

该术式是在上颌窦侧壁开窗，于直视下将上颌窦底黏膜剥离并向上向内推开，在上颌窦底黏膜和上颌窦底之间植入骨移植材料，以增加上颌窦底在牙槽嵴顶的骨量。可根据上颌窦底原有骨高度是否能保证种植体的初期稳定性，决定是否行一期种植修复，如果自身骨量较少，种植体的初期稳定性不能保证，也可行二期种植手术。

1. 适应证

（1）上颌牙槽嵴距窦底高度在 4～5mm，种植体不能获得稳定性者。

（2）𬌗龈距离过大，为避免严重的冠根比例倒置，在选择开窗法上颌窦底提升的同时，往往要联合或单独采用外置式植骨技术，𬌗向增加牙槽嵴高度。

2. 禁忌证

（1）急、慢性上颌窦炎未得到有效治疗者。

（2）上颌窦根治术后，上颌窦黏膜已被彻底刮除，窦腔骨壁由瘢痕组织替代。

（3）上颌窦囊肿或良性肿瘤术后，窦腔内骨壁由瘢痕组织修复者。

（4）严重过敏性鼻炎患者，窦内黏膜多增厚，结构疏松，质地脆，剥离易发生穿孔，术中出现并发症的风险增大，是手术的相对禁忌证。

（5）长期吸烟者，窦内黏膜可发生萎缩、变薄，黏膜缺乏弹性和强度，是手术的相对禁忌证。

（6）因上颌窦邻近部位恶性肿瘤，如鼻咽癌、腮腺癌等，接受放射线治疗者，由于窦腔黏膜和颌骨的微血管被破坏，影响植体的愈合而致种植失败。

（7）全身各系统性疾病，需经风险评估以确定能否手术。

二、经牙槽嵴上颌窦底提升法

该术式是从牙槽嵴种植窝内将上颌窦底黏膜向上推，使窦底黏膜与骨分离后，通过种植窝送入骨移植材料提升窦底。是否同期植入种植体，应根据其种植体初期稳定性而定，或选择行二期种植修复。经牙槽嵴上颌窦底提升法的适应证和禁忌证基本同上颌窦侧壁开窗法。

三、外置式植骨术

外置式植骨（onlay graft）术是口腔颌面外科中涉及颌骨外科常用的手术技术，被广泛应用于修复各种原因造成的骨缺损、牙颌面畸形的矫治。根据植骨材料的不同，可将其分为自体骨移植、同种异体骨移植、异种骨移植以及各种人工合成骨代用品。目前，自体骨仍然是最佳的植骨材料。

1. 适应证

（1）严重的牙槽嵴高度、宽度不足，用其他方法不能修复者。

（2）骨缺损造成牙𬌗间距离过大，不利于种植修复者。

2. 禁忌证

（1）尚未控制的牙周病患者或口腔卫生极差者。

（2）各种原因造成的颌骨病理性改变未彻底治愈者。

（3）口腔黏膜病变，如白斑、红斑、扁平苔藓等病变应在治疗后确定。

（4）全身各系统性疾病应进行风险评估。

第五节　颧骨种植体植入技术

颧骨种植体(zygomatic implant)，亦称颧种植体，是利用上颌骨和颧骨获得双重骨固位，合理分散𬌗力来达到恢复患者的咬𬌗功能的。由于各种原因所致的上颌骨后牙区严重萎缩患者，用常用的种植修复方法不能达到种植修复的目的，只能采用本方法。

一、适应证

1. 无牙颌患者上颌前牙区有足够的骨量，允许 2~4 枚标准种植体植入，但上颌后牙区吸收严重，不能接受外置法植骨或内置法植骨者。

2. 上颌骨前后区均严重萎缩，上颌前牙区骨量不足须接受植骨并行常规种植体植入，后牙区可应用颧骨种植体避免其他植骨手术。

二、禁忌证

1. 𬌗间距离过小，不能进行颧种植体手术操作。
2. 上颌窦炎症未得到彻底治疗。
3. 患有严重心理疾患。
4. 全身系统性疾病者应进行风险评估。

第六节　牙种植的适应证及全身状况评估

一、适应证

1. 颌骨发育基本完成，一般为 18 岁以后。
2. 单牙、多牙及全口牙缺失。
3. 缺牙区黏膜与牙槽嵴条件良好。
4. 缺牙间隙与牙种植区𬌗间距离符合种牙条件。
5. 口腔黏膜和种植区骨质结构正常，无影响牙种植的病变。

6. 口腔卫生状况良好，无牙周疾病，或口内余牙的牙周病在牙种植前得到正规的治疗。

7. 缺牙伴有牙𬌗畸形者，种植牙之前应给予必要的矫正。

8. 牙槽嵴骨量不足或严重萎缩者，种植牙之前应行骨修复。

9. 全身状况不良者，术前应作风险评估，以确保手术的安全。

二、全身状况评估

影响患者牙种植安全与效果的风险可归为全身疾病，或与全身疾病相关的因素，严重的可危及患者的生命安全。因此，牙种植患者术前的全身检查和其他外科手术没有区别。接受牙种植患者的健康状态是否会影响手术，患者能承受多大的手术风险，可能的并发症有哪些，以及相应的处理方法等，都是应该认真对待的问题。

1. 高血压患者的牙种植治疗 中老年人是接受牙种植的主要人群，而这类人群高血压的发生率较高。无论是原发性高血压，还是继发性高血压，除了应由内科医生明确诊断并行相应的治疗外，选择手术指征是防止严重并发症优先考虑的事项。二级高血压（中度），即收缩压 160～179mmHg 和（或）舒张压（中度）100～109mmHg 及以上者，都应经内科医生会诊治疗，等血压稳定后择期手术。高血压患者对疼痛的痛阈较低，对疼痛的敏感性提高，疼痛可能造成患者血压的波动。这类患者的术前镇静、术中有效止痛可以保证手术的顺利进行。

2. 心绞痛与心肌梗死患者的牙种植治疗 重度不稳定的心绞痛几乎每天发作，或近期不稳定性心绞痛是手术的禁忌证。心肌梗死后 6 个月内也是植牙手术的相对禁忌证。心绞痛患者应经专科医生明确其病因，给予相应的治疗，待病情稳定后择期行牙种植。对心肌梗死患者，应了解梗死范围、治疗后的心功能情况，陈旧性心肌梗死后有无并发室壁瘤，这些情况都应得到专科医生的会诊意见，否则盲目进行手术，可能导致致命的风险。

3. 充血性心力衰竭患者的牙种植治疗 充血性心力衰竭是各种心脏结构或功能性疾病导致心室充盈和（或）射血功能受损，主要表现为呼吸困难、体力活动受限和体液潴留等症状。心力衰竭分 4 级。Ⅰ级：心脏病患者日常活动量不受限制，一般活动不引起乏力、呼吸困难等心衰症状。Ⅱ级：心脏病患者体力活动轻度受限，休息时无自觉症状，一般活动下可出现心衰症状。Ⅲ级：心脏病患者体力活动明显受限，低于平时一般活动即引起心衰症状。Ⅳ级：心脏病患者不能从事任何体力活动，休息状态下也存在心衰症状，活动后加重。对心功能不良的牙种植患者，应明确其病因。伴有心力衰竭时先分级，Ⅱ级以上心功能者，由内科医生提出意见，获得针对性的治疗后择期手术，可确保安全。

4. 糖尿病患者的牙种植治疗 2 型糖尿病患者约占糖尿病患者总数的 90%，糖尿病患者种植牙可能影响种植体与骨结合的机制：①造成骨愈合能力降低；②微血管受损所致的血运障碍；③免疫防御能力下降；④糖醛化终产物的产生；⑤胶原纤维形成减少及胶原酶活性增加。临床研究发现，1 型糖尿病患者的种植成功率约 85%，部分学者坚持认为在人工牙种植术前，糖化血红蛋白（HBA1c）值应低于 8%，才能保证牙种植的成功率。

5. 肝硬化患者的牙种植治疗 肝脏功能与凝血直接相关，如凝血系统检查无明显变化，牙种植手术是安全的。当患者的凝血机制处于高风险状态，此时选择手术通常存在出血的高风险。

6. 骨质疏松症患者的牙种植治疗 由于骨松质量减少，种植体的初期稳定性和种植体与骨结合都会低于正常颌骨组织的愈合过程，但并非骨质疏松症是种植牙修复的禁忌证。修复前的种植设计应与正常种植者有所区别，在选用种植体种类时应考虑种植体表面的结构、处理方式及形貌特征与骨的关系等。

7. 类风湿关节炎患者的牙种植治疗 类风湿关节炎是一种慢性炎症性自身免疫疾病，类风湿关节炎不是种植牙的直接禁忌证，但对该病的治疗用药应特别予以关注，因为长期使用免疫抑制剂和糖皮质激素治疗，可能影响牙种植体的骨结合。

8. 系统性红斑狼疮患者的牙种植治疗 系统性红斑狼疮是一种慢性自身免疫性疾病，免疫系统攻击全身几乎所有细胞和组织，系统性红斑狼疮不是种植的直接禁忌证，但此病可能引起器官损害。皮质激素及免疫抑制剂的大剂量使用必须谨慎，这可能对个别患者选择牙种植存在极大风险。

9. 口、眼干燥综合征患者的牙种植治疗 干燥综合征是一种免疫细胞攻击破坏产生唾液和泪液的腺体自身免疫疾病。由于口腔内唾液量减少，患者更容易发生龋病，口腔黏膜萎缩易裂等。临床见有牙种植成功的报道，并认为本病不是牙种植的禁忌证，术后保持口腔卫生、定期对种植牙复诊是保证植牙效果的重要因素。

10. 用抗凝血药物患者的牙种植治疗 抗凝血药物被广泛用于缺血性心脏病、深部静脉血栓、肺栓塞以及预防房颤、心脏瓣膜病或人工瓣膜置换术后引起的血栓栓塞并发症等。常用的有通过降低与维生素 K 有关的抗凝剂华法林，直接凝血酶抑制剂达比加群酯，抑制凝血酶的利伐沙班，抑制血小板聚集的阿司匹林、氯吡格雷等。抗凝血药物不影响种植体的骨结合，大剂量抗凝血药物的应用，可造成种植手术创口出血，尤其是复杂种植手术，可能存在重大风险。

服用小剂量的阿司匹林，行简单的牙种植手术可以不用停药，在联合使用抗凝药物或用直接作用于凝血酶类且用量较大时，必须重视患者凝血系列检查的结果和国际标准化比值，需要时应听取抗凝血药专科医生的意见。

11. 用双膦酸盐患者的牙种植治疗 双膦酸盐类药是治疗各类骨患者及钙代谢性疾病的药物，能特异地与骨质中的羟膦灰石结合，抑制破骨细胞活性，从而抑制骨吸收，但是双膦酸盐的副作用之一是口腔拔牙创口不愈合、骨暴露坏死、溃疡和易合并感染等。第三代双膦酸盐药的副作用虽有明显改善，但对长期使用者应视为高风险手术。

12. 辐射对牙种植的影响 因鼻咽部和腮腺肿瘤等接受放射性治疗的患者，在接受治疗的同时，邻近部位的正常组织和细胞也会受损。颌骨放射性骨坏死的发生不仅与放射总剂量密切相关，而且与放射线的照射方式有关。这类患者在选择牙种植时需要更加谨慎，凡头面部肿瘤接受放射线治疗者，都不适宜行种植牙修复。

第七节　种植牙的维护

种植牙修复完成后，随访与维护往往是决定种植义齿长期成功的重要因素。种植牙与天然牙相比，仍有一些问题需要解决，如种植体周围炎、种植体与骨结合界面对外界有害因素的"感觉"较为迟钝，以及种植体周围软组织的修复能力差等，与天然牙相比存在较大差距，因此，种植牙修复后须定期随访和维护。

一、种植牙的自我维护

由于种植牙与自然牙相比存在特殊性，如种植体与骨结合界面缺乏牙周膜，种植体周围结缔组织内存在一个相对无血管区，以及种植体的结合上皮附着类似天然牙的半桥粒结构较自然牙薄等，决定了种植牙周围组织更易发生炎症。菌斑作为种植体周围组织炎的始动因素，在种植体周围组织炎发展过程中起着关键性作用。种植体周围组织炎是种植牙失败最重要的因素。因此，保持良好的口腔卫生是避免种植牙周围骨丧失，导致种植牙失败的必要条件。

1. 刷牙 刷牙是清除菌斑的主要方式，主张早晚各 1 次，每次至少 3 分钟，饭后辅以漱口。尤其强调晚上睡觉前刷牙，这是因为人在睡着后唾液分泌量将会减少，而唾液可以冲走细菌并抑制细菌繁殖。刷牙主要产生机械清理作用，牙膏依靠其所含的摩擦剂和清洁剂，可增强此作用。

2. 牙刷的选择 最好选用保健牙刷，要求是小刷头，刷毛有弹性，毛端加工磨圆，刷毛为软毛，以减少对牙龈的刺激，刷毛以 2 ~ 3 排为佳，确保能有效去除牙菌斑，又不会损伤牙龈和牙齿，牙刷每 3 个月更换 1 次。

3. 刷牙方法 手持刷柄，将牙刷头放至牙颈部，使刷毛毛束与牙面呈 45°。在牙面上旋转牙刷，刷毛应保持屈曲，顺着牙外形剔刷，部分刷毛可到达邻牙间隙。每个牙或每组牙应反复旋转剔刷 5 次以上。刷上、下牙腭侧或舌侧面时，应将牙刷头的长轴与牙的长轴一致放入，上颌牙向下、下颌牙向上拉动，刷净牙面。注意勿用前后拉锯式方法刷牙，以防止造成牙颈部的楔形缺损。要求每次刷牙时间不少于 3 分钟，并刷净牙的 3 个面（颊面、舌腭面与𬌗面）。

4. 牙线、牙签、牙间隙刷的应用 种植牙修复完成后，种植体之间及义齿龈缘下的菌斑仅靠刷牙很难除掉，还需要牙线、牙签、牙间隙刷清洁牙刷难以触及的部位，从而使口腔清洁更为彻底。

（1）牙线：饭后用牙线认真清洁每一颗牙齿，配合正确刷牙，可非常有效地防止菌斑附着和牙石产生。牙线应柔软有弹性，将牙线放入两牙邻接面时，切忌使用暴力把牙线压进牙间隙，避免牙龈和龈乳头损伤。

（2）牙签：适用于牙龈乳头萎缩，牙间隙较大者，虽然它能将嵌塞的食物剔出，但弊端更多，如不慎，可造成龈损伤，导致牙缝加宽等，并且很难将小的齿缝嵌塞物剔出。市场上流通的牙签多数消毒不严，一旦使用的牙签所携带的细菌和病毒引起种植体周围感染，风险甚大。

（3）牙间隙刷：用于清洁较宽牙间隙的邻面以及基台近远中邻面的菌斑。一些牙间隙刷可调节角度以适用于前、后牙。牙间隙刷分为刷头和刷柄两部分，刷头可更换，新型电动牙间隙刷清洁器因使用方便而更受青睐。

5. 水冲式洁牙器　水冲式洁牙器又称冲牙器。冲牙器对牙龈组织无损伤，还可起到按摩作用。冲牙器作用范围广，能到达牙刷等不能到达的深度，水的冲击作用是除去龈袋深处的食物残渣，避免龈下菌斑聚集。在用餐后只要冲洗 1~3 分钟，即可获得理想效果。

6. 化学性菌斑控制　常用的漱口水为 0.12%~2% 的氯己定含漱液，为广谱抗菌剂。目前是最确切的抗菌斑药物，能较好抑制龈上菌斑形成，减少牙龈炎的发生，不易产生耐药菌株，已普遍应用于临床。具体用法是：用 0.2% 的氯己定含漱液漱口，每日 2 次，每次用量 10mL，每次用时 1 分钟。

7. 戒烟　吸烟对种植体留存率影响明显，是造成种植体周围牙槽骨丧失的最主要的原因。早期影响种植体愈合，后期造成种植体周围炎，可能是吸烟导致原发性及继发性免疫功能低下，影响微循环及组织的新陈代谢，从而降低患者的局部抵抗力。另一方面，吸烟产生的毒副产物如尼古丁、一氧化碳、氰化氢等都可使种植体骨结合不良。吸烟影响微循环，利于细菌及其他毒素侵袭而导致感染。吸烟者应充分认识戒烟的意义，戒烟无论对口腔的健康，还是全身健康都意义重大。

二、种植牙的专业维护

种植牙仅靠自我维护不能完全控制菌斑，要想获得预期效果，必须结合定期的种植体专业维护。

1. 种植牙修复后，建议患者戴牙后 1 周复诊，随后 1 个月、3 个月、6 个月和 1 年复诊 1 次。此外，无论任何时间，种植义齿出现松动、损坏、种植体周围疼痛都应尽快复诊处理。

2. 种植牙菌斑控制。定期进行种植义齿的专业清洁，更有益于保证长期效果。

3. 对钛种植体的龈周洁治，选用碳纤维洁治器，由于洁治器外形细巧，有适应牙体外形的各种角度，因而可深入牙周间隙及龈下，获得良好效果。

4. 避免系统性疾病对种植体的影响。无论是系统性疾病本身还是系统性疾病的治疗用药，只要对骨代谢有影响，均应重视。临床上，众多糖尿病患者接受种植牙修复，欲提高种植成功率和长期留存率，预防感染、降低血糖、防止高血糖对骨组织愈合的不利影响十分重要，同时将血糖控制在正常或接近正常水平，防止或高或低频繁波动，是保证种植牙效果的基本要求。

5. 检查记录。每半年至 1 年复查 1 次，全面记录种植牙的咬𬌗、周围软组织状况、菌斑指数、龈沟深度、种植体动度等，并摄片确定牙槽骨状况。成功种植体第 1 年周围骨吸收量应小于 2mm，以后每年应小于 0.2mm。

第二十章　牙颌畸形

　　牙颌畸形是指儿童在生长发育过程中，由先天遗传因素或后天环境因素，或二者联合影响下所致的一类生长发育畸形。多数畸形表现为错𬌗畸形，少数因骨发育异常而引起骨性错𬌗畸形，称为牙颌面畸形。

第一节　病　因

一、先天因素

　　1. 遗传因素　错𬌗畸形的遗传因素来源于种族的演化和双亲的遗传。人类在长期演化过程中，生活环境的变迁、食物性质的改变、咀嚼器官的退化，呈现出不平衡现象。表现为颌骨容纳不下所有的牙齿，出现牙齿拥挤畸形。在现代人中与双亲遗传关系密切。遗传学上把染色体称作遗传物质载体，即通过染色体把双亲的遗传物质基因传给子女，致使子女在形态结构或生理特点上与双亲相似。

　　2. 胚胎发育异常　胎儿期因母体营养不良、内分泌紊乱、损伤、感染或某些致畸药物的影响等，均可导致牙颌面部畸形。常见的有牙齿发育异常，如多生牙、缺失牙、牙形态异常等，重者可致唇裂、腭裂与颌骨畸形。

二、后天因素

　　1. 婴幼儿期的急慢性疾病　急性病伴有的高热可引起牙釉质发育不全，使牙齿变色或牙体缺损。慢性病对机体的消耗，可妨碍颌骨的生长发育，造成错颌畸形。

　　2. 内分泌功能异常　在各种内分泌腺体中，与牙颌畸形关系密切的是垂体和甲状腺。垂体是直接调节骨生长发育的内分泌腺，在发育期其功能亢进会造成垂体性巨大症，如在骨骺融合之后才发病，表现为以骨末端肥大为特征的肢端肥大症。患者呈现特殊容貌，前额、颧骨及下颌增大显前突，上下颌牙弓发生错位，严重者可能成为全牙弓反𬌗。牙齿萌出过早，呈灰黄色。垂体前叶功能不足，可引起垂体性侏儒症，表现为身材矮小，下颌骨较小，牙弓狭窄，腭盖高拱，牙齿萌出迟缓，牙体小而变色。

3. 甲状腺和垂体共同参与骨骼的生长发育　甲状腺功能亢进时，除表现有眼球突出等特征外，乳恒牙早萌，乳牙根吸收缓慢，乳牙滞留，牙齿呈青白色。甲状腺功能低下时，头颅大而短小，前囟门闭合及骨骼生长迟缓。牙弓狭窄，腭盖高拱，下颌发育不良。牙齿拥挤错位，牙萌出迟缓，萌出次序紊乱，乳牙滞留，恒牙根吸收，牙齿发育不良，牙槽骨钙化不全等。

4. 功能因素　口腔功能包括咀嚼、吞咽、发音、呼吸等，当这些功能出现异常情况时就可能导致错𬌗畸形。如婴儿人工喂养姿势不正确，或橡皮奶头大小不适，会造成下颌远中错位或下颌前突畸形。幼儿咀嚼不充分，对牙颌面的功能刺激不够，可能会使颌面部发育不良。正常的鼻呼吸功能障碍，迫使以口呼吸代替鼻呼吸，可引起𬌗、颌、面的发育畸形。

（1）口腔不良习惯

①吮指习惯：正常儿童几乎都有吮指习惯，儿童在 2 岁或 3 岁前有吮指习惯，可视为正常的生理活动，以后则逐渐减少而自行消失。如长期继续这种习惯则属不良习惯，或导致前牙开𬌗，上前牙前突等。

②吐舌、咬唇习惯：儿童在换牙期可能有吐舌或舔牙习惯，长期的习惯不予以纠正，可形成前牙开𬌗，下前牙唇向倾斜，甚至形成反𬌗。如果舌同时舔上下前牙则形成双颌前突。咬唇习惯多见于 6 ~ 15 岁。咬下唇习惯易形成上下前牙的深覆盖、上前牙前突和下颌后缩等。咬上唇习惯则相反，容易形成前牙反𬌗、下颌前突畸形。

③偏侧咀嚼习惯：多发生在乳牙后期，见于一侧磨牙广泛龋，或乳磨牙早失，或有错𬌗存在，从而影响该侧牙列的正常咀嚼功能，形成偏侧咀嚼习惯，导致颜面左右两侧不对称。

（2）乳牙期及替牙期的局部障碍

①乳牙早失：乳牙在正常替换前，因龋病、外伤或其他原因丧失或拔除，称乳牙早失。乳牙早失，尤其是多数乳牙早失，咀嚼功能降低，颌骨长期得不到足够咀嚼力的生理性刺激，从而发育不良。乳牙早失，继替恒牙错位萌出，形成牙列拥挤畸形。

②乳牙滞留：乳牙逾期不脱落者，称乳牙滞留。乳牙滞留时，继替恒牙因萌出受阻而为埋伏牙或错位萌出。

③恒牙早失：青少年时期，因龋病、外伤、炎症等原因造成恒牙丧失，称恒牙早失。第一恒磨牙早期缺失，使咀嚼压力全部落在第一、第二乳磨牙上，乳磨牙有被压低的可能，后期牙槽高度增加受限，有可能形成前牙深覆𬌗。上颌恒尖牙对面部影响较大，如一侧早失将导致颜面两侧不对称。

第二节　错𬌗畸形和牙颌面畸形

一、牙列拥挤

1. 单纯牙列拥挤　单纯牙列拥挤表现为牙齿因间隙不足而排列错乱，并因此影响到牙弓形态与咬𬌗关系。单纯拥挤可视为牙性错𬌗，一般不伴颌骨及牙弓间关系不调，面形基本正常。

2. 复杂牙列拥挤　除牙量不调造成的拥挤外，还存在颌骨、牙弓间关系不调，影响到患者的面形，有时还伴有口颌系统功能异常。

3. 牙列拥挤的分度　牙列的拥挤度是指牙冠宽度的总和与牙弓现有弧形的长度之差，一般分为三度：

（1）轻度拥挤（Ⅰ度拥挤）：相差 2～4mm。

（2）中度拥挤（Ⅱ度拥挤）：相差 4～8mm。

（3）重度拥挤（Ⅲ度拥挤）：相差 8mm 以上。

4. 替牙期牙列拥挤的矫治　替牙期牙列拥挤的治疗方法是预防性矫治和阻断性矫治，治疗的重点是对乳－恒牙的替换过程进行监控，促进牙列与𬌗的正常发育。

（1）乳牙龋病的预防和治疗。

（2）消除口腔不良习惯。

（3）对暂时性错𬌗，包括前牙暂时性拥挤的观察。

（4）多生牙、埋伏牙、外伤牙的处置。

（5）早失乳牙的间隙保持。

（6）滞留乳牙的适时拔除。

（7）第一恒磨牙前移时的间隙恢复。

（8）严重拥挤时的序列拔牙。

（9）影响颌骨发育的错𬌗（如前牙反𬌗）的早期矫治，防止拥挤发生。

5. 恒牙期牙列拥挤的矫治

（1）轻度拥挤采用扩大牙弓的方法矫治。

（2）中度拥挤应结合颅面硬软组织形态，采用牙邻面去釉减径或拔牙矫治，严格掌握适应证。

（3）重度拥挤采用拔牙矫治。

二、前牙反𬌗

前牙反𬌗可为个别前牙反𬌗及多数前牙反𬌗。多数前牙反𬌗是指 3 个以上的上颌前牙与对𬌗牙成反𬌗关系，是一种错𬌗类型。前牙反𬌗的严重程度有差别，但治疗原则相同。

1. 前牙反𬌗的分类

（1）牙源性前牙反𬌗：由于牙齿萌出、替换过程中发生障碍，上下切牙的位置异常，造成单纯的前牙反𬌗。

（2）功能性前牙反𬌗：①后天获得；②神经－肌肉参与；③下颌向前移位所形成的功能性错𬌗或假性错𬌗，其所伴有的下颌前突症状称为功能性或假性下颌前突。另外，因口腔不良习惯、不正确哺乳、扁桃体肥大引起的下颌位置前伸形成的前牙反𬌗和下颌前突也属于功能性错𬌗。

（3）骨骼性前牙反𬌗：因上、下颌骨生长不均衡造成的颌间关系异常，表现为下颌发育过度、上颌发育不足。骨性前牙反颌又称为真性下颌前突。

2. 前牙反殆的矫治

(1)乳牙期：牙性和功能性反殆比较常见，此期的治疗目的是：①恢复下颌正常的咬殆位置；②解除前牙反殆，促进上颌发育、抑制下颌过度发育。最佳矫治时间在 3～5 岁。

(2)替牙期：此期的前牙反殆从整体上看是功能性与骨骼性的混合。替牙期反殆的治疗复杂而多变，是前牙反殆矫治的关键期。

(3)恒牙早期：即使起初是功能性反殆，此期或多或少伴有骨畸形。由于恒牙早期颌骨和牙殆的发育大部已完成，很难通过改变生长来调整颌骨关系，移动颌骨的可能性也不大，因此治疗目的是通过牙齿位置的改变建立适当的覆殆覆盖关系，掩饰已存在的骨畸形。

三、前牙深覆盖

前牙深覆盖是指上前牙切端至下前牙唇面的最大水平距离超过 3mm。

1. 前牙深覆盖的分度

(1)Ⅰ度深覆盖：覆盖 3～5mm。

(2)Ⅱ度深覆盖：覆盖 5～8mm。

(3)Ⅲ度深覆盖：覆盖 8mm 以上。

2. 前牙深覆盖的分类

(1)牙型(性)前牙深覆盖：主要是因为上、下前牙位置或数目异常所致。一般没有上、下颌骨之间以及颅面关系的不协调，磨牙关系正常。

(2)功能(性)前牙深覆盖：是由于神经肌肉反射引起的下颌功能性后缩，上颌一般正常，当下颌前伸至中性磨牙关系时，上、下牙弓矢状关系基本协调，面型明显改善。

(3)骨型(性)前牙深覆盖：是由于颌骨发育异常导致上、下颌处于远中错殆关系。

3. 前牙深覆盖的矫治

(1)早期矫治：尽早去除病因，消除各种口腔不良习惯。如拔除上颌多生牙、上前牙前突合并牙间隙时的间隙关闭、下前牙舌向倾斜合并拥挤的开展排齐、上牙弓宽度不足的开展等。促进下颌向前生长，抑制上颌向前生长，并调整后部牙—牙槽高度。改变颌骨生长的最佳治疗时间为青春生长高峰期前 1~2 年。

（2）综合性矫治：恒牙早期前牙深覆盖，伴有不同程度的颌骨及颅面关系不调。轻度或中度骨骼关系不调时，正畸治疗常需通过减数拔牙，移动上下牙齿、关闭间隙，代偿或掩饰颌骨的发育异常。严重的骨骼异常需要在成年之后进行外科矫治。

四、深覆𬌗

深覆𬌗是指上下牙弓及颌骨垂直向发育异常所致的错𬌗畸形。主要表现为上前牙切缘盖下前牙牙冠唇面长度 1/3 以上，或下前牙咬合于上前牙牙冠舌面 1/3 以上。

1. 深覆𬌗的分度

（1）Ⅰ度深覆𬌗：上前牙牙冠覆盖下前牙牙冠唇面 1/3~1/2，或下前牙咬合在上前牙舌面 1/3 以上至 1/2 处。

（2）Ⅱ度深覆𬌗：上前牙牙冠覆盖下前牙牙冠唇面 1/2~2/3，或下前牙咬合在上前牙舌面 1/2~2/3 之间或舌隆突处。

（3）Ⅲ度深覆𬌗：上前牙牙冠覆盖下前牙牙冠超过 2/3 以上者。

2. 深覆𬌗的分类

（1）牙型深覆𬌗：上下颌前牙及牙槽过长，后牙及后牙槽高度不足，上前牙牙轴垂直或内倾。面下 1/3 短，头影测量主要为牙轴及牙槽问题。颌骨的形态、大小基本正常，面部畸形不明显。

（2）骨型深覆𬌗：不仅有上下前牙内倾、前牙及牙槽发育过度、后牙及后牙槽高度不足，同时伴有颌骨与面部畸形。头影测量数据显示为骨型畸形。

3. 深覆𬌗的矫治

（1）生长期的儿童

①牙型深覆𬌗：矫治原则是改正切牙长轴，抑制上下切牙生长，促进后牙及后牙槽生长，建立良好的前牙覆𬌗覆盖关系。

②骨型深覆𬌗：治疗原则是矫正内倾的上前牙，解除闭锁𬌗，消除妨碍下颌骨发育的障碍，引导面、颌部正常生长，刺激后牙及后牙槽的生长，抑制前牙及前牙槽的生长。

（2）生长后期及成年人

①牙型深覆𬌗：可用固定矫治器矫正，建立正常的覆𬌗、覆盖关系。

②骨型深覆𬌗：轻度骨型畸形者，可采用正畸治疗。严重的深覆𬌗者，应采取外科－正畸联合治疗。

五、开𬌗

开𬌗是指上下牙弓及颌骨垂直向发育异常，上下颌牙在正中牙𬌗位及下颌功能运动时无𬌗接触。

1. 开𬌗的分度

（1）Ⅰ度开𬌗：上下前牙切端垂直向间隙在 3mm 以内。

（2）Ⅱ度开𬌗：上下前牙切端垂直向间隙在 3～5mm。

（3）Ⅲ度开𬌗：上下前牙切端垂直向间隙在 5mm 以上。

2. 开𬌗的分类

（1）牙型开𬌗：主要为牙及牙槽的问题，面部无明显畸形，颌骨发育基本正常。

（2）骨型开𬌗：骨型开𬌗者除牙及牙槽的问题外，主要为下颌骨发育异常，严重者呈长面综合征表现。

3. 开𬌗的矫治

（1）生长期儿童

①牙型开𬌗：多系不良习惯引起，混合牙列期采用矫治器矫正，并纠正不良习惯。

②骨型开𬌗：在生长早期除用上述方法外，应配合行口外垂直牵引方法，并针对可能的全身因素予以治疗，如佝偻病的治疗。

（2）生长后期及成年人

①牙型开𬌗：一般采用矫治器矫正，必要时配合后牙的𬌗垫以压低后牙，如有前牙前突、拥挤者，可采用牙减数矫治。

②骨型开𬌗：因生长发育已基本完成，不可能采用引导生长的方法。轻度骨型开𬌗者，可采用上述方法矫治，尽可能地改善面部形态。严重的骨型开𬌗者，应进行外科－正畸联合治疗。

六、颌骨发育过度畸形

颌骨发育过度畸形是指颌骨在前后向、上、下向及横向发育过度形成的畸形。

1. 前后向发育过度畸形

（1）上颌发育过度（前突）：Angle Ⅰ类或Ⅱ类错殆。

（2）下颌发育过度（前突）：Angle Ⅲ类错殆。

（3）下颌颏部发育过度：Angle Ⅰ类错殆。

（4）双颌前突（上、下颌前突）：多为 Angle Ⅰ类错殆。

2. 上下（垂直）向发育过度畸形

（1）上颌发育过度：多为 Angle Ⅱ类错殆。

（2）伴有开殆。

（3）不伴开殆。

（4）下颌发育过度：常与前后向发育过度同时存在而呈 Angle Ⅲ类错殆。

3. 横（左右）向发育过度畸形　主要为双侧下颌角发育过度伴咬肌肥大，又称宽面综合征，呈现方面型，往往会合并颏部发育不足（多为 Angle Ⅰ类错殆），亦有呈单侧性者。

附：安氏（Angle）错殆分类

上下颌骨及牙弓的近、远中关系正常，即当正中殆位时，上第一恒磨牙的近中颊尖咬合于下第一恒磨牙的近中颊沟内。若全口牙齿无一错位者，称为正常殆，若有错位者，则称为Ⅰ类错殆；当上下第一恒磨牙的近中颊尖相对，或上第一恒磨牙的近中颊尖咬合于下第一恒磨牙与第二前磨牙，则为远中错殆即为Ⅱ类错殆；当上第一恒磨牙的近中颊尖与下第一恒磨牙远中颊尖相对，或上第一恒磨牙的近中颊尖咬合在下第一、第二恒磨牙之间，则为近中错殆即为Ⅲ类错殆。

七、颌骨发育不足畸形

颌骨发育不足畸形是指颌在前后向、上下向及横向发育不足形成的畸形。

1. 前后向发育不足畸形

（1）上颌发育不足：多为 Angle Ⅲ 类错𬌗。

（2）下颌发育不足：多为 Angle Ⅱ 类错𬌗。

（3）下颌颏部发育不足：多为 Angle Ⅰ 类错𬌗。

2. 上下（垂直）向发育不足畸形

（1）上颌发育不足：多为 Angle Ⅲ 类错𬌗。

（2）下颌发育不足：多为 Angle Ⅱ 类错𬌗。

（3）下颌颏部发育不足：Angle Ⅰ 类或 Ⅱ 类错𬌗。

3. 横（左右）向发育不足畸形

（1）上颌发育不足：表现为上颌缩窄，往往伴有前后向或上下向发育不足（Angle Ⅱ类错𬌗）。

（2）下颌发育不足：表现为下颌缩窄，往往伴有前后向或上下向发育不足（Angle Ⅱ类错𬌗）。

八、双颌畸形

双颌畸形是指上下颌存在不同形式的发育畸形。

1. 上颌前后向发育过度伴下颌发育不足　　Angle Ⅱ 类错𬌗。

（1）上颌前突伴开𬌗。

（2）上颌前突伴深覆𬌗或合并深覆盖。

2. 上颌垂直向发育过度伴下颌发育不足　　Angle Ⅱ 类错𬌗，即长面综合征。

（1）伴开𬌗畸形。

（2）不伴开𬌗畸形。

3. 上颌垂直向发育不足伴下颌发育不足　　即短面综合征。

（1）伴深覆𬌗畸形，Angle Ⅱ 类或 Ⅰ 类错𬌗。

（2）伴深覆盖畸形，多为 Angle Ⅱ 类错𬌗。

（3）伴深覆盖及深覆𬌗畸形，Angle Ⅱ 类错𬌗。

九、不对称牙颌面畸形

各类牙颌面畸形中均可出现不对称性畸形。某些严重的不对称性畸形除了骨性畸形外，尚累及软组织畸形。

十、继发性牙颌面畸形

继发性牙颌面畸形是指在出生后因各种疾病或其治疗引起的颌面畸形，如口腔颌面部损伤的骨折错位愈合、颞下颌关节损伤造成的关节强直，以及骨肿瘤等外科治疗后引起的继发性颌面畸形。

第三节 预 防

人体从婴儿到成人生长发育的时间很长，在漫长的生长发育过程中，牙颌面的生长发生障碍的机会和可能性多，因此，畸形的发生率较高。为了更好地预防畸形的发生，或对已发生的畸形早期进行矫治，阻断畸形加重，早期防治是一项重要的任务。向广大父母宣传，增强他们对牙颌畸形防治的基本知识，以便共同做好口腔保健工作，也是一项有益于社会的事业。

一、胎儿时期的预防

1. 母亲在整个妊娠期保持心情愉快，有利于提高全身的免疫功能。

注重合理的饮食，应摄入丰富的蛋白质、脂肪、糖、钙、磷、铁等无机盐类食物和多种人体需要的维生素，使胎儿在母体内能正常生长发育。

尽量避免患病，妊娠 3~4 个月的病毒性感染，常常影响胎儿的面、颌部发育，可能导致胎儿牙、唇、腭、颌，甚至小头畸形等。

2. 避免母体妊娠期接受过量的放射线照射，或服用可能导致胎儿在子宫内异常生长的化学药物，以及烟、酒、咖啡等。

二、婴儿时期的预防

提倡母乳喂养，哺乳的姿势为约 45° 斜卧位或半卧位。每次哺乳应有足够的吮吸活动，可以达到刺激婴儿面颌部正常生长发育的目的。如果只能用人工喂养时，最好使用与口唇外形吻合的扁形奶嘴，以防泄露空气，且奶嘴孔不宜过大，以便有足够的吮吸功能活动。无论何种喂养方式，都不能睡着吃奶，睡着吃奶可能使婴儿下颌过度前伸而形成上下颌骨矢状向位置不调。

应经常更换睡眠的体位与头位，以免因长期处于一种体位与头位，使头受压变形，影响婴儿面颌的正常生长。

防止不良习惯，婴儿常因吮吸活动不足或缺乏与亲人的情感交流，而常有吮指、咬唇或咬物等行为，应尽早破除，以免影响其面颌部的正常发育。

三、儿童时期的防治

1. 预防影响牙颌面生长的呼吸道疾病，如扁桃体过大、鼻炎、鼻窦炎等，长期呼吸功能异常的患儿，常可造成牙颌畸形。

2. 防龋。儿童时期最易患龋病，如果一侧后牙龋坏易形成单侧咀嚼习惯。双侧后牙龋坏用前牙咀嚼则导致下颌前伸，可能形成前牙反𬌗。因此，防龋或患龋后能得到即时治疗，是预防牙颌畸形有效的办法之一。

3. 乳牙或恒牙早失、下颌乳尖牙早失，导致下切牙向远中移动，下牙弓前段缩短使上下牙弓大小不协调，常造成深覆𬌗。乳磨牙早失，第一恒磨牙前移占位，致后续前磨牙萌出时位置不足而错位萌出。第一恒磨牙早失，邻牙可向缺隙倾斜，或对𬌗牙伸长使𬌗关系紊乱。预防的办法是，乳牙早失，一般应维持间隙；恒牙早失是否维持间隙，或行矫正治疗，应由医生确定。

第四篇

人体常见重大疾病与预防

　　严重危害人类健康和生命安全的心血管病、糖尿病和恶性肿瘤，仍然是疾病预防工作中的重中之重。根据 2021 年《中国心血管健康与疾病报告》，我国居民心血管病的发病率与致死率仍然高居榜首，患者人数达 3.3 亿，糖尿病患者人数达 1.41 亿。2020 年统计，中国癌症新发病例和死亡人数位列全球第一。因此，对个体或群体的健康进行全面监测、分析、评估，提供健康咨询指导以及对常见重大疾病的健康危险因素进行干预的健康管理，是积极并且十分重要的。

第二十一章　心脑血管疾病

目前，我国心脑血管疾病患病率持续上升，据推算现患病人数达3.3亿，其中高血压患者2.45亿。从2009年起，农村心血管疾病的死亡率超过并持续高于城市。2019年，农村和城市心脑血管疾病分别占死因的46.74%和44.26%，因此，需要高度引起重视。

第一节　冠状动脉粥样硬化性心脏病

冠状动脉粥样硬化性心脏病（coronary atherosclerotic heart disease）是指冠状动脉发生粥样硬化引起管腔狭窄或闭塞，导致心肌缺血缺氧或坏死而引起的心脏病，也称缺血性心脏病。

一、病因

1. 年龄因素　本病多见于40岁以上的中、老年人，49岁以后进展较快。男性较女性发病率高，因为雌激素有抗动脉粥样硬化的作用，故女性在绝经期后发病率迅速增加。

2. 血脂异常　脂质代谢异常是动脉粥样硬化最重要的危险因素，常见于高胆固醇血症，尤其是总胆固醇（TC）与低密度脂蛋白胆固醇（LDL-C）增高者。

3. 高血压　高血压患者本病发病率较血压正常者高3~4倍。可能由于高血压对动脉壁的压力，使内皮细胞损伤，LDL-C易进入动脉壁，刺激平滑肌细胞增生，引发动脉粥样硬化。

4. 吸烟　吸烟是本病发病率的高危因素，并与吸烟史和吸烟量成正比。吸烟者血中碳氧血红蛋白浓度可达10%~20%，动脉壁内氧合不足，内膜下层脂肪酸合成增多，前列环素释放减少，血小板易在动脉壁黏附聚集。此外，吸烟还可使血中高密度脂蛋白的胆固醇（HDL－C）结合量降低，血清胆固醇含量增高，以致易患动脉粥样硬化。

5. 糖尿病 糖尿病者多伴有高甘油三酯血症或高胆固醇血症。还常有凝血第Ⅷ因子增高及血小板功能增强，加速动脉粥样硬化血栓形成和引起动脉管腔闭塞。另外，胰岛素抵抗与动脉粥样硬化的发生有密切关系。

6. 肥胖 肥胖可导致血浆甘油三酯及胆固醇水平增高，或常有胰岛素抵抗，导致动脉粥样硬化发病率明显增高。

7. 家族史 有冠心病、糖尿病、高血压、血脂异常家族史者，冠心病的发病率增加。常染色体显性遗传所致的家族性血脂异常是这些家族成员易患本病的因素。

8. 其他因素 ①A型性格者；②长期口服避孕药者；③习惯高热量、高动物脂肪、高胆固醇、高糖饮食者等。

二、分型

1. 慢性冠脉病（chronic coronary artery disease，CAD） 慢性冠脉病也称慢性心肌缺血综合征。包括稳定型心绞痛、缺血性心肌病和隐匿性冠心病等。

2. 急性冠状动脉综合征（acute coronary syndrome，ACS） 急性冠状动脉综合征包括不稳定型心绞痛、非ST段抬高型心肌梗死和ST段抬高型心肌梗死，及冠心病猝死。

三、临床表现

1. 稳定型心绞痛 稳定型心绞痛以发作性胸痛为主要临床症状：①疼痛主要在胸骨体之后，可波及心前区。常放射至左肩、左臂内侧或至颈、咽、下颌部。②胸痛常为压迫、发闷或紧缩性，也可有烧灼感，偶伴濒死的恐惧感觉。部分患者仅觉胸闷不适而非胸痛。发作时，患者往往被迫停止正在进行的活动，直至症状缓解。③疼痛达到一定程度并持续一段时间，然后逐渐消失。疼痛时间一般持续数分钟至10余分钟，多为3~5分钟，很少超过30分钟。④停止诱发症状的活动后疼痛即可缓解，或舌下含用硝酸甘油等药物在几分钟内也能缓解。⑤发作常因体力劳动或情绪激动诱发，饱食、寒冷、吸烟、心动过速、休克等也可诱发。典型的心绞痛常在相似的条件下重复发生。

2. 隐匿性冠心病　隐匿性冠心病或称无症状性心肌缺血，这类患者与其他类型冠心病患者的不同在于他们并无临床症状，但又不是单纯的冠状动脉粥样硬化，因为已有心肌缺血的窘迫表现，因而部分患者可能为早期冠心病，可能突然转为心绞痛或心肌梗死，亦可能逐渐演变为心脏扩大，发生心力衰竭或心律失常，个别患者也可能猝死。

Ⅰ型无症状性缺血，心肌缺血可以很严重甚至发生心肌梗死，但临床上患者无心绞痛症状，可能系患者心绞痛警告系统缺陷，该型较少出现；Ⅱ型无症状性心肌缺血，发生于稳定型心绞痛、不稳定型心绞痛，或血管痉挛性心绞痛患者，这些患者存在的无症状心肌缺血常在心电监护时被发现，Ⅱ型者较常见。

3. 急性冠状动脉综合征　是由于动脉粥样斑块破裂或在糜烂基础上血小板聚凝聚集，并发血栓形成、冠状动脉痉挛收缩、微血管栓塞导致急性或亚急性心肌供氧减少和缺血加重。表现为：①患者无明显诱因发生心前区疼痛，逐渐加重，范围较大。部分患者可为上腹痛，或疼痛放射至下颌、颈部、左背部等。患者经过休息或含服硝酸甘油后疼痛不能缓解，导致患者出现恐惧、胸闷、濒死感等。②恶心、呕吐、心悸或呼吸困难。③出汗、面色苍白、皮肤湿冷、脉搏细而快，甚至出现神志不清、晕厥等。

四、预防

1. 保持乐观、愉快的情绪，生活规律，劳逸结合，保证充足的睡眠。

2. 坚持适宜的体育锻炼，运动量应根据自身的情况和不同年龄而定。一般原则应循序渐进，对老年人提倡散步，每日保持 1 小时，可分次进行。

3. 合理膳食，以维持正常体重维度，40 岁以上者应预防发胖。一般以 BMI 20～24 为正常体重，或以腰围为标准，一般以女性≥80cm，男性≥85cm 为超标。提倡饮食清淡、多食富含维生素 C 的新鲜蔬菜、瓜果和植物蛋白的食物。40 岁以上者，应避免食用过多的动物性脂肪和含胆固醇较高的食物，以食用低胆固醇、低动物性脂肪食物为宜，如鱼、禽肉、各种瘦肉、蛋白、豆制品等。

4. 不吸烟、酗酒，吸烟会促进动脉粥样硬化，酗酒可致血压升高。

5. 积极控制与本病有关的危险因素，如高血压、高脂血症、糖尿病、肥胖症等。

6. 建议每年常规进行心脏体检，中年以上或疑有冠心病体征者，可行心电图运动试验等检查，如果需要明确诊断，可选择冠状动脉 CT 检查或造影检查。冠状动脉造影是检查冠心病的"金标准"。

第二节　高血压

高血压（hypertension）是以体循环动脉压升高为主要临床表现的心血管综合征，是重要的心脑血管疾病危险因素，可损伤重要脏器，导致器官功能衰竭。

一、病因

1. 遗传因素　高血压具有明显的家族聚集性。约60%的高血压患者有高血压家族史，可能存在基因显性遗传和多基因关联遗传。

2. 环境因素

（1）饮食：高血压患病率与钠盐摄入量呈显著正相关，摄盐过多导致血压升高主要见于对盐敏感的人群。高蛋白摄入量和饮食中饱和脂肪酸或饱和脂肪酸/多不饱和脂肪酸比值较高也属于升压因素。饮酒量与血压水平呈线性相关，收缩压相关性更强。叶酸缺乏也与高血压发病呈正相关，并增加高血压引起脑卒中的风险。

（2）精神应激：脑力劳动者高血压患病率超过体力劳动者。从事精神强度高的职业和长期生活在噪音环境中的人群高血压患病率增高。

（3）吸烟：吸烟可导致机体内去甲肾上腺素增加而使血压增高。长期吸烟可引起小动脉持久性收缩，管壁平滑肌变性，血管内膜增厚。影响血脂代谢，造成动脉粥样硬化等引起血压升高。

3. 肥胖　肥胖是血压升高的重要危险因素。肥胖者循环血浆及心排出量增加，心率增快，增加了对血管壁的压力。另一方面，由于持续性交感神经兴奋性增高及钠重吸收增加而引起高血压。

4. 其他因素　50%的睡眠呼吸暂停低通气综合征患者患有高血压，并与病程和严重程度有关。妇女长期服用避孕药也可引起血压升高。

二、高血压的危害

1. 高血压心脏病　长期高血压可引起心脏结构和功能的改变，称为高血压性心脏病。高血压导致左心室肥厚，左心室收缩和舒张功能减退，最终发生心力衰竭。早期可无明显症状，或仅有轻度不适，如头痛、胸闷等；长期高血压由于血管压力过高，阻碍了心脏泵向全身动脉的血流，造成心肌负荷增加，同时导致进入心脏肺静脉受阻，形成肺淤血。表现为呼吸困难、气急；活动量受限；严重者不能平卧，咳粉红色泡沫状痰；左心功能衰竭可累及右心功能，出现颈静脉明显充盈；肝大；双下肢水肿，严重者全身水肿等。

2. 高血压脑病　高血压脑病是指在高血压病程中，持续血压升高导致急性脑循环障碍综合征。由劳累过度、情绪激动所诱发。短时间内血压急剧上升，血压升高以舒张压为主，舒张压常超过120mmHg。主要为脑水肿和颅内高压症状，有严重的弥漫性头痛、烦躁不安，继而精神萎靡、嗜睡。如病情继续进展，脑水肿加重，可在数小时内出现意识模糊，甚至昏迷。颅内压升高常伴有呕吐，有时呈喷射状。严重者可发生呼吸中枢衰竭。

3. 高血压脑卒中　高血压脑卒中又称"中风"或"脑血管意外"，是由于脑部血管突然破裂或因血管阻塞导致血液不能流入大脑组织而引起脑组织损伤的一组疾病。包括出血性和缺血性卒中。

（1）脑梗死（cerebral infarction）：又称缺血性脑卒中，是指各种原因所致脑部血液供应障碍，导致局部脑组织缺血、缺氧性坏死，出现相应神经功能缺损的一类临床综合征。脑血栓形成是脑梗死常见的类型，动脉粥样硬化是本病的根本原因。这类脑梗死多见于中老年，常在安静或睡眠中发病，部分病例有前驱症状，如肢体麻木、无力等。发病后10余小时或1～2日达高峰，临床表现取决于梗死灶的大小和部位。不同脑血管闭塞有其各自的临床特点，通常为语言障碍、吐字不清；感觉异常，一侧面、舌和肢体麻木；运动障碍，一侧面肌与上下肢运动瘫痪，口角歪斜、流涎等。脑梗死中的腔隙性梗死是指大脑半球或脑干深部的小穿通动脉管腔闭塞，导致供血局部脑组织发生缺血性坏死，其梗死灶直径 < 1.5 ~ 2.0cm，从而出现相应神经功能缺损的一类临床综合征。缺血、坏死和液化的脑组织由吞噬细胞吞噬后形成小空腔，故称腔隙性脑梗死。这类患者通常症状较轻，体征单一，许多患者并不出现临床症状。60% 的常见的腔隙综合征有临床症状者为纯运动性轻偏瘫，病变多位于内囊、放射冠或脑桥。常常突然发病，表现为面部及上下肢大体相同程度轻偏瘫，无感觉障碍、失语等。许多患者遗留受累肢体笨拙或运动缓慢。

（2）脑出血（intracerebral hemorrhage，ICH）：是指非外伤性脑实质内出血。最常见的原因是高血压合并细小动脉硬化，或脑动静脉血管畸形、血液病及抗凝或溶栓治疗等。绝大多数高血压性脑出血发生在基底核的壳核及内囊区，约占脑出血的 70%。常见于 50 岁以上人群，寒冷季节发病率较高，多在情绪激动或活动中突然发病，发病后病情常于数分钟至数小时内达到高峰。由于颅内压升高，常有头痛、呕吐和不同程度的意识障碍，如嗜睡或昏迷等。出血部位和出血量的大小决定其临床表现与症状。严重者常突然昏迷，在数小时内死亡。

三、高血压脑血管病的预防

1. 脑血管病的一级预防

（1）控制血压：限制食盐的摄入量，减少膳食中的脂肪含量，体重控制在适度范围，以及长期坚持降压药物治疗。普通高血压应控制在 140/90mmHg 以下；高血压合并糖尿病或肾病者，血压一般应控制在 130/80mmHg 以下；年龄 > 65 岁，收缩压一般应降至 150mmHg 以下或更低一些。

（2）禁烟限酒：避免烟中有害物质对血管的损伤，饮酒者酒精含量不应超过 25g/d。

（3）合理膳食：每日饮食种类应多样化，食用水果、蔬菜和低脂奶制品以及饱和脂肪含量较低的食谱。建议降低钠摄入量和增加钾摄入量，推荐的食盐摄入量为 ≤6g/d。每日总脂肪摄入量应 < 总热量的

30%，饱和脂肪 <10%。

（4）适量运动：采用适合自己的体力活动来降低卒中的危险性。制定个体化运动方案。一般状况良好的成年人，每周至少有 5 天，每天 30~45 分钟的活动，如快走、慢跑、骑自行车或其他有氧代谢运动等。

（5）降低血脂：血脂异常患者主要以低密度脂蛋白胆固醇（LDL-C）作为血脂的调控目标，将 LDL-C 降至 2.59mmol/L 以下或使 LDL-C 水平比基线下降 30%~40%。如果已发生心血管事件或高危的高血压患者、糖尿病患者，无论基线 LDL-C 水平如何，均应采用他汀类药物治疗，将 LDL-C 降至 2.07mmol/L 以下。

（6）糖尿病的治疗：理想的血糖控制为糖化血红蛋白、空腹血糖、餐后血糖及血糖波动均控制良好，一般目标为糖化血红蛋白 <7%。糖尿病合并高血压患者降压药物首先选择血管紧张素转化酶抑制剂（ACEI）或血管紧张素受体拮抗剂（ARB）。

（7）心房颤动的治疗：应根据心房颤动患者的卒中危险分层、出血风险评估、当地医院是否可以进行必要的抗凝监测，决定进行何种抗栓治疗。

（8）颈动脉斑块的治疗：①改变生活方式；②药物治疗；③手术治疗，如做颈动脉内膜剥脱术（CEA）或颈动脉支架植入术（CAS）。

2. 脑血管病的二级预防 脑血管病的二级预防是指再次脑血管发病的预防。主要包括：积极调控可干预的危险因素；针对性应用抗血小板聚集或抗凝治疗；干预短暂性脑缺血发作，寻找并治疗其病因等。

3. 脑血管病的三级预防 已发生心、脑、肾、血管损害或并发症，需预防进一步恶化，在采取健康生活的基础上必须坚持服用降压药以稳定血压。重视对血压的监测，保持其在合理的标准。

第二十二章　糖尿病

糖尿病(diabetes mellitus，DM)是一组由多病因引起的以慢性高血糖为特征的代谢性疾病。

第一节　病　因

本病绝大多数是由自身免疫性疾病、遗传因素和环境因素共同参与而发病的。在糖尿病患者中 T_2DM 最多见，占 90%~95%。

1. 遗传因素　遗传因素在 T_1DM 发病中起重要作用，而 T_2DM 的发病和进程则受环境因素的影响而变异更大。T_1DM 遗传易感性涉及多个基因，已知位于 6 号染色体短臂的 HL 基因为主效基因，其他为次效基因。T_2DM 也是多基因遗传性复杂病，目前对其病因和发病机制仍然认识不足。

2. 环境因素　病毒感染与 T_1DM 发病有关，病毒感染可直接损伤胰岛 β 细胞使其数量减少，还可启动自身对胰岛 β 细胞的免疫反应，现认为这是病毒感染导致胰岛 β 细胞损伤的主要机制。T_2DM 的环境因素包括年龄增长、生活方式、营养过剩、体力活动不足、子宫内环境以及应激、化学毒物等。

在遗传因素和上述环境因素共同作用下所引起的肥胖，特别是中心性肥胖，与胰岛素抵抗和 T_2DM 的发生密切相关。

3. 自身免疫　许多证据支持 T_1DM 为自身免疫性疾病，表现为遗传易感性；常伴有其他自身免疫性疾病；早期病理改变为胰岛炎；患者血清中存在针对胰岛 β 细胞的单株抗体等。

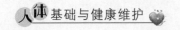

第二节 分 型

一、1 型糖尿病（T_1DM）

胰岛 β 细胞被破坏，常导致胰岛素绝对缺乏。

二、2 型糖尿病（T_2DM）

从以胰岛素抵抗为主伴胰岛素进行性分泌不足到以胰岛素进行性分泌不足为主伴胰岛素抵抗。

三、其他特殊类型糖尿病

其他特殊类型糖尿病是病因学相对明确的一些高血糖状态，包括：胰岛 β 细胞功能的基因缺陷；胰岛素作用的基因缺陷；胰腺外分泌疾病，如胰腺炎、肿瘤、外伤等；内分泌疾病，如肢端肥大症、甲状腺功能亢进、生长抑制瘤、嗜铬细胞瘤、醛固酮瘤、胰高血糖素瘤、库欣综合征等；药物或化学品所致的糖尿病；感染，如先天性风疹、巨细胞病毒感染等；其他与糖尿病相关的遗传综合征；不常见的免疫介导性糖尿病等。

四、妊娠糖尿病（GDM）

妊娠糖尿病指妊娠期间发生的糖代谢异常，不包括孕前已患糖尿病者。

第三节 临床表现

一、代谢紊乱症状

常表现为"三多一少"，即多尿、多饮、多食和体重减轻。也可有皮肤瘙痒、视物模糊等。但多数患者早期无任何症状，仅在健康检查时被发现。

二、临床表现

T_1DM 临床表现变化很大，多数青少年患者起病较急，症状较明显。某些成年患者，起病缓慢，但症状不明显。特发性，通常急性起病，胰岛 β 细胞功能明显减退甚至衰竭。T_2DM 可发生在任何年龄，但多见于成年人，多数起病隐匿，症状较轻，半数以上无任何症状。常有家族史。常与肥胖症、血脂异常、高血压等同时或先后发生。有些早期患者进食后胰岛素分泌高峰延迟，引起反应性低血糖，其可成为首发临床表现。某些特殊类型糖尿病，如妊娠糖尿病（GDM）通常在妊娠中、末期出现，一般只有轻度无症状性血糖升高。妇女分娩后血糖一般可恢复正常，但未来发生 T_2DM 的风险显著增加。

第四节 危 害

一、糖尿病酮症酸中毒

糖尿病酮症酸中毒（diabetic ketoacidosis，DKA）为最常见的糖尿病急症。早期三多一少症状加重，酸中毒失代偿后恶心、头痛、嗜睡、呼吸中有烂苹果味；后期严重失水、尿量减少、皮肤黏膜干燥、血压下降、心率加快、四肢厥冷；晚期出现意识障碍、昏迷。少数患者表现为腹痛，酷似急腹症，易被误诊。

二、高渗高血糖综合征

高渗高血糖综合征（hyperosmolar hyperglycemic syndrome，HHS）以严重高血糖、高血浆渗透压、脱水为特点，无明显酮症，患者可有不同程度的意识障碍或昏迷。主要见于老年 T_2DM 患者，超过 2/3 的患者原来无糖尿病病史。本病起病缓慢，最初表现为多尿、多饮，但多食不明显或食欲减退。渐出现严重脱水和神经精神症状，患者反应迟钝、烦躁或淡漠、嗜睡，逐渐陷入昏迷、抽搐，晚期尿少甚至尿闭。可有神经系统损害的定位体征，往往易被误诊为中风。本症病情危重、并发症多、死亡率高，强调早期诊断和治疗。

三、感染性疾病

糖尿病容易并发各种感染，血糖控制差者更易发生也更严重。

四、微血管病变

微血管病变可累及全身各组织器官，主要表现在视网膜、肾、神经和心肌组织，其中以糖尿病肾病和视网膜病变尤为重要。

1. 糖尿病肾病 糖尿病肾病是导致终末期肾衰的常见原因，是 T_1 DM 的主要死因。在 T_2 DM，其严重性仅次于心脑血管疾病。常见于病史超过 10 年的患者。T_1 DM 所致肾损害可分五期，T_2 DM 导致的肾损害也可参考分期。Ⅰ期为糖尿病初期，肾小球滤过率明显升高；Ⅱ期尿蛋白排泄率多数正常，可间歇性增高；Ⅲ期为早期糖尿病肾病期，出现持续微量白蛋白尿；Ⅳ期为临床糖尿病肾病期，尿蛋白逐渐增多，可伴有水肿和高血压，部分患者可表现为肾病综合征；Ⅴ期是尿毒症期。

2. 糖尿病性视网膜病变 病程超过 10 年的糖尿病患者常合并程度不等的视网膜病变，是失明的主要原因之一。其他心肌微血管病变和心肌代谢紊乱可引起心肌广泛灶性坏死，称为糖尿病心肌病。

五、大血管及其他病变

动脉粥样硬化主要侵犯主动脉、冠状动脉、脑动脉、肾动脉和肢体动脉等，引起相应的病变；糖尿病足，指与下肢远端神经异常和不同程度周围血管病变相关的足部溃疡，感染和（或）深部组织破坏，是糖尿病截肢的主要原因；神经系统损害，指中枢神经损害表现为缺血性脑卒中、脑老化加速及老年性痴呆等；周围神经系统损害，常见有远端对称性多发性神经病变，以手足远端感觉运动神经受累最多见。局灶性单神经病变，表现为病变神经分布区域疼痛，常是自限性的。多发神经根病变，典型表现为初起股、髋和臀部疼痛，后骨盆近端肌群软弱、萎缩；自主神经损害多影响胃肠、心血管、泌尿生殖系统等，一般认为有症状的自主神经病变预后不良。

第五节　预　防

　　糖尿病患者群体庞大，并有逐渐年轻化趋势。本病病因复杂，虽被认为遗传与环境因素致病，但发病机制尚不完全清楚。由于早期病情隐匿，一旦发病就难以根治，常需终身治疗。又因本病可侵及全身各脏器器官，对人体危害极大，必须引起重视。对糖尿病的预防措施是采取三级预防方针，争取获得最优效果。

一、一级预防

　　目的是避免或减少糖尿病的发生。人人都应学习，了解预防糖尿病的常识；合理饮食，科学锻炼，保持良好的心态。如果能调整饮食结构，更有利于健康。掌握标准尺度，以健康指数的体质、体脂作为参考，避免肥胖、长期坚持；纠正不良习惯、戒烟限酒、保证充足的睡眠；重视健康体检，年轻人或存在危险因素者更应予以重视，发现不利因素者应早期进行干预。

二、二级预防

　　目的是早期检出并有效治疗糖尿病。对于存在糖尿病家族史的人群，或肥胖等不利因素者，一旦出现早期可疑体征，应及时检查，明确诊断；严格进行饮食治疗，每日补给的饮食热量应科学合理，限制高糖、高脂饮食，保证充足的维生素和高纤维；选择适合自身体条件的体育运动，根据不同年龄、体质制定合理的运动量；定期监测血糖的变化，可采用自测与医院检查相结合的方式；合理用药。

三、三级预防

　　目的是有效控制病情和防止并发症的发生。通过各种有效措施积极预防糖尿病患者并发症的发展，以降低糖尿病并发症导致的致残率和致死率。针对不同个体制定专一的治疗方案，重点预防糖尿病酮症酸中毒、非酮症性高渗性昏迷及大血管、微血管病变所致的并发症，最大限度地提高患者的生存质量。

第二十三章　恶性肿瘤

恶性肿瘤是危害人类健康的重要疾病之一。恶性肿瘤包括癌和肉瘤，由上皮组织细胞来源的恶性肿瘤称为癌，由间叶组织来源的恶性肿瘤称为肉瘤。恶性肿瘤可发生于各年龄和身体的各个部位，给患者带来躯体的痛苦，并严重危及其生命安全。

第一节　肺　癌

肺癌(lung cancer)又称原发性支气管肺癌，指的是源于支气管黏膜上皮的恶性肿瘤。分为小细胞肺癌和非小细胞肺癌(小细胞肺癌以外的肺癌统称)两类。

一、病因

1. 肺癌的病因不完全明确。

2. 长期大量吸烟是最重要的风险因素，并且与吸烟的初始年龄、时间长短、吸烟量等因素呈正相关。

3. 空气污染、烹饪油烟、职业接触的各种化学物质均为肺癌的危险因素。

4. 遗传易感性，基因变异在肺癌的发生中起重要作用。

5. 其他如肺部接触的电离辐射、食物中长期缺乏维生素和微量元素等。

二、临床表现

肺癌的临床表现与癌肿的部位、大小、是否压迫侵犯邻近器官，以及有无转移等情况密切相关。

1. 咳嗽 癌肿生长在支气管肺组织上，常会导致呼吸道刺激症状而出现刺激性咳嗽。

2. 咳痰带血 一般为干咳，痰液较少、黏稠。肿瘤如侵及毛细血管，可见痰中带有血丝，很少见咳大口鲜血者。

3. 低热 癌细胞可分泌多种致热因子，引起患者出现低热的症状。如果肿瘤压迫较大的支气管，也可导致局部肺组织的阻塞性炎症，出现发热。

4. 胸痛胸闷 肺癌本身所致，也可因病变侵及胸膜等引起疼痛。胸闷的原因多样，可由支气管阻塞不畅、胸腔积液、低蛋白血症或心脏功能衰竭等多方面原因造成。

5. 特殊症状体征 晚期肺癌压迫或侵犯邻近器官可产生不同的症状体征，如压迫或侵及膈神经，引起同侧膈肌麻痹；压迫或侵犯喉返神经，引起声带麻痹、声音嘶哑；压迫上腔静脉，引起面、颊、上肢如上胸静脉怒张、皮下水肿；侵及纵隔，压迫食管，造成吞咽困难等。

6. 其他 远处转移者出现侵及器官受损的相应症状。

三、预防

肺癌是威胁人类健康和生命的最严重的恶性肿瘤之一，死亡率男性占所有恶性肿瘤的第一位，女性占第二位。遵循对肿瘤的预防原则，分三级预防。

1. 一级预防 重点是病因预防：①保护环境，减少大气污染。对于一些因职业接触致癌物的群体，特别是长期接触工业废气，引发肺癌的风险极大，应予加强防护；②吸烟直接损害呼吸道和肺组织，主动吸烟和被动吸烟，都是导致肺癌发生的重要因素，戒烟是预防肺癌最有效的途径；③按照不同的年龄和身体状况，制定适合自己的运动方式及运动量，有利于保持呼吸系统的功能；④合理的膳食既能保证充足的营养，又可满足身体对各种维生素的需要，对预防癌症是有益的。

2. 二级预防 做到早发现、早诊断、早治疗。对于高危人群，如长期接触有害物质和有家族史者，应进行肺癌筛查，有条件时每年进行一次低剂量 CT 检查。疑有不能确诊的病变，应进一步检查。

3. 三级预防　主要是对肺癌患者进行综合有效的治疗，防止复发和转移。重视康复，进行生理、心理、营养和锻炼指导，尽量提高患者的生存率和存活质量。

四、筛查

1. 年龄和对象

（1）重点在 50～74 岁的人群中开展。

（2）高风险人群

①吸烟：吸烟包年数 ≥30 包年，包括曾经吸烟包年数 ≥30 包年，但戒烟不足 15 年。

②被动吸烟：与吸烟者共同生活或同室工作 ≥20 年。

③患有慢性阻塞性肺疾病（COPD）。

④有职业暴露史（石棉、氡、铍、铬、镉、镍、硅、煤烟和煤烟尘）至少 1 年。

⑤有一级系属确诊肺癌。

注：吸烟包年数 = 每天吸烟的包数（每包 20 支）× 吸烟年数，一级系属是指父母、子女以及亲兄弟姐妹。

2. 策略

（1）低剂量 CT 初次筛查：初次检出考虑感染及炎症病灶。

推荐在 1～3 个月内复查低剂量 CT，视病灶复查情况进行下一步随访。

（2）初次检出的实性结节性病灶

①检出直径 <6mm 的实性结节，推荐每年 1 次低剂量 CT 随访。

②检出直径为 6～7mm 的实性结节，推荐相隔 6 个月复查低剂量 CT。

③检出直径 8～14mm 的实性结节，推荐相隔 3 个月复查低剂量 CT 或行正电子发射计算机断层显像（PET/CT），高度怀疑恶性可能者，可考虑行组织学活检或手术切除明确诊断。

④检出直径 ≥15mm 实性结节，建议行常规剂量胸部增强 CT 和（或）PET/CT 明确结节性质，同样高度怀疑恶性可能者，需行组织学活检或手术切除。

（3）初次检出的部分实性结节性病灶

①检出 <6mm 的部分实性结节，推荐每年 1 次低剂量 CT 随访。

②检出直径≥6mm 但实性成分 <6mm 的部分实性结节时，间隔 6 个月复查低剂量 CT。

③检出直径≥6mm，实性成分介于 6～8mm 的部分实性结节时，推荐相隔 3 个月复查低剂量 CT 或直接行 PET/CT 筛查。PET/CT 高度怀疑肺癌恶性可能者，可考虑行组织学活检或手术切除明确诊断。

④检出部分实性结节中实性成分≥8mm 时，不考虑其总直径大小，均建议行常规剂量胸部增强 CT 和（或）PET/CT 明确结节性质，其中高度怀疑恶性者，需要行组织学活检或手术切除。

（4）初次检出的非实性结节性病灶

①检出 <20mm 的非实性结节时，直至受筛查对象不被纳入肺癌潜在治疗人群，均推荐每年 1 次低剂量 CT 随访。

②检出≥20mm 的非实性结节，推荐相隔 6 个月复查低剂量 CT。

第二节　肝　癌

肝癌（liver cancer）包括原发性肝癌和转移性肝癌。

一、病因

肝癌的病因和发病机制尚不完全明确，但与一些相关因素有关。

1. 肝炎病毒　乙型肝炎病毒（HBV）和丙型肝炎病毒（HCV）感染是肝癌的常见危险因素，感染导致慢性肝炎，逐渐发展为肝硬化，再发展至肝癌。

2. 遗传因素　肝癌与遗传易感性有关，也与家族饮食习惯及生活环境有关。

3. 食物因素　长期进食霉变食物，这些食物中的黄曲霉素、亚硝胺等，可导致肝细胞异常生长和癌肿形成；大量饮酒，致酒精性肝硬化，以及重度脂肪肝等发展为肝硬化者，都可发展成肝癌。

4. 转移性肝癌　全身其他器官起源的恶性肿瘤侵犯至肝脏，如胃、胰腺、结直肠、子宫、卵巢、肺、乳腺等器官的恶性肿瘤的肝转移。

二、临床表现

早期多无症状，当肝区和全身出现症状时，病情多已进入中晚期。

1. 肝区疼痛 多数呈持续性胀痛或钝痛，由于肿瘤生长使肝包膜被牵拉所致。当癌肿累及横膈，疼痛可牵扯至右肩部。位于肝表面的癌肿坏死破裂，可引起剧烈腹痛，并有腹膜刺激征等急腹症表现。

2. 肝大 肝大、质地坚硬、表面凹凸不平。肝癌突出于右肋弓下或剑突下时，上腹部局部隆起，触压时疼痛。

3. 黄疸 肝癌晚期，肿瘤压迫或侵犯胆管系统，造成其堵塞、压迫等从而出现黄疸，患者皮肤呈黄褐色或呈柠檬色等改变，并可伴有皮肤瘙痒症状。

4. 全身症状 肝癌早期可无任何不适症状，但随着病情的进展，逐渐出现食欲不振、乏力、消瘦、发热和营养不良等。如为转移性肝癌，原发灶可呈现病灶器官的相应症状。

三、预防

肝癌是我国常见的恶性肿瘤之一，其死亡率在恶性肿瘤中位居第二位。目前对肝癌采用三级预防，重点是早发现、早诊断、早治疗。

1. 一级预防 重点是病因预防：①肝炎发展为肝硬化，最后成为肝癌的病因是明确的，预防肝炎的发生、传播是工作中的重点。乙型肝炎的预防可通过注射乙肝疫苗防止发病，不仅适用于儿童，也可用于尚未患病的成人。②重视饮食健康，不食用所有霉变食物。尽量避免或减少食用腌制类食品，因这类食品含有大量的亚硝胺等致癌物质。③戒烟限酒，以防止损害肝脏和全身免疫系统。也必须重视预防酒精性肝硬化的发生。④饮食结构多样，蔬菜和水果中的维生素C、维生素E具有抗氧化，清除人体内自由基的作用，可减少细胞基因突变，有益于预防癌的发生。⑤保持良好的精神状态，适当的身体锻炼和充足的睡眠都能增强自身的免疫力，有助于防癌。

2. 二级预防 重点是早发现、早诊断、早治疗。①乙肝、丙肝患者，特别是30～50岁男性，应列入普查对象，每年需健康检查一次。

有家族史者，更应倍加重视。②B 超发现肝脏有占位性病变，可选择 CT 或 MRI 检查进一步明确诊断。③慢性肝硬化患者，应每半年检查一次，可提高早期诊断率。

3. 三级预防 重点是对患者进行积极、综合、针对性的治疗。由于患者的自身条件、病情的程度不同，治疗措施既要重视治疗效果，也应考虑治疗方法的安全性。

四、筛查

1. 筛查年龄 40 岁至 74 岁或预期寿命小于 5 年；肝硬化患者的监测年龄不限。

2. 筛查人群

（1）各种原因所致的肝硬化患者。

（2）乙型肝炎病毒（HBV）或（和）丙型肝炎病毒（HCV）慢性感染者。

3. 检测方法

（1）超声波检查（US）联合甲胎蛋白（AFP）检测是最广泛采用的肝癌筛查技术，CT 与磁共振成像，特别是增强 CT 与结合钆塞酸二钠的 MRI 检查是筛查异常人群进行进一步诊断的首选方法。

（2）超声检查发现结节或（和）血清 AFP 升高，但尚未达到诊断标准的人群，推荐每隔 2～3 个月进行加强筛查，主要使用影像学筛查技术。

（3）针对肝癌高危人群进行肝癌筛查时，增强 MRI 优于增强 CT。

（4）甲胎蛋白异质体（AFP－L3）与 AFP 比值可进一步排除其他造成 AFP 上调因素的影响；异常凝血酶原（PLVKA－2）可有效鉴别血清 AFP 阴性的早期肝癌，常作为 AFP 的补充检测技术。

4. 筛查与检测间隔

（1）肝炎病毒感染者、长期饮酒、肝硬化等人群，推荐每隔 6 个月或 12 个月进行 1 次超声和 AFP 检查。

（2）CT（特别是增强 CT）或 MRI 监测间隔根据临床需要而定。

第三节 胃 癌

胃癌(gastric cancer)是指起源于胃黏膜上皮细胞的恶性肿瘤。

一、病因

1. 环境和饮食因素 我国的西北与东部沿海地区胃癌发病率较高，常食用咸菜、腌制烟熏食品可增加患癌的风险。食物中缺乏新鲜蔬菜、水果与发病率高也有一定关系。

2. 感染因素 幽门螺杆菌是引发胃癌的高危因素之一。幽门螺杆菌引起胃黏膜慢性炎症，造成上皮细胞过度增生。病菌的代谢产物可直接损伤胃黏膜等。

3. 遗传因素 胃癌具有明显的家族性，浸润型胃癌有更高的家族发病倾向，提示可能与遗传因素相关。

4. 癌前病变 如肠上皮化生、萎缩性胃炎、胃息肉、胃溃疡等，都有发生胃癌的危险性。

二、临床表现

1. 早期胃癌多数患者无明显症状，有的出现上腹不适，进食后饱胀、恶心等非特异性的上消化道体征。

2. 随着病情的发展，患者可出现上腹疼痛、食欲下降、乏力、消瘦、体重减轻等。

3. 胃癌的特殊体征。贲门胃底癌有胸骨后疼痛和进食梗阻感；幽门癌可导致部分或完全性梗阻而发生呕吐，呕吐物多为隔夜宿食和胃液；肿瘤破溃或侵犯胃黏膜下血管可有呕血、黑便等消化道出血症状；胃穿孔则出现急腹症体征。

4. 胃癌转移的体征。常见淋巴结转移，如左锁骨上淋巴结、腹腔淋巴结、肝脏等，出现相应器官受损的症状。

三、预防

胃癌发病率高，如果重视预防，可很大程度降低发病率，或得到早期诊断，治疗效果及预后良好。

1. 一级预防 ①注意饮食卫生，避免过多食用刺激性饮食；尽量少食腌制或烟熏食物；节制饮酒和减少高盐食品。②根除胃幽门螺杆菌感染等。

2. 二级预防 ①积极治疗癌前病变，定期随访。纤维胃镜检查方法简单，在全麻下进行，无任何痛苦，可获得明确诊断并能进行简单治疗。②有家族遗传倾向者，也应列入重点筛查对象，以防止漏诊。③对转移性病变者，应明确原发病灶。

3. 三级预防 提高胃癌患者的生存率，促进疾病康复。对中、晚期患者实施综合治疗，争取最佳效果，提高生存质量。

四、筛查

1. 筛查年龄 高风险人群45岁至75岁或预期寿命小于5年时终止筛查。

2. 高风险人群

（1）长期居住于胃癌高发区。

（2）幽门螺杆菌（HP）感染。

（3）既往患有慢性萎缩性胃炎、胃溃疡、胃息肉、手术后残胃、肥厚性胃炎、恶性贫血等。

（4）一级亲属有胃癌病史。

（5）存在胃癌其他高危因素（高盐、腌制饮食、吸烟、重度饮酒等）。

3. 筛查和检测方法

（1）幽门螺杆菌感染检测。

（2）生物标志物筛查。

注：胃蛋白酶原（PG）、胃泌素（G-17）、胃癌相关抗原（MG7-AG）和血清幽门螺杆菌抗原（HP-AG）等联合检测，配合评分系统有利于胃癌的精准筛查。

（3）胃镜检查。

4. 筛查与监测间隔

（1）健康男性 45 岁，女性 50 岁，做一次内镜筛查，之后每 5 ~ 10 年筛查一次。

（2）40 ~ 69 岁的高危人群，每 2 ~ 3 年做一次胃镜检查。

（3）有胃癌家族史者，在 35 ~ 40 岁做一次胃镜检查，以后每 2 ~ 3 年做一次胃镜检查。

（4）筛查发现病变则应听从医师建议。

第四节　结直肠癌

结直肠癌（colorectal carcinoma）包括结肠癌与直肠癌。多见于 40 ~ 60 岁，发病高峰在 50 岁左右。我国南方，特别是东南沿海发病率明显高于北方。

一、病因

1. 环境因素　肠癌的发生显示有明显的地域性，与饮食因素密切相关。高脂肪食物与低纤维饮食、缺乏微量元素和维生素等是发病的主要因素。

2. 遗传因素　家族性肠息肉，其中腺瘤性息肉是结直肠癌最主要的癌前病变。

3. 消化道疾病　如溃疡性结肠炎，多在幼年起病，病变范围广而病程较长，具有较高的癌变率。

4. 化学致癌物质　霉变食物中的亚硝胺及其化合物和油煎、烘烤食品中的甲基芳香胺也与肠癌的发生密切相关。

二、临床表现

1. 排便改变　病变早期多无明显症状，可有腹泻、便秘等排便习惯改变，也可有黏液便、血便、粪条变细等变化，血便容易被误诊为痔疮出血。

2. 腹痛　常为定位不确切的隐痛，或为腹部不适、餐后腹痛。出现肠梗阻时腹痛加重或为阵发性绞痛。

3. 腹部肿块 多为瘤体本身，有的可为梗阻近侧肠腔内的积粪。肿块多坚硬，呈结节状。多数直肠癌患者经指检可以发现病变。

4. 肠梗阻症状 低位不完全肠梗阻，表现为腹胀和便秘、腹部胀痛或阵发性绞痛。发生完全梗阻时，症状加剧。

5. 全身症状 癌肿溃烂、失血、感染等，患者有进行性消瘦、恶病质、腹水等。

三、预防

1. 一级预防 培养良好的生活饮食习惯：①控制高热量、高脂肪类食物的摄入，多吃蔬菜、水果等富含膳食纤维食物。禁止食用霉变饮食，减少油煎、烘烤食品。②戒烟限酒。③重视体育锻炼，增强身体素质，避免肥胖，将体质控制在正常范围等。

2. 二级预防 存在家族史的群体，应注意定期筛查。患有肠道癌前病变者，就医治疗后按医嘱复诊。普通人群进入 50 岁后应进行一次肠镜体检，正常者以后每 5 年复检一次。

3. 三级预防 提高直肠癌患者的生存质量，减轻其痛苦，延长生存时间。

四、筛查

1. 筛查年龄

（1）一般人群 40 岁起接受结直肠癌风险评估，评估为中低风险的人群在 50～75 岁接受结直肠癌筛查。

（2）评估为高风险的人群在 40～75 岁接受结直肠癌筛查。

（3）一个及以上一级亲属患结直肠癌，推荐接受结直肠癌筛查的起始年龄为 40 岁或比一级亲属中最年轻患者提前 10 岁。

（4）遗传性结直肠癌高危人群，根据检查的不同类型而定。如接受结肠镜筛查的起始年龄为 20～25 岁或比家族中最年轻患者发病年龄提前 2～5 年；典型家族性腺瘤性息肉病（FAP）家系中的高危人群从 10～11 岁开始接受结肠镜筛查，每 1～2 年做一次结肠镜，并且持续终生。

注：一级亲属是指父母、子女以及亲兄弟姐妹。

2. 筛查常用技术

（1）结肠镜是结直肠癌筛查的金标准。

（2）乙状结肠镜可用于结直肠癌筛查，其对远端结直肠癌的灵敏度、特异度均较高。

（3）结肠 CT 成像技术在特定条件下可用于结直肠癌筛查，对结直肠癌和癌前病变具有一定的筛查能力。

3. 筛查周期

（1）推荐每年进行 1 次粪便检查（如潜血、粪便 DNA 检测）。

（2）推荐每年进行 1 次肛指检查。

（3）推荐每 5～10 年进行一次结肠镜检查。

（4）推荐每 3～5 年进行一次乙状结肠镜检查。

第五节 乳腺癌

乳腺癌（breast cancer）是女性最常见的恶性肿瘤之一，占女性全身恶性肿瘤的首位。

一、病因

1. 乳腺癌的病因尚不清楚。

2. 乳腺癌与内分泌激素中的雌酮和雌二醇有直接关系。月经初潮年龄早（＜12 岁）、绝经年龄晚（＞55 岁）、初次生育年龄晚（＞40 岁），以及停经后进行雌激素替代疗法等，都与乳腺癌的发病有关。

3. 遗传因素也是乳腺癌发病的高危因素。一级亲属中有乳腺癌病史者，发病风险是普通人群的 2～3 倍。

4. 其他如营养过剩、肥胖、高脂饮食，以及某些物理因素，如儿童时期接受胸部放射治疗，也可导致乳腺癌的发生。

二、临床表现

1. 乳房肿块　患者无意中发现乳房肿块，小且无痛。肿块表面欠光滑，边缘不规则，在乳房内不易被推动。

2. 乳房皮肤异常 随着肿瘤增大，可引起乳房局部隆起，并可出现肿瘤表面皮肤凹陷（即"酒窝征"）。邻近乳头的癌肿因侵入乳管使之缩短，可把乳头牵向肿瘤一侧，表现为乳头扁平、回缩、凹陷。当癌细胞堵塞皮下淋巴管，引起淋巴回流障碍，可造成淋巴水肿，皮肤呈橘皮样改变。

3. 乳头溢液 部分乳腺癌患者病侧乳房可出现乳头溢液，液体的性质多为血性、浆液性或水样。

4. 腋窝淋巴结肿大 当乳腺癌发生癌细胞脱落，可侵犯周围淋巴管，并向其局部淋巴引流区转移至腋窝。淋巴结由小变大，数目增多，并可能合成团，质硬。

5. 特殊类型乳腺癌表现 炎性乳腺癌较少见，但发展迅速，预后差。表现为局部皮肤呈炎症样，很快扩展到乳房大部，皮肤发红、水肿、增厚、粗糙、表面温度升高。乳头湿疹样乳腺癌，也较少见，恶性程度低，发展慢。自感乳头有瘙痒、烧灼不适。乳腺皮肤呈湿疹样改变、粗糙、糜烂，进而形成溃疡，有时覆盖黄褐色鳞屑样痂皮。部分患者于乳晕区可扪及肿块。淋巴结转移较晚。

6. 全身症状 中晚期患者伴有食欲不振、消瘦、贫血及发热等症状。如发生其他脏器转移，则出现相应症状。

三、预防

恶性肿瘤的预防都采用三级预防措施，由于乳腺癌的病因不清楚，预防的重点主要针对可能致病的高危因素。

1. 一级预防 乳腺癌的发生与雌激素的关系密切，对于高危人群应重点予以关注，如停经后进行雌激素替代疗法者，应严格遵守医嘱；肥胖女性体内脂肪堆积，可刺激内分泌系统，使雌激素或催乳素含量增高，对某些敏感的妇女而言，可能成为一种致癌因素。因此，控制高脂肪和蛋白质的摄入，保持体质、体脂正常，对于预防癌肿大有益处；对于有乳腺癌家族史者，保持良好的心态，可提高自身免疫力，避免或减少癌肿的发生等。

2. 二级预防 针对临床表现中提及的症状，可采用自行观察和医院检查相结合的方法，做到早诊断、早治疗。

3. 三级预防 提高肿瘤患者的生存状态和生活质量，减轻痛苦。

四、筛查

乳腺癌筛查技术包括：乳腺自我检查（breast self – examination, BSE）、临床乳腺检查（clinical breast examination，CBE）以及乳腺影像检查。

1. 筛查方式

（1）一般风险人群筛查：一般风险人群是指除乳腺癌高风险人群以外的所有适龄女性。

① 18～25 岁女性：每月进行 1 次自我检查。

② 26～40 岁女性：每月进行 1 次自我检查；每年进行 1 次临床乳腺检查。

③ 41～70 岁女性：每月进行 1 次自我检查；每年进行 1 次临床乳腺检查；每年进行 1 次乳腺影像检查（首先选乳腺超声检查，必要时辅助乳腺 X 线检查）。

④ 70 岁以上女性：每月进行 1 次自我检查；每年进行 1 次临床乳腺检查；机会性筛查（有症状或可疑体征时行影像学检查）。

（2）高风险人群筛查：高风险人群包括有直系亲属（父母、子女及兄弟、姐妹）乳腺癌家族史；有乳腺癌病史的女性；有胸部放疗史（30 岁之前累积放射剂量≥10GY）；40 岁以前被诊断为自身免疫性肝炎（ALH）或淋巴瘤细胞白血病（LCL）。

①携带乳腺癌易感基因的健康女性：18 岁开始对乳腺有自我意识的定期自我检查；25～29 岁，自我检查和临床乳腺检查（每 6～12 个月 1 次）的基础上，每年进行 1 次乳腺超声检查；30～75 岁，自我检查和临床乳腺检查（每 6～12 个月 1 次）的基础上，每 6 个月进行 1 次乳腺超声检查，每年进行 1 次乳腺 X 线（Tp53 有害突变除外）或乳腺 MRI（X 线和 MRI 交替进行）检查；75 岁以上人群考虑个体化筛查方案。

②不携带乳腺癌易感基因的其他高风险人群：18 岁开始有自我意识的定期乳腺自查；从确定其高风险开始，在自查的基础上每 6～12 个月进行 1 次临床乳腺检查；于家族中乳腺癌最小发病年龄提前 10 年或确定其高风险开始，但≥25 岁，在 BSE 和 CBE（每 6～12 个月 1 次）的

基础上，每年进行 1 次乳腺超声检查。50 岁以后每年进行 1 次乳腺 X 线检查，必要时增加乳腺 MRI 检查。

2. 筛查管理 乳腺超声、X 线检查及 MR 检查，均应根据"乳腺影像报告及数据系统"（BL – RADS），对影像诊断结果进行记录及分析。

（1）BL – RADS 1 类和 BL – RADS 2 类：定期筛查，无须特殊处理。

（2）BL – RADS 3 类

①X 线检查评估为 BL – RADS 3 类病灶：建议 6 个月后对患侧乳腺进行乳腺 X 线复查，第 12 个月和 24 个月时对双侧乳腺进行 X 线复查，如果病灶保持稳定，可继续随诊；2 ~ 3 年随访无变化者，可以降为 BL – RADS 2 类；如随诊过程中病灶缩小或者消失，可降级为 BL – RADS 2 类或 BL – RADS 1 类；如随诊过程中病灶有可疑变化，应考虑活检明确病理性质。

②超声检查评估为 BL – RADS 3 类病灶：建议 3 ~ 6 个月后行超声随访复查，如果 2 年随访无变化，可降级为 BL – RADS 2 类；如果随诊过程中病灶有可疑变化，应考虑活检明确病理性质。

（3）BL – RADS 4A 类：密切观察病灶变化，必要时可活检明确病理性质。

（4）BL – RADS 4B、4C 和 5 类：推荐进行活检明确病理性质。

（5）BL – RADS 0 类：评估不完整，需要与以前检查对比并建议重新检查或进行其他影像检查，以综合评估。

注：乳腺影像报告及数据系统（BL – RADS）分级标准

BL – RADS 0 类：需要其他影像学检查，进一步评估。

BL – RADS 1 类：阴性。

BL – RADS 2 类：良性病变。

BL – RADS 3 类：可能是良性病变。

BL – RADS 4 类：可疑的恶性病灶（又可分为 4a 类，恶性概率为 2% ~ 10%；4b 类恶性概率为 10% ~ 50%）。

BL – RADS 5 类：高度怀疑恶性，恶性概率大于等于 95%。

BL – RADS 1 类和 BL – RADS 2 类，定期筛查，无须特殊处理。

第五篇

人体心理学基础与心理健康维护

　　数千年来，人们在对健康和疾病的研究中形成了不同的医学模式，用以指导医学理论研究和临床实践。在现代医学史中，生物医学模式曾长期占据统治地位，但自 20 世纪 70 年代以来，开始向生物－心理－社会医学模式转变，即从生物学、心理学和社会学三个方面综合考察人类的健康和疾病问题，以弥补过去单纯从生物学角度考察的缺陷，这对医疗卫生事业发展有着重要意义。现代医学认为人是一个组织、器官、系统复杂的整体，其生理活动和心理活动之间相互联系，相互作用。同时，人与环境也是密切联系的，社会环境和自然环境都会对人的心身产生剧烈影响。人的心理因素在调节适应内外环境中具有一定的能动作用，以保持自身的健康水平。

第二十四章 人体心理学基础

人类对心理的本质问题经历了相当长的探索历史，只有到了近代，辩证唯物主义才将心理的本质问题做出了科学的解释。科学的心理观认为，脑是产生心理的器官；心理是脑的功能，是对客观现实主义的、能动的反映。

一、心理是脑的功能

心理活动与脑有密切的关系，人类的心理现象是脑进化的结果。大脑是由大量神经细胞借助突触而形成的一个巨大的网络系统。从动物进化上看，随着神经系统特别是脑的进化，动物的心理由无到有、由简单到复杂，在逐渐发展变化。不同的动物随着其心理的需要，其大脑皮层发展也是不同的，如人和猿猴相比，颞区、下顶区和额区的面积显著地增大，这些脑区正是对信息进行加工、综合、贮存、控制等的部位。大脑既可同时接受各种刺激，还受过去所经历过的刺激的影响，加上反馈作用，使得心理变得极为复杂。现代个体研究发现，心理的发生发展也是以脑的发育为物质基础的。

二、心理是脑对客观现实主观的、能动的反映

脑是产生心理的器官，是一切心理活动的物质基础，但大脑本身并不能凭空产生心理活动，客观现实是心理的源泉和内容，没有客观现实就没有心理。心理活动的内容来源于客观现实，人的感觉和知觉是由于客观事物直接作用于人的感觉器官而产生的反映，记忆、思维、情绪情感等心理活动是在感知觉的基础上形成和发展起来的。脑对客观现实进行反映时，不是机械的、被动的反映，是一种主观的反映，受到个人经验、个性特征和自我意识等多种因素的影响。在这一过程中，逐渐形成了不同的心理水平、心理状态和人格特征，而这些内容反过来又影响和

调节个体对客观现实的反映，从而表现出人的心理的主观特点。

第一节　人的认知和思维

人对事物的认识是通过自身的器官、组织接收的信息，经过大脑的加工处理，转换成内在的心理活动，再进而支配人的行为。

一、感觉（sensation）

感觉是人脑对直接作用于感觉器官客观事物的个别属性的反映，是最基本的认知过程。感觉分为外部感觉和内部感觉，外部感觉包括视觉、听觉、嗅觉、味觉和皮肤觉。内部感觉是由机体内部的刺激所引起的感觉，包括运动觉、平衡觉、内脏觉（如饥渴、饱胀、窒息等）。

二、知觉（perception）

知觉是人脑对直接作用于感觉器官的客观事物的整体属性的反映，它是一系列组织并解释外界客体和事件产生的感觉信息的加工过程。感觉和知觉是人认识客观事物的初级阶段，是人的心理活动的基础。感觉的产生更多地受客观刺激的影响，而知觉的产生除了受客观刺激的作用外，很大程度上受个人经验等主观因素的制约。

三、记忆（memory）

记忆是指在头脑中积累和保持个体经验的心理过程。从信息加工的观点看，记忆是人脑对外界输入的信息进行编码、储存和提取的过程。记忆的过程为记忆、保持、再认和再现，当记忆的内容不能保持或提出时有困难，称为遗忘，遗忘可为暂时性或永久性的。

四、思维（thinking）

思维是指人脑间接地概括对客观事物的反映。人的思维是借助概念、表象和动作，在感性认识的基础上认识事物的一般的和本质的特征和规律性联系的心理过程。

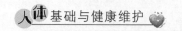
五、想象（imagination）和表象（representation）

想象是对大脑中已有表象进行加工改造，形成新形象的过程。表象是指曾经感知过的事物在大脑中留下的映象。

六、注意（attention）

注意是心理活动对一定对象的指向和集中。注意可为无意注意、有意注意和有意后注意。

第二节　人的情绪和情感

情绪（emotion）和情感（affection）是指人对客观事物是否符合自身需要的态度的体验。情绪与情感的区别，情绪主要指感情过程，也就是脑的神经机制活动的过程；情感是人才具有的高级心理现象，情感的概念是感情性的"觉知"方面，集中表达感情的体验和感受。

一、情绪的种类

情绪包括快乐、愤怒、悲哀、恐惧，以及复合情绪。复合情绪是在上述四种基本情绪的基础上派生出的众多的复杂情绪，如厌恶、羞耻、悔恨、嫉妒、喜欢、同情等。情绪状态是指在一定的生活事件影响下，一段时间内各种情绪体验的一般特征表现，分为心境、激情和应激。

二、情感的种类

情感包括道德感、理智感和美感。

第三节　人的意志

意志（will）是指人自觉地确定目标，有意识地支配、调节行为，通过克服困难以实现预定目标的心理过程。意志过程和认识过程、情绪情感过程共同构成了人的心理过程，认知是基础，情感是动力，意志是保证，三者之间相互联系，互相影响。

人的意志品质是人格的一个组成部分，具有明显的个体差异，表现为自觉性、果断性、坚韧性和自制性。

第四节　人的人格

人格（personality）是一种十分复杂的心理现象，目前无统一的和能被广泛接受的定义。一般认为，人格是指一个人的整个精神面貌，具有一定的倾向性、稳定性的心理特征的总和。

人格形成以先天遗传素质、社会生活环境和教育等因素的作用成为众多心理学家的共识。遗传素质是人格形成和发展的自然基础，在能力、气质和性格三者中以气质受其影响最明显；社会生活环境和实践活动是人格发展的决定因素，它包含家庭、学校教育、人际关系和社会文化背景等因素。值得注意的是，家庭中父母行为和教育方式对早期儿童人格的形成影响极大。

一、人格模式

1. 外向性　外向性表示人际互动程度，对刺激的需要以及获得愉悦的能力。外向的人喜欢与人接触，充满活力，经常感受到积极的情绪。内向的人比较安静，谨慎，不喜欢与外界过多接触。

2. 随和性　随和性的人善解人意、友好、慷慨大方、乐于助人，愿意为了别人放弃自己的利益，对人性持乐观的态度，相信人性本善。

3. 尽责性　尽责性的人自律、细心、谨慎、工作勤奋，甚至是工作狂、完美主义和强迫行为者。

4. 神经质性　神经质的人情绪不稳定，对外界刺激反应比一般人强烈。容易出现愤怒、焦虑、抑郁等消极情绪。

5. 开放性　高开放性个体有独创性，能广泛接受各种刺激，有广泛兴趣，愿意冒险。

二、人的需要

需要(need)是个体对生理的和社会的客观需求在人脑的反映，是个体的心理活动与行为的基本动力。一般把需要分为生理性需要和社会性需要。生理性需要是指个体对维持其生存和种族延续所必需的条件的要求，维持个体生理状况的平衡，需要从外部获得一定的物质来满足。社会性需要是指个体对维持社会发展所必需的条件的要求，人们所处的经济、社会生活制度、生活习惯不同，所受的教育程度以及周围生活环境不一样，社会性需要也就存在着很大的差异。

1. 生理的需要　生理的需要是个体生存必不可少的需要，具有自我和种族保存的意义，其中以饥饿和渴的需要为主。生理需要在人类各种需要中占有最强的优势。

2. 安全的需要　当人的生理需要获得一定程度满足之后，便产生新的需要，即安全的需要，安全需要包括生命安全、财产安全、职业安全和心理安全等。

3. 归属和爱的需要　随着上述需要获得满足后，人类就会产生进一步的社会性需要，即归属和爱的需要。归属的需要就是参加一定的组织，依附于某个团体等。爱的需要包括接受他人和给予他人爱的需求。

4. 尊重的需要　尊重的需要是个体对自身价值的认同，包括自我尊重和他人尊重两个方面。

5. 自我实践的需要　自我实践的需要指个人的潜能和天赋得到充分的发挥。不同层次需要的发展过程，一般与人的年龄增长相适应，与社会的经济背景、受教育的程度有关。

以上需要不是并列的，而是按次序逐渐上升的。最基本的生理、安全需要得到满足以后，后面的三个层次的需要才能依次出现并得到满足。需要层次揭示了人的需要存在着不同的层次，重视人的自我价值和内在潜能的实现，但忽视了社会因素对人的成长起着决定性的影响，忽视了人的多种需要往往是同时存在、互相制约的。

三、人的动机与挫折

动机(motivation)是引起和维持个体的活动，并使活动朝着一定目标的内部心理活动。动机和人们的需要有着密切的联系，需要是动机的基础和根源，动机是推动人们活动的直接原因。

挫折(frustration)是指动机受到干扰阻滞，被迫暂时放弃或完全受阻所导致的需要不能满足的情绪状态。如果挫折太大、过于频繁、超过个体的耐受能力或者个体不能正确对待，就会产生紧张，情绪消沉低落、行为偏差，对个体的生理、心理造成影响，甚至导致躯体的及精神的各种疾病。

四、人的能力

能力(ability)是人格的重要组成部分，目前心理学家趋向于将能力理解为是人顺利地完成某种活动所必备的心理特征。能力不等于知识和技能，能力是人的一种个性心理特征，知识是人类社会历史经验的总结和概括，技能则是通过练习而巩固了的已经"自动化"了的动作方式。能力虽不等于知识、技能，但又与二者有着密切关系。能力是掌握知识、技能的前提，是在知识、技能的基础上发展的。

能力可分为一般能力和特殊能力，一般能力是指在任何活动中都必须具备的能力，具体表现为观察力、注意力、记忆力、想象力和思维能力五个方面。特殊能力是指在某种专门活动中所表现出的能力。

能力的形成和发展是许多因素共同作用的结果，这些因素在不同时期起着不同作用。遗传素质是有机体生来具有的某些生理解剖特性，它是能力形成和发展的自然前提。营养状况对能力形成和发展有很大作用，尤其是在胎儿期和儿童早期的成长过程中更为突出。教育包含早期教育和学校教育等方面。社会实践活动对能力的发展也起着重要作用。

能力在人群中表现为两头小、中间大的常态分布，即能力很高或很低的人都很少，绝大多数人的能力都接近平均水平。智力是认识方面的各种能力的综合，其核心是抽象逻辑思维能力，主要集中于人的认识活动和创造活动上。个体智力的发展，从出生到青春期，智力伴随年龄的增长而增长，到了20～34岁时达到高峰期，中年期保持在一个比较稳定的水平，到了老年时开始逐渐衰减。

五、人的气质与性格

现代心理学将气质(temperament)理解为典型的、稳定的心理活动的动力特性。性格(character)是个体在生活过程中形成的,对客观现实稳固的态度以及与之相适应的习惯了的行为方式。它是一个人的心理面貌本质属性的独特结合,是人与人相互区别的主要方面。

关于气质的生理机制,目前最推崇的是巴甫洛夫提出的高级神经活动类型学说,该学说认为高等动物大脑皮质神经活动的基本过程是兴奋和抑制过程。它具有三种基本特性:强度、灵活性和平衡性。由于这三个基本特性的不同组合,构成高级神经活动的四种基本类型,即兴奋型、活泼型、安静型、弱型。

任何一种气质都有其积极和消极两个方面,不能简单地评价某种气质类型的好与坏。如弱型的人虽然有其孤僻、动作迟钝的一面,但是具有善于观察、对事物体验深刻的另一面。气质不能决定一个人社会活动的价值及其成就的高低。但不同职业活动根据其工作性质和特点,对人的气质有着不同的要求,在特定的条件下,选择气质特征合适的人员从事某项工作,可提高工作效率,减少失误。此外,不同的气质类型对人的身心健康有不同的影响。情绪不稳定、易伤感、过分性急、冲动等特征不利于心理健康,有些可成为心身疾病的易感因素。

性格是个体中鲜明表现出来的心理特征,它反映了一个人的本质属性,具有核心的意义。性格特征主要有以下四个方面:①对现实态度方面的性格,一是对社会、集体、他人的态度;二是对工作、学习、生活的态度;三是对自己的态度。②性格的情绪特征,一是情绪活动的强度;二是情绪的稳定性;三是情绪的持久性;四是主导心境。③性格的意志特征,表现在意志品质的自觉性、果断性、坚持性和自制力方面;④性格的理智特征,指人们在感知觉、记忆、思维和想象等认知方面的差异。

性格的形成和发展,人的性格是在外部生活条件和人的心理活动相互作用中形成发展起来的。家庭、学校和社会信息在人的性格形成和发展中起着决定性的作用。性格与气质既有区别,又有联系。气质是生来就有的心理活动的动力特征,受到先天遗传素质的影响,它反映了高级神经活动类型的特征。而性格是在后天的社会生活环境中逐渐形成发展起来的。气质形成早，不易变化，而性格形成晚，虽然具有稳定性，但比气质变化快。

第五节 人心理的生物与社会基础

一、心理的生物基础

心理的生物基础包括神经系统、内分泌系统和遗传基因。大脑皮质是其中最重要的部分，是心理活动产生的主要物质基础。人的神经系统分为中枢神经系统和周围神经系统。中枢神经系统主要功能是传递、储存以及加工信息，产生各种心理活动，调控人的行为。周围神经系统联络中枢神经和身体各器官，起传入和传出信息的作用。人类复杂的心理活动形成和特点，需要由许多脑结构的共同作用来完成。

1. 调节能力和维持觉醒状态系统 觉醒状态是保证各种心理活动顺利进行的必备条件。脑干的网状结构对大脑皮质的刺激起着决定性的作用。网状结构功能异常，可导致意识障碍，无法进行正常心理活动。

2. 接受、加工和储存信息系统 该系统位于大脑外侧面的中央沟后部，相当于皮质的视、听和躯干感觉区、联合区及相应的皮质下组织。

3. 心理活动与行为调控系统 人对外来信息的接受、加工和储存，仅是人的心理活动地一个方面，但人对外来信息不仅仅是被动的予以反应，而是主动地制订行为计划和程序，并不断调节自己的行为，使之符合计划和程序。这些能动的意识活动过程是由大脑的心理活动与行为调控系统来完成的。

正常情况下，三个功能系统并不是独立工作的，必须在联合作用下才能正常工作。大脑两半球之间由胼胝体连接沟通，构成一个完整的统一体。当来自外界的信息，经胼胝体传递，左右两半球息息相通，整个大脑作为统一的整体而有效地进行活动。

实验证实，人脑的功能是高度专门化的，左半球功能具有分析的、抽象的、理性的和主题的特性，右半球功能具有全面的、具体的、同时的、直观的和同格的特性。左半球在语言和与语言有关的概念、抽象、逻辑分析能力上占优势。右半球在空间知觉、音乐绘画等整体形象、具体思维能力上占优势。两半球好像是两套不同类型的加工系统，它们相辅相成、相互补充、相互制约、相互协作，以实现人的高度完整和准确的行为。

4. 内分泌系统 内分泌系统在机体对行为的调节中起着重要的作用，下丘脑－垂体－激素系统是心理因素影响躯体生理病理过程的解剖学基础。内分泌系统通过血液运输使激素作用于某些细胞组织来实现其调节功能。神经系统和内分泌系统在结构和功能上是密切联系的，一方面，几乎所有的内分泌腺都直接或间接受神经系统的控制。另一方面，激素也影响着神经系统的功能。总之，神经系统控制内分泌系统，同时内分泌系统也调控许多生理现象和行为。

5. 遗传与心理 遗传是指父母的形态特征、生理特征、心理特征和行为特征可通过遗传基因传给子代的生物学过程。研究证明，性格、气质、能力等心理特征以及人类行为方式也与遗传有关。

二、心理的社会基础

人类的发展是一个社会化的过程，在这个过程中，人的心理活动不断地发生着变化。无论自然环境还是社会环境，在心理形成和发展中都发挥了重要作用，尤其在性格的塑造方面影响较大。

1. 环境与人的心理 环境是指与有机体发生联系的外部世界。个体生命的开始，就是通过合子、胚胎和胎儿的发展，置身于母体的特定环境。心理学提到的环境，分为自然环境和社会环境。①自然环境，人的心理现象受自然环境的影响，人的心理活动与自然活动有很大的关系。如在恶劣的自然条件下，能铸造人坚强的意志。②社会环境，包括经济、政治、教育、伦理和文化环境等。良好的社会环境能够促进人的心理健康发展，消极的社会环境会对心理健康产生不良影响。③物理环境，是独立于人的存在的自在的环境，除包括自然环境因素外，还包括人为的物理环境因素，如人际空间、建筑物等。④心理环境，是指人与人、人与物相互作用时所形成的环境，包括行为思想、伦理道德、法律基础、风俗习惯等。

2. 文化与人的心理和行为 文化可分为广义和狭义两种，广义的文化是指人类所创造出来的一切物质产物和精神产物的总和，狭义的文化仅指人类所创造出来的精神产物。具体包括：①人类文化与人性。人类创造了自己的文化，又把自己置身于一定类型的社会环境之中，它是人类心理产生的决定性条件。②民族文化与心理，民族文化包括物质文化和精神文化两个层面。民族文化是民族心理形成的原因，民族心理具有特征鲜明性、状态稳定性、外部独立性、内部普遍性的特征。③拷贝世界与心理，是指大众传播媒体包括书、报、杂志、广播、电影、电视、录像、网络等文化现象。在现代社会中，大众传播媒体对人的心理和行为的影响是强有力的，有的是直接的，但主要是潜移默化的。

3. 社会化与人的心理和行为 社会化是指一个人在社会环境的影响下，掌握社会经验和行为规范成为社会人，同时也积极地反作用于社会环境的双向过程。由于社会环境、社会关系系统性质的不同，也由于个体在社会环境、社会关系系统中所处地位的不同，个体社会化的内容是有差别的。社会环境、社会关系对个体的影响可能是有意识、有目的、有步骤地进行的，也可能是无意识、潜移默化地进行的。经过社会化之后，个体形成了自我观念，学到了社会所期待的社会规范、知识经验、理想信念、生活方式、社会态度和价值观等。个体的心理和行为朝着社会期待的方向发展，成为与社会环境相适应的社会人。

第二十五章　人体心身疾病

　　长期以来在人们的心目中，疾病有两大类，一类是躯体疾病，另一类是精神疾病。自 20 世纪 70 年代以来，健康领域的工作者不但从生物医学观点去思考问题，而且也应用生物－心理－社会的医学模式去指导医学理论研究和临床实践。随着对心身关系的深入研究和不断实践，已经确诊有些躯体疾病在其发生与发展中，心理社会因素起了重要作用。美国心身医学研究所于 1980 年将这类躯体疾病正式命名为心身疾病。从此，心身疾病即成为并列于躯体疾病和精神疾病的第三类疾病。

第一节　定义、特点与分类

一、心身疾病的定义

　　心身疾病是指心理社会因素在疾病发生、发展过程中起重要作用的躯体器质性疾病和功能障碍。

二、心身疾病的特点

　　1. 以躯体症状为主，有明确的病理生理过程。

　　2. 某种个性特征是疾病发生的易患因素。

　　3. 疾病的发生、发展与心理社会应激（如生活事件等）和情绪反应有关。

　　4. 生物或躯体因素是某些心身疾病的发病基础，心理社会因素往往起"板机"作用。

　　5. 心身疾病通常发生在自主神经支配的系统或器官。

　　6. 心身综合治疗比单用生物学治疗效果好。

三、心身疾病的分类

1. 肌肉骨骼系统的心身疾病 类风湿关节炎、腰背痛、肌肉疼痛、痉挛性斜颈、书写痉挛等。

2. 消化系统的心身疾病 胃、十二指肠溃疡、神经性厌食、神经性呕吐、溃疡性结肠炎、肠道易激综合征等。

3. 口腔科的心身疾病 特发性舌痛症、口腔溃疡、颞下颌关节紊乱病等。

4. 呼吸系统的心身疾病 支气管哮喘、过度换气综合征、神经性咳嗽等。

5. 心血管系统的心身疾病 冠状动脉粥样硬化性心脏病、阵发性心动过速、心律不齐、原发性高血压、原发性低血压、雷诺病(Raynaud disease)等。

6. 神经系统的心身疾病 血管神经性头痛、肌紧张性头痛、睡眠障碍等。

7. 内分泌系统的心身疾病 甲状腺功能亢进、糖尿病、低血糖、艾迪生病(Addison's disease)等。

8. 泌尿系统的心身疾病 夜尿症、神经性尿频等。

9. 生殖系统的心身疾病 性欲减退、勃起功能障碍、早泄、痛经、月经紊乱、经前期紧张症、功能失调性子宫出血、功能性不孕症等。

10. 眼科的心身疾病 弱视、眼睑痉挛、原发性青光眼等。

11. 耳鼻喉科的心身疾病 梅尼埃病、咽部异物感等。

12. 儿科的心身疾病 遗尿症、夜惊、口吃等。

13. 外科心身疾病 器官移植后综合征、整形术后综合征等。

14. 皮肤系统的心身疾病 神经性皮炎、瘙痒症、斑秃、银屑病、多汗症、慢性荨麻疹、湿疹等。

15. 恶性肿瘤 胃癌、肝癌、肺癌、乳腺癌等。

以上各类疾病，均可在心理应激后起病，在情绪影响下恶化。

第二节 发病机制

心身疾病的发病机制比较复杂，可由多因素引起，目前研究认为有以下几种理论。

一、心理动力学理论

该理论认为个体特异的潜意识特征决定了心理冲突引起特定的心身疾病。心身疾病发生的三个要素：①未解决的心理冲突；②躯体器官的脆弱易感倾向；③自主神经系统的过度活动性。潜意识心理冲突是通过自主神经系统功能活动的改变，造成某些易感器官的病变而致病。

二、心理生理学理论

该理论认为，心理神经中介途径、心理神经内分泌途径和心理神经免疫学途径是心身疾病发病的重要机制。在免疫方面，心理社会因素通过免疫系统与躯体健康和疾病联系，可能涉及三条途径：①下丘脑－垂体－肾上腺轴。应激造成暂时性皮质醇水平升高，后者损伤细胞免疫功能，但持久应激与短期应激对免疫系统的影响效果不同，有时可使细胞免疫功能增强。②通过自主神经与免疫系统的递质，交感神经系统通过释放儿茶酚胺类物质，造成淋巴细胞功能改变。③中枢神经与免疫系统的直接联系，免疫机制可形成条件反射，改变免疫功能。

三、行为学习理论

行为学习理论认为，某些社会环境刺激引发个体习得性心理和生理反应，表现为情绪紧张，呼吸加快，血压升高等，由于个体素质上的或特殊环境因素的强化，或通过泛化作用，使得这些习得性心理和生理反应被固定下来，演变成为症状和疾病。

第三节 防治原则

一、心身疾病的治疗

心理干预目标：①消除心理社会刺激因素；②消除心理学病因；③消除生物学症状。

心身疾病应采取心、身结合的治疗方式，但对于具体病例，则应各有侧重。对急性发病并且躯体症状严重的患者，应以躯体对症治疗为主，辅以心理治疗。部分患者虽然以躯体症状为主但已是慢性过程的心身疾病，则可在实施常规躯体治疗的同时，重点安排好心理治疗。心身疾病的心理干预手段，应由不同层次、不同方法、不同目的而决定，支持疗法、环境控制、松弛训练、生物反馈、认知疗法、行为矫正疗法和家族疗法等心理治疗方法均可选择使用。

二、心身疾病的预防

1. 对心理素质上具有明显弱点的人，如有易怒、孤僻、抑郁及多疑者应及早通过心理指导加强对其健全个性的培养。

2. 对于一些在工作和生活环境中存在明显应激源的人，应及时帮助其进行适当的调整，减少或消除心理刺激。

3. 对于有明显行为者，如吸烟、酗酒、多食、缺少运动及 A 型行为等，应利用心理行为技术予以矫正。

4. 对出现情绪危机的正常人，应及时进行心理疏导。

5. 对具有心身疾病与遗传倾向者，如高血压家族史或已经有心身疾病的先兆征象(如血压偏高)的患者，则更应注意加强心理预防工作。

总之，心身疾病的心理社会方面的预防工作是多层次、多侧面的，这是心理卫生工作的重要内容。

第二十六章　心理健康与维护

人类的心理健康与否，直接与机体疾病相关。现代医学中的生物－心理－社会医学模式，反映了彼此相互的关系，科学客观地认识心理社会因素对人体健康和疾病的影响，有利于解决医学中遇到的各种疑难问题。

第一节　心理健康标准

健康是一个不断发展的概念，随着人类社会的进步，对健康的理解和认识也在不断变化。1990 年，世界卫生组织（WHO）将人的健康定义为"健康不仅是没有疾病，而且包括躯体健康、心理健康、社会适应良好和道德健康"。关于心理健康与不健康之间还没有一个确定的、绝对的界限。一般认为心理健康是以积极的、有效的心理活动，平稳的、正常的心理状态，对当前和发展着的社会、自然环境以及自我内环境的变化具有良好的适应能力，并由此不断地发展健全的人格，提高生活质量，保证旺盛的精力和愉快的情绪。

关于心理健康的标准，国外学者马斯洛（Maslow）和米特尔曼（Mittelman）提出了心理健康的十条标准：①有充分的自我安全感；②能充分了解自己，并能恰当估价自己的能力；③生活理想切合实际；④不脱离周围现实环境；⑤能保持人格的完整与和谐；⑥善于从经验中学习；⑦能保持良好的人际关系；⑧能适度地宣泄情绪和控制情绪；⑨在符合团体要求的前提下，能有限度地发挥个性；⑩在不违背社会规范的前提下，能适当地满足个人的基本要求。国内学者也提出了自己的心理健康标准：①智力正常；②情绪良好；③人际和谐；④适应环境；⑤人格完整。判断一个人的心理是否健康，应从整体上根据经常性的行为方式做综合性的评估。

第二节 不同年龄心理健康与维护

一、胎儿期

从怀孕到出生为胎儿期。

1. 孕期的营养及胎儿保健 胎儿期是大脑发育的关键时期，而胎儿的营养完全依赖于母体的供养，因此孕期的营养状况，将严重地影响胎儿的健康。食物中蛋白质、维生素、钙、磷及其他微量元素的缺乏会影响胎儿脑的发育，造成婴儿发育矮小及智力低下等。而营养过剩或者不平衡，也会影响胎儿的大脑和心脏发育。

2. 孕妇的情绪与胎儿的健康 孕妇情绪的好坏，或情绪的波动可影响其内分泌功能，减少脑的供血量。由于情绪过度紧张，应激有关的激素水平增高，使心跳加快、血压升高而影响胎儿脑的发育，致出生后智力降低。另外，情绪不稳定的孕妇发生难产及子痫的比率增高。

3. 孕妇的不良嗜好与危害 孕妇吸烟过多可导致自然流产、死胎、早产、胎儿宫内窘迫及新生儿窒息率增加。孕妇大量饮酒可造成"胎儿酒精中毒综合征"，胎儿出生后矮小、体重轻，长大后智力低下等。还可出现小头、心脏畸形、关节骨骼变形、脊髓膜膨出等。另外，孕妇应避免不良用药，某些抗组织胺药、抗精神病药、激素、抗癫痫药等都可致胎儿畸形，应予重视。

4. 孕妇的健康与预防 孕妇在受孕前需做好备孕准备，保持身体的良好状态。受孕后防止病毒性疾病感染，如风疹、流行性感冒等。由于妊娠 12 周内正是面部发育的时期，病毒感染可致唇腭裂畸形等。此外，X 线的辐射也可造成胎儿畸形，应予避免。

二、婴儿期

出生至 1 周岁为婴儿期。

婴儿期的心理健康被认为是心理健康的起点，许多有关心理健康的素质因素是在婴儿时期奠定的。提高对婴儿时期心理健康的认识，有助于对婴儿心理健康的培养，对其以后的发展具有至关重要的作用。

1. 母乳喂养的重要性 母乳营养充足，适合消化吸收，因母乳中较多的乳蛋白被分解成小蛋白就可直接被吸收。牛磺酸对促进婴儿神经系统和视网膜的发育具有重要作用，而其在母乳中的含量是牛乳的10～30倍。母乳中的各种营养素均适合婴儿生长，而且还含有多量的免疫因子，可有效预防和保护婴儿免于感染。通过哺乳还可促进母婴间情感的沟通，有助于婴儿神经系统发育。

2. 增进母爱 婴儿形成对母亲依恋的关键期是出生后24小时到3个月。孩子与父母早期的依恋关系与他将来的社会及情绪发展的顺利与否有直接的关系。依恋是婴儿和母亲或亲人之间的一种特殊的、持久的感情联结，是婴儿的一种重要的情感体验，满足婴儿的需要可使其愉快、安全，十分有利于其心理健康的发展。随着婴儿的逐渐长大，母子的分离可能给婴儿带来分离焦虑。分离焦虑是指婴儿离开了熟悉的环境，或他所依恋的人时所经历的紧张和不安全感。婴儿在8～12月时更明显，有时可延续到更大的年龄。帮助婴儿减轻分离的焦虑，可通过游戏、依恋情感转移等方法，使婴儿适应，有益于心理健康。

3. 保证充足的睡眠 新生儿一天平均睡眠时间在20小时，2个月时可缩短到18小时，之后逐渐减少，1岁时睡眠时间为12～13小时，但存在个体差异。充足的睡眠是保证婴儿大脑发育和心理健康的重要条件。

4. 促进运动与智力发展 适宜的信息刺激能促进婴儿运动、感觉器官和智力的发展。婴儿动作发展顺序是口、头、四肢、躯干，2～3个月的婴儿可帮助他做被动体操，空腹时可训练俯卧和渐渐俯卧抬头。4～5个月的婴儿可在俯卧的基础上训练四肢运动。爬行不仅是一项全身运动，还能促进其大脑发育。半岁以后应训练婴儿用手握东西，10个月以后训练站立、迈步走路。通过循序渐进地对婴儿的视觉、听觉、触觉、发音、抓握和动作进行训练，可达到促进婴儿心身健康、增进知识、增强注意力及自信心，促进大脑发育，促进认知等能力发展的目的。

三、婴幼儿期

1～3周岁为婴幼儿期。

婴幼儿期的心理与身体的生长发育是一个重要的时期。心理发育呈现阶段性，开始呈现思维和自我意识，生理变化明显。因此，这个阶段的心理健康维护也格外重要。

1. 提供充足的营养 婴幼儿期是以母乳改喂养期。应保证营养充足、均衡。按需补给蛋白质，保证碳水化合物、脂肪、维生素、矿物质的充分供给，以及合理的喂养次数等。

2. 辅助促进运动 婴幼儿的骨骼、肌肉较嫩弱，两腿和身体动作不协调，易摔跤。但身体发展迅速，从初步学会直立行走到从事一些基本的活动，如横走后退、越过障碍、攀登小梯子等。1岁以后能逐渐准确地拿各种东西，2～3岁能学各种动作，双手和四肢动作协调。这个阶段应保障安全并应适度加强训练。

3. 增强语言和思维的训练 这一时期语言能力迅速发展。1～1.5岁可单词句发音，词内容与日常生活相关。随着时间增加，词句及结构更加复杂化。同时，想象开始发生，2岁左右即能拿着物体进行想象性活动，出现游戏萌芽。2～3岁开始产生自我意识的表现，这个阶段应开展认真的教育，注意教育的内容和技巧。

4. 维护心理发展的特点 婴幼儿心理发展呈现阶段性，早期主要通过感觉器官接触和了解外界事物，随着年龄的增长，可以通过视觉和听觉来感知世界，呈现一定的阶段性：①稳定性，每阶段都存在自己的稳定性，如出现跳跃的情况，可能会导致婴儿的心理发展不适应；②可塑性，随着外界的变化，婴幼儿个体逐渐发育的改变，呈现出相应的可塑性；③基础性，婴幼儿每一个阶段都会形成一个阶段的基础，后期高一级思维是在感知的基础上进行发展的。因此，婴幼儿生长发育每个阶段的心理健康维护，都应正确引导，创造良好环境。

四、幼儿期

3～6周岁为幼儿期。

3岁幼儿脑重已达成人的四分之三，7岁时已接近成人。幼儿的感知觉迅速发展，能有意识地进行感知和观察，但不持久，容易转移。记忆带有直观形象性和无意性。5～6岁喜欢提问题，开始出现逻辑思维，但由于知识经验和认识能力有限，判断推理能力还有限。

意志行为有进一步发展，活动的目的性、独立性逐步增长，能使自己行动服从成人或集体的要求，但自觉性、自制力仍较差。对事物有强烈的兴趣和理解，认知水平有较大的提高。

幼儿期除了要关注身体的成长，更需关注心理的呵护，两者的生长具有同等重要意义。

1. 提供良好的成长环境　幼儿期是心理发育的关键时期，容易受周围环境的影响，需要教师和家长的心理调节与疏导。幼儿园应有和谐健康环境，培养幼儿的积极情绪。家庭中，父母是第一老师，家长的一言一行可直接影响幼儿的心理。幼儿园培养与家庭的教育相互配合，才有利益于幼儿的心理健康。

2. 加强幼儿的语言发展　幼儿期是语言发展的敏感期，也是关键期。可通过与孩子的亲密接触，增强孩子的安全感和信任感，帮助孩子更好地学习语言。方式是多与孩子交流，帮助其学习新的词汇和表达方式。创造语言环境，利用图片、音响促进孩子对语言的兴趣。孩子在学习语言时需要得到正确的反馈和鼓励，让孩子感受到学习语言的乐趣和成就感。同时，在纠正孩子的语言错误时，要以鼓励和温馨的方式进行，防止给孩子带来消极情绪和负担。幼儿的语言培养需家长的耐心、关注和爱心，注意方法和技巧的运用，让孩子在愉快的学习中掌握更多的语言知识和技能。

3. 帮助幼儿进行自我认知　幼儿期儿童有强烈的好奇心和独立的愿望，应因势利导，培养他们的自我管理能力。当孩子出现不当情绪时，家长应给予安抚与心理调节，及早杜绝孩子自卑或自负心理。当孩子骄纵时，应及时调整教育方式，矫正其不当的行为习惯。从心理角度分析，个体先天就具有不同的气质类型，各有其特质。人的个性特质没有好坏，只是适合于不同环境而已。在培养孩子在自我认识的过程中，应了解其特点，发现这些特质所适应的环境，让这些特质真正成为长处，从而培养孩子的自信心，提高他们的自尊水平，使他们形成积极的自我评价。

4. 培养幼儿的社交能力 幼儿期是培养孩子社交能力的黄金期。这个时期正是幼儿从家庭进入幼儿园集体生活阶段，一个孩子在幼儿园受小朋友喜欢的程度可反映孩子的交往能力。社交能力的核心是指在人与人的交往中能否让双方互动并产生愉快的心情。培养孩子的社交能力，是培养孩子的情商中重要的一个环节，好与坏将影响终身。

5. 引导幼儿科学学习 幼儿科学学习的核心是激发探究兴趣，体验探究过程，发展初步的探究能力。幼儿的思维特点是以具体形象思维为主，应注重引导幼儿通过直接感知、亲身体验和实际操作进行科学学习。让孩子亲近自然，激发孩子的兴趣，帮助孩子进行学习探究，并保护好幼儿的兴趣和好奇心，通过有意识的引导，提高孩子的学习能力和解决问题的能力。

五、儿童期

6～12周岁为儿童期。

儿童期是智力发展最快的时期，感知敏锐性提高，感知逐渐具有目的性和有意性。形象思维逐步向抽象逻辑思维过度，行为自控能力增强。其言语、情感、意志、能力和个性也得到不同程度的发展，自我意识与社会意识迅速增长，但性格的可塑性大，道德观念逐步形成。这个时期是人生重要的塑造期。

1. 儿童入学教育 儿童进入小学是一个重大的转换期，处理好幼儿园和小学的衔接，可以减少孩子的心理适应性困难。重视培养他们的学习兴趣，防止不良心理导致的性格偏差。鼓励其多与同伴交流，互相帮助，力争学中快乐，使孩子心身健康茁壮成长。

2. 培养创造性思维 儿童的学习教育，一方面是传授文化知识，更应注重培养创造性思维的能力。养成良好的学习习惯，善于思考，激发求知欲和丰富的想象力，在这过程中应建立一种自信、永远向上的精神。

3. 重视情商的培养 情商是指情感性的智力水平，主要用于解决情绪调节、关系认知、待人接物、角色互换等方面的问题。情商的培养应着重以下三个方面：①良好的道德情绪，积极、乐观、豁达的品格；②良好的意志品质，困难面前不低头的勇气，持之以恒的韧性；③同情与关心他人的品质，善于与人相处，善于调节控制自己的情感，并给人以好的感染。

六、青少年期

12~18周岁为青少年期。

青少年期是生长和发育的快速阶段。男女第二性征相继出现，性功能开始成熟。认知和独立思维增强，想象力丰富，思维活跃，情绪易波动。因此，在性心理的保健和世界观的修养方面都需要加强。

1. 引导良好的自我意识　对于青少年青春期的自我意识，注重引导其客观地认识自己。对身体生理变化的正常现象，实时进行性教育，培养高尚的道德情操。

2. 提高情绪管理能力　青少年的情绪管理，需要安全的环境。家长和老师可通过与他们建立亲密的关系，提供情感上的支持和指导。帮助他们增强自信和独立性，建立积极的自我形象和自尊。支持他们在同学间的相互学习、沟通、交流等活动。同时安排好合理的学习和休息时间，有助于提高情绪的稳定性和控制能力。

3. 预防心理问题的困扰　青少年出现心理问题是一个普遍现象，为了避免这种情况的发生，家长、老师以及社会都应该给予青少年更多关爱和支持。对学习、生活中遇到的困境，要勇于面对，改变心态，积极乐观地看待人生。正确认识心理健康问题有助于增强孩子的心理素质。在日常生活中，家长应该多和孩子交流沟通，真正了解其内心世界，有针对性地给予开导和帮助。对孩子出现的心理问题，力争早发现、早干预，通过恰当的方式解决，切忌强压或放纵。家长应冷静思考、耐心处理。用爱心、耐心，与孩子一同渡过心理问题的"困难期"。

七、青年期

18~35岁为青年期。

青年期是人生中最宝贵的黄金时期，身体各系统、器官生长发育已经成熟。心理发育呈现人格逐渐成熟，认知能力趋于完善，情绪情感丰富，意志活动增强等特征。这个时期的心理健康应注重的问题如下。

1. 树立正确的人生观与价值观　青年期是人生观与价值观的形成

和稳定时期。这个时期受诸多因素的影响，包括个体因素、社会背景和文化条件、家庭教育环境、自我认同感的形成、社会变革等。人生价值是一种特殊的价值，是人的生活实践对于社会和个人所具有的作用和意义。正确的人生观是建立在唯物主义基础上的科学人生观，是最符合人类根本利益和要求的人生观。价值观是决定人的行为的心理基础，人生观和价值观相辅相成，人生观决定价值取向，价值观引导人生走向。人的一生，人生观和价值观决定着人的具体行为模式和对待生活的态度，是维护心理健康的重要因素。

2. 增强适应社会的能力 青年人在社会活动中，常常会遇到各种挫折与人际关系的矛盾，处理不当就会影响心理健康。应学会辩证思维，对现实用客观的标准去衡量，寻找相应的对策应对，以增进其心理健康。同时，要帮助青年树立适当的奋斗目标，明确的人生目标可以激励自己，也最能实现自我价值，并有益于促进心理健康。人际关系的好坏往往是一个人心理健康水平、社会适应能力的综合体现。培养良好的人际交往能力，不仅是人们生活的需要，更是社会的需要。人际交往可以促进信息交流，促进合作。

3. 培养良好的情绪情感 情绪是指人对客观事物所持的态度中产生的一种主观体验，而情感则是指人的喜、怒、哀、乐等心理表现。青年人富有理想，积极向上。但往往由于认识上的局限性，易产生某些误区。因此，情绪情感的调节就尤为重要。用宽容待人、自我放松、增强信心、消除压抑、寻求帮助等办法来调节和消除不良情绪。另外，青年性生理成熟与性心理成熟不相匹配，产生的心理健康问题较多，需要对性有科学的认识，正确理解性意识与性冲动，增强男女间正常的交往。

八、中年期

35～60周岁为中年期。

又可将35～50岁称为中年前期，50～60岁称为中年后期。中年期既是生理功能成熟的延续阶段，又是生理功能从旺盛逐渐走向衰退的转变期。中年人在社会和家庭中都处于一个承上启下的中间地位，因而成为心理负荷最大的人群。由于机体和心理的变化，中年后期更易患多种躯体和心理疾病。中年期人群的心理健康应注意以下方面。

1. 避免或减轻心理负荷　中年人生活工作繁忙，容易产生紧张和焦虑情绪，尤其在身体不佳、人际间的内耗、个人价值被否定、真诚不被人理解，甚至在社会分配不公等因素的影响下，紧张焦虑情绪加重，严重者还可导致自杀。研究表明，30～40岁年龄阶段的个体自杀率明显增高，40～60岁是自杀高峰期，60岁以后开始下降。中年期应对压力的办法是合理安排工作时间，保持平和心态，学会缓解压力。针对引起心理负荷的重点原因加以解决。

2. 处理好家庭中的各种关系　家庭的稳定与否是影响中年人心理健康的重要因素。一是处理好与子女的关系，对未成年子女，父母应慈爱当家，做一个令人尊重的长辈。随着子女的逐渐长大，父母要重视子女的自主权，不宜过多干涉，避免产生不必要的矛盾。当子女进入社会，在选择职业、建立家庭方面，不能包办代替。二是在父母年岁已高，尤其是身体状况不佳，经济状况存在压力的时候，中年人的心理易受困扰。三是子女成家独立，老人离世，原有家庭进入"空巢家庭"的转变。上述问题是现有家庭生活中影响中年人心理健康的主要矛盾，正确的处理是：①加强自我修养，做好心理调整；②学习不同时期对子女的教育方式；③选择适合自己条件的生活方式；④针对未来可能出现的各种家庭困难的预备措施等。

3. 顺利渡过更年期　更年期是中年向老年的过渡阶段，是发育功能由旺盛进入衰退的时期。女性在45～55岁，男性则为55～60岁。由于身体各器官、组织都发生退行性改变，其功能和代谢也出现相应的变化，性腺功能的减退表现出身心异常症状，或称更年期综合征。

更年期妇女由于卵巢功能减退，孕激素、雌激素分泌减少，垂体功能亢进，分泌过多的促性腺激素，影响了自主神经的稳定性，表现出一系列的症状，如面部潮红、出汗、头晕等。随着更年期进程的加重，常出现心理和精神状态改变，多见有焦虑、悲观、失落、孤独等心理反应，甚至出现多疑、嫉妒、自私、急躁、不通人情、失眠、易怒，更甚者抑郁、自责、绝望等多种多样的临床表现。男性更年期主要表现为性功能减退，伴有自主神经功能障碍等，多数症状较轻。

更年期是每一个体生命中必然经历的一个阶段，属于自然生理现象，任何人都不能回避。正确认识和对待这种生理变化，养成良好的生活习惯，避免和减少不良刺激，以及必要的医疗帮助，是维护心理健康的有效措施。

九、老年期

60 周岁以后为老年期。

人体进入老年期以后，机体结构明显退化，组织更新修复功能低下，器官生理功能减退，机体代谢变得缓慢，免疫机能降低等，这些都是正常的自然现象。机体一系列的变化，会对老年人的心理造成冲击。但因环境、条件等诸多方面的原因差异，每人对自己进入老年期后的认识并不尽一样。如何才能做好这一时期的心理健康维护，是一个值得重视的问题。

1. 正确认识机体的生理变化　老年人骨容积逐渐减少，骨含钙量减少，脆性增加，易骨折且愈合缓慢。神经系统老化，脑细胞减少，功能减退，导致智力衰退，记忆力下降，易遗忘，近期记忆力减退，性格偏执。免疫功能降低，对细菌、病毒产生的抗体效价减弱。内分泌系统改变，脑垂体重量减轻，甲状腺分泌减少，机体的应激能力减弱。肺通气和换气功能降低，呼吸道防御功能下降，易发生呼吸系统的感染。消化系统功能退化，肝细胞合成蛋白质的功能减退，各种酶活性减弱，解毒功能衰减。肾功能下降，膀胱肌萎缩，容量减少，易出现尿频、尿失禁。心肌纤维组织增多，心肌硬化。心肌兴奋性、传导性和收缩性减弱，易发生心律不齐。皮肤组织、皮脂腺萎缩，出现皮肤干燥、弹性减弱等。

人体生命受多种因素影响，如生活方式、父母遗传、自然环境、社会因素、医疗条件等。人进入老年期后，对于机体的变化应有客观的认识，创造一切可能的条件，来满足自己的晚年生活。

2. 调整好日常的生活状态　老年人退出工作岗位以后，彻底改变了原有的生活环境，生活规律的变化可能逐渐会影响到心理，常常会造成老年人内心的失落、空虚、孤独、焦虑等。心理的变化同样会导致机体的改变，两者会互相影响，甚至造成恶性循环。这种状况是心身健康的大敌，常会加快老化的进程。老年人退休，但不能脱离社会，找到自己的兴趣和爱好，才能找到生活的意义、生活的乐趣。现代社会的新生事物多，不断学习有利于减慢心理衰老的进程，丰富生活。

3. 坦然面对疾病和死亡　老年期人体各组织器官都已进入功能退化阶段，这个时期出现的身体不适，应区分是否为疾病所致。疾病是指人体在一定条件下，由致病因素所引起的一种复杂而有一定的表现形式的病理过程。虽然人体器官功能退化也可为疾病的表现和体征，但两者有所不同。器官功能退化人人都会发生，当机体的变化影响到正常生活时，应获得医疗帮助。总体而言，老年期的疾病较多，可能给晚年生活带来痛苦和不便，需要多方面、多措施的应对。死亡是生命的结束，是不能回避的自然规律，应坦然面对死亡，愉快地度过晚年的每一天。

4. 建立完善的养老体系　我国老年人口基数庞大，各类老人情况复杂。创建具有中国特色的养老体系，将个人、家庭、社区、各类养老机构、医院整合为一体的力量。配合现代信息技术，建立适合不同个体、不同人群的新型养老体制，是当前和未来努力的方向。

第六篇

人体免疫和遗传病的预防

免疫系统发生异常导致的免疫性疾病，如免疫缺陷病、免疫异常所致的肿瘤，以及自身免疫病等都严重危害着人类的生存。虽然人类对免疫的认识历史悠久，但科学的认识免疫历史则较短。目前，临床免疫学中的免疫诊断、免疫预防和免疫治疗都发展迅速，对保障人类的健康起到了重要的作用。遗传病是由遗传物质发生改变而引起的或是由致病基因所控制的疾病，现在尚无有效的治疗方法，重点是预防其发生。

第二十七章　免疫预防与监测

医学免疫在临床医疗和预防疾病中起着重要的作用，为人类在诊断疾病与健康维护中都做出了巨大的贡献。众多防疫疫苗的广泛应用，使得人类有力地控制和抵御了传染性疾病的危害。随着基础研究的不断进展，对人类疑难疾病的诊断和重大疾病的防治，以及健康维护都将发挥更重要的作用。

第一节　人体免疫

人体免疫是指机体平衡自身生理状态的一种功能，称为免疫功能。人体通过这种功能来识别和清除外来入侵抗原及体内突变或衰老细胞，并维持机体内环境稳定。

一、免疫系统

免疫系统由免疫器官和组织、免疫细胞（如淋巴细胞、树突细胞、NK 细胞、单核－巨噬细胞、粒细胞、肥大细胞等）及免疫分子（如免疫球蛋白、补体、各种膜分子及细胞因子等）组成。

1. 中枢免疫器官

（1）骨髓：骨髓位于骨髓腔内，分为红骨髓和黄骨髓。红骨髓有造血和免疫功能，胎儿和幼儿的骨髓均为红骨髓，5 岁以后长骨骨干内的红骨髓逐渐被脂肪组织代替，变为黄骨髓而失去造血功能。椎骨、髂骨、肋骨、胸骨以及肱骨和股骨的骺内始终存在红骨髓。

骨髓是各类血细胞和免疫细胞发生的场所，也是 B 细胞和 NK 细胞分化成熟的场所，还是体液免疫应答发生的场所。

（2）胸腺：分为皮质和髓质。老年期胸腺明显缩小，皮质和髓质被脂肪组织取代，T细胞发育成熟减少，导致老年人的免疫功能减退。

胸腺是T细胞分化、成熟的主要场所。若胸腺发育不全或缺失，则导致T细胞缺乏和细胞免疫功能缺损。胸腺不仅能调控胸腺细胞的分化、发育，而且对外周免疫器官和免疫细胞也有调节作用。胸腺还有自身免疫耐受的建立与维持，形成对自身抗原的中枢免疫耐受。

2. 外周免疫器官和组织 外周免疫器官和组织包括淋巴结、脾和位于胃肠道、呼吸道及泌尿生殖道的黏膜相关淋巴组织等。

（1）淋巴结：由皮质和髓质构成。淋巴结是T细胞和B细胞定居的场所，也是接受抗原刺激、发生适应性免疫应答的主要部位之一。淋巴结是淋巴液的有效过滤器，对侵入机体的病原微生物、毒素或其他有害异物进行吞噬、清除。

（2）脾：是胎儿时期的造血器官，自骨髓开始造血后，脾演变成人体最大的外周免疫器官。脾是成熟淋巴细胞定居的场所，是淋巴细胞接受抗原刺激并发生免疫应答的重要部位。脾是体内产生抗体的主要器官，在机体的防御、免疫应答中具有重要地位。脾还合成生物活性物质，如补体成分和细胞因子。人体内约90%的循环血液流经脾，脾具有较强的吞噬作用，可净化血液。

（3）黏膜相关淋巴组织：亦称黏膜免疫系统。人体黏膜表面积约400m²，机体近50%的淋巴组织分布于黏膜系统，它们构成了人体重要的防御屏障。

3. 免疫功能

（1）免疫防御：免疫防御（immune defense）是指防止外界病原体的入侵及清除已入侵病原体及其他有害物质。免疫防御功能过低或缺如，可发生免疫缺陷病。但若应答过强或持续时间过长，则在清除病原体的同时，也可能导致机体的组织损伤或功能异常，如发生超敏反应等。

（2）免疫监视：免疫监视（immune surveillance）是指发现和清除体内出现的"非己"成分，如基因突变而产生的肿瘤细胞以及衰老、死亡细胞等。免疫监视功能低下，可能导致肿瘤的发生。

（3）免疫自稳：免疫自稳（immune homeostasis）通过自身免疫耐受和免疫调节两种主要的机制来达到机体内环境的稳定。一般情况下，免疫系统对自身组织细胞不产生免疫应答，称为免疫耐受，免疫系统有区别

"自己"和"非己"的能力。此外，免疫系统与神经系统和内分泌系统一起组成了神经－内分泌－免疫网络，在调节整个机体内环境的稳定中发挥重要作用。

二、免疫应答的种类

1. 固有免疫 固有免疫又称先天性免疫或非特异性免疫。是生物在长期进化中逐渐形成的，参与固有免疫（innate immunity）的细胞，有单核－巨噬细胞、树突状细胞、粒细胞、NK 细胞和 NKT 细胞等。固有免疫不具备高度的特异性，是机体抵御病原体入侵的第一道防线。

2. 适应性免疫 适应性免疫又称获得性免疫或特异性免疫。是指体内 T、B 淋巴细胞接受"非己"的物质（主要指抗原）刺激后，自身活化、增殖、分化为效应细胞，产生一系列生物学效应的全过程。与固有免疫相比，适应性免疫（adaptive immunity）具有特异性、耐受性和记忆性。

固有免疫和适应性免疫关系密切，当外源性病原体入侵时，先是非特异性的固有免疫发挥作用，当固有免疫无法清除病原体时，更具有针对性的、功能更加强大的适应性免疫发挥作用，以彻底清除入侵的病原体，并产生免疫记忆。

第二节　疫苗的种类

疫苗是指用各类病原微生物制作的用于预防接种的生物制品。随着科技水平的发展，疫苗（vaccine）的研究也在不断进步。第一代传统疫苗包括灭活疫苗、减毒活疫苗和类毒素疫苗；第二代疫苗包括由微生物的天然成分及其产物制成的亚单位疫苗和将能激发免疫应答的成分基因重组而产生的重组蛋白疫苗；第三代疫苗的代表为基因疫苗。

一、灭活疫苗

灭活疫苗又称死疫苗，是选用免疫原性强的病原体，经人工大量培养后，用理化方法灭活制成的。死疫苗主要是诱导特异抗体的产生，为维持血清抗体水平，常需多次接种，有时会引起较重的注射局部和

（或）全身反应。由于灭活的病原体不能进入宿主细胞内增殖，不能通过内源性抗原提呈诱导细胞毒性 T 淋巴细胞（CTL）的产生，因此免疫效果有一定局限性。

二、减毒活疫苗

减毒活疫苗是用减毒或无毒力的活病原微生物制成的。传统的制备方法是将病原体在培养基或动物细胞中反复传代，使其失去或明显降低毒力，但保留免疫原性。病原体在体内有一定的生长繁殖能力，免疫效果良好。不足之处是疫苗在体内存在着回复突变的危险，但这种情况在实践中十分罕见。

三、类毒素

类毒素是用细菌的外毒素经 0.3% ~ 0.4% 甲醛处理制成的。因其已失去外毒素的毒性，但保留免疫原性，接种后能诱导机体产生抗毒素。

四、亚单位疫苗

亚单位疫苗是去除病原体中与激发保护性免疫无关的成分，保留有效免疫原成分制作成的疫苗。有效免疫成分可以通过理化方法裂解病原体获得，也可以利用 DNA 重组技术制备。通过 DNA 重组技术制备的亚单位疫苗，又称为重组抗原疫苗。重组抗原疫苗不含活的病原体或病毒核酸，安全有效。

五、结合疫苗

细菌荚膜多糖属于胸腺非依赖性抗原（TI 抗原），不需 T 细胞辅助即可直接刺激 B 细胞产生 IgM 类抗体，对婴幼儿的免疫效果很差。结合疫苗是将细胞荚膜多糖连接于其他抗原或类毒素，为细菌荚膜多糖提供了蛋白质载体，使其成为胸腺依赖性抗原（TD 抗原）。结合疫苗能引起 T、B 细胞的联合识别，B 细胞可产生 IgG，免疫效果明显提高。

六、DNA 疫苗

DNA 疫苗是用编码病原体有效免疫原的基因与细菌质粒构建成重

组体，经注射等途径进入机体。重组质粒可转染宿主细胞，使其表达能诱导有效保护性免疫应答的抗原，从而诱导机体产生适应性免疫。DNA疫苗在体内可持续表达，可诱导体液免疫和细胞免疫，维持时间长。

七、重组载体疫苗

重组载体疫苗是将编码病变体有效免疫原的基因插入载体（减毒的病毒或细菌）基因组中，接种后随疫苗株在体内的增殖，大量表达所需的抗原。如果将多种病原体的有关基因插入载体，则成为可表达多种保护性抗原的多价疫苗。

第三节　疫苗的应用

疫苗的发展和应用已从预防传染病扩展到许多非传染病领域，如一些肿瘤抗原疫苗等。

一、卡介苗

卡介苗是由减毒的结核杆菌制成的活疫苗，为冻干剂型。

用法：出生24小时内在上臂三角肌部位皮内注射0.1mL。

预防：结核病。

二、乙肝疫苗

乙肝疫苗分重组酵母基因工程疫苗和CHO基因工程疫苗两类。

用法：新生儿接种的剂型为重组酵母乙肝疫苗5μg；16岁以下推荐5μg重组酵母乙肝疫苗或10μg CHO乙肝疫苗；成人建议接种10μg重组酵母乙肝疫苗或20μgCHO乙肝疫苗。各种规格均按0、1、6月免疫间隔，上臂三角肌肌内各注射1针。

预防：乙型病毒性肝炎。

三、脊髓灰质炎疫苗

脊髓灰质炎疫苗是口服三价糖丸剂型脊髓灰质炎减毒活疫苗（OPV）。

用法：初免 2 月龄开始服用，以后 3 月龄、4 月龄再各服用 1 次，每剂间隔 4 周，共 3 剂。4 周岁时加强免疫 1 次。对牛乳及牛乳制品过敏者禁服糖丸剂型疫苗，可服液体疫苗。

预防：脊髓灰质炎。

四、百白破疫苗

百白破疫苗分为吸附百白破混合制剂（DTWP）和吸附无细胞百白破混合制剂（DTaP）。DTaP 的免疫效果与 DTWP 相当，但免疫副反应较 DTWP 少。

用法：初免年龄为 3 月龄，以后 4 月龄、5 月龄再各注射 1 针，每次间隔 4 周。18~24 月龄时加强 1 针。上臂三角肌肌内注射。

预防：百日咳、白喉、破伤风。

五、百破疫苗

百破疫苗由白喉类毒素及破伤风类毒素原液混合而成，是儿童疫苗。

用法：6 周岁注射 1 次。上臂三角肌肌内注射。

预防：白喉、破伤风。

六、麻风疫苗

麻风疫苗是麻疹风疹联合减毒活疫苗。

用法：8 月龄注射 1 次，上臂三角肌部位皮下注射。

预防：麻疹、风疹。

七、麻腮风疫苗

麻腮风疫苗是麻疹、腮腺炎、风疹联合减毒活疫苗。

用法：18~24 月龄注射 1 次。上臂三角肌部位皮下注射。

预防：麻疹、流行性腮腺炎、风疹。

八、乙脑疫苗

乙脑疫苗分为乙脑减毒活疫苗和乙脑纯化灭活疫苗。

用法：初免年龄均为 8 月龄，减毒活疫苗初免仅需 1 剂；灭活疫苗初免需用 2 针，间隔 7～10 天。两种疫苗均需在 2 岁时加强免疫。上臂三角肌部位皮下注射。

预防：流行性乙型脑炎。

九、A 群流脑疫苗

目前暂无分类。

用法：初免年龄 6～18 月龄，间隔 3 个月接种第二针。上臂三角肌部位皮下注射。

预防：流行性脑脊髓膜炎。

十、A＋C 群流脑疫苗

用法：初免年龄为 3 周岁，加强免疫在 6 周岁。上臂三角肌部位皮下注射。

预防：流行性脑脊髓膜炎。

十一、甲肝疫苗

甲肝疫苗分为灭活疫苗和减毒活疫苗两类。

用法：甲肝减毒活疫苗初免年龄为 18 月龄 1 针。甲肝灭活疫苗初次免疫用 1 支疫苗，间隔 6 个月，加强免疫 1 支疫苗。剂量：16 岁以上用成人剂量（1.0mL）；1～15 岁用儿童剂量（0.5mL）。上臂三角肌部位皮下注射；幼龄儿童注射于大腿的前侧部。

预防：甲型肝炎。

十二、出血热双价纯化疫苗

出血热双价纯化疫苗是病毒类疫苗，主要对象为 16～60 岁的高危人群。

用法：初次免疫为 2 针，每次 1.0mL，于 0、14 天各注射 1 次，初次免疫后 1 年加强免疫 1 针，剂量 1.0mL。上臂三角肌肌内注射。

预防：Ⅰ型和Ⅱ型肾综合征出血热。

十三、狂犬疫苗

狂犬疫苗为灭活疫苗，人用狂犬疫苗的种类包括：①纯化 vero 细胞疫苗；②人二倍体细胞疫苗；③原代地鼠肾细胞疫苗；④原代鸡胚细胞疫苗。

用法：咬伤后预防 0 天(当天)、3 天、7 天、14 天、28 天各接种 1 剂，共 5 剂。无咬伤预防：0 天(当天)、7 天、21 天各接种 1 剂，共 3 剂。肌内注射：2 岁及以上儿童和成年人于上臂三角肌肌内注射；2 岁以下儿童于大腿前外侧肌内注射。禁止在臀部注射。

预防：狂犬病。

十四、炭疽减毒活疫苗

炭疽减毒活疫苗用炭疽弱毒株生产，主要接种人群为牧民、兽医及屠宰牲畜者及炭疽流行区的易感人群。

用法：上臂外侧上部用 75% 乙醇棉球消毒，待干后于消毒部位滴疫苗 2 滴，相距 3 ~ 4cm。另一手持消毒划痕针在滴疫苗处作"#"字划痕，每条痕长 1.0 ~ 1.5cm，以划破表皮微见间断小血点为度。再用同一划痕针涂压 10 余次，使疫苗充分进入划痕皮肤。接种后局部应裸露 5 ~ 10 分钟，然后用干棉球擦净。

预防：炭疽病。

十五、钩端螺旋体疫苗

钩端螺旋体疫苗为多价灭活疫苗，主要用于流行地区 7 ~ 60 岁人群。

用法：共注射 2 针，第 1 针 0.5mL，第二针 1.0mL，间隔 7 ~ 10 天。7 ~ 13 周岁用量减半。上臂三角肌部位皮下注射。

预防：钩端螺旋体病。

十六、23 价肺炎球菌多糖疫苗

23 价肺炎球菌多糖疫苗属于灭活疫苗，适用于 2 岁以上人群。

用法：0.5mL，上臂三角肌皮下或肌内注射。机体免疫抗体可持续存在 5 年。

预防：肺炎球菌性肺炎。

十七、B 型流感嗜血杆菌疫苗

B 型流感嗜血杆菌疫苗属结合疫苗，主要适用于 2 月龄至 5 岁婴幼儿。

用法：2 月龄开始，每隔 1 个月或 2 个月接种 1 次，每次 0.5mL，共 3 次，在 18 个月时进行加强接种 1 次。6~12 月龄儿童，每隔 1 个月或 2 个月接种 1 次，每次 0.5mL，共 2 次，在 18 个月时加强接种 1 次。1~5 周岁儿童仅需接种 1 次，剂量 0.5mL。上臂三角肌肌内注射。

预防：B 型流感嗜血杆菌引起的感染。

十八、轮状病毒疫苗

轮状病毒疫苗属减毒活疫苗，适用于 2 月龄到 3 岁儿童。

用法：每人 1 次口服 3mL，勿用热水送服。每年服 1 次。

预防：婴幼儿 A 群轮状病毒引起的腹泻。

十九、流行性感冒疫苗

流感疫苗的类型有三价裂解疫苗、亚单位疫苗、全病毒疫苗、减毒灭活疫苗等。三价裂解疫苗抗原性好，但副作用比较小；亚单位疫苗虽然比较安全，副作用较小，但抗原性差；全毒疫苗副作用较大；减毒灭活疫苗应用效果较差。三价裂解疫苗适用于 6 个月至 35 个月的儿童，接种 2 针，间隔 4 周。上臂外侧三角肌肌内注射。

预防：流行性感冒。

二十、肠道病毒 71 型疫苗

肠道病毒 71 型疫苗属灭活疫苗，适用于 6 月龄至 5 岁。

用法：2 剂次，间隔 1 个月，每次 0.5mL。上臂外侧三角肌肌内注射。

预防：手足口病。

二十一、带状疱疹疫苗

带状疱疹疫苗分两种，减毒活疫苗与基因重组的亚单位疫苗，适用于 50 岁以上人群。

用法：2 剂次，间隔 2 个月，最长不超过 6 个月。上臂外侧三角肌肌内注射。

预防：带状疱疹。

第四节 肿瘤标志物检测

人类对肿瘤标志物的研究已有 170 余年，但是肿瘤标志物这个名词是在 1978 年美国召开的人类免疫及肿瘤免疫诊断大会上首次被提出，次年在英国肿瘤发生生物学和医学会议上得到确认，并开始引用的。近 30 年来对肿瘤标志物的研究发展迅速，目前已成为一个系统的学科，即肿瘤标志物学。随着分子生物学技术的发展，基因水平的分子肿瘤标志物的研究不断完善，为人类在与恶性肿瘤的斗争中，实现早期诊断、病情监测、预后评估、复发风险的预测，以及实施个体化的诊治提供了重要依据。

一、肿瘤标志物的分类

1. 酶类肿瘤标志物 肿瘤在发生发展时，酶的活性或表达会出现异常改变，从而形成酶类肿瘤标志物。特点：①分布广泛，涉及全身多种酶类。②酶类肿瘤标志物的敏感性较高，但特异性差。因此限制了临床应用，目前主要用于肿瘤治疗的效果和预后的监测。③同工酶的应用提高了酶类肿瘤标志物的敏感性和器官特异性。

2. 激素类肿瘤标志物 激素类肿瘤标志物是一类由特异的内分泌腺体或散在体内的分泌细胞所产生的具有生物活性的物质。当体内具有分泌激素功能的细胞癌变时，其分泌的激素量发生异常。此类肿瘤标志物的特点：①恶性肿瘤异位激素分泌量少，且不恒定；②大部分肿瘤和激素的关系并不固定，有时同一种肿瘤可分泌多种激素，有时几种肿瘤分泌同一种激素。

3. 胚胎抗原类肿瘤标志物 正常情况下，此类物质只在胎儿期存在，成年后逐渐停止合成和分泌，但在恶性肿瘤患者体内这些胎胚抗原会重新出现，可能和恶性细胞转化时激活了某些在成年后已关闭了的基因有关，使这些基因表达产生了胎胚抗原。

4. 特殊蛋白质类肿瘤标志物 大多数实体瘤是由上皮细胞衍生而来的，当肿瘤细胞快速分化、增殖时，一些在正常组织中不表达的细胞类型或组分大量出现，从而成为肿瘤标志物。

5. 糖蛋白类肿瘤标志物 位于肿瘤细胞表面或由肿瘤细胞所分泌的一种糖蛋白类物质，又称为糖类抗原。它可存在于细胞内或者分泌至体液中。

6. 肿瘤相关病毒类肿瘤标志物 某些特异病毒的感染与肿瘤的发生、发展存在密切关系。因此将任何能引起人或动物肿瘤生成或细胞恶化性转化的病毒，统称为肿瘤病毒。

7. 基因及其产物类肿瘤标志物 肿瘤是一类基因性疾病，它的发生、发展、转移及耐药性与体内癌基因、抑癌基因、脱氧核糖核酸（DNA）修复基因、肿瘤转移及耐药性相关基因的突变与异常表达密切相关。

二、常见肿瘤的检查

1. 肺癌 分小细胞肺癌和非小细胞肺癌，根据病理类型不同，二者表达的肿瘤标志物也有所不同：

（1）细胞角蛋白19（CA211）：常在非小细胞肺癌中表达升高，对鳞癌尤其敏感，其表达水平显著增高提示肺癌分期较晚。

（2）癌胚抗原（CEA）：器官特异性较低，在非小细胞肺癌患者中可升高，腺癌高于其他类型。

（3）鳞状上皮细胞癌抗原（SCCA）：是非小细胞肺癌的肿瘤细胞分泌的一种蛋白，35%的肺鳞癌患者SCCA血清浓度升高。

（4）神经元特异性烯醇化酶（NSE）：血清中NSE升高是小细胞肺癌的重要特征，它可用于小细胞肺癌的辅助诊断和病情监测。除小细胞肺癌之外，类癌、神经母细胞瘤和黑色素瘤也可出现NSE升高。

（5）前胃液素释放肽（ProGRP）：是小细胞肺癌的一种相对特异性

的肿瘤标志物，可与 NSE 联合检测以提高辅助诊断的准确性。

2. 肝癌 甲胎蛋白（AFP）是最好的肝癌早期诊断肿瘤的标志物，如该指标异常升高≥500μg/L 持续 1 个月或≥200μg/L 持续 2 个月以上，且谷丙转氨酶基本正常，并能排除妊娠、活动性肝病与生殖腺胚胎性肿瘤等情况者，应高度警惕肝癌。同时，AFP 在肝癌的筛查、疗效监测和预后评估方面均具有重要意义。

3. 胃癌

（1）癌抗原（CA724）：该指标是胃癌的首先体液肿瘤标志物，其检测的敏感度为 40%～50%。随着胃癌分期增高，CA724 水平也显著增高。

（2）糖链抗原（CA199）：该指标表达水平与肿瘤大小、淋巴转移及浸润深度相关，并可作为根治性手术后复发的早期监测指标，阳性者提示预后不良。CA199 在胃癌中的检测阳性率为 35% 左右。

（3）癌胚抗原（CEA）：该肿瘤标志物敏感性及特异性都不高，其在原发性胃癌中检测阳性率仅为 25%，但在胃癌发生转移时阳性率明显增高，这与转移程度有关。

4. 胰腺癌

（1）糖链抗原（CA199）：该项检查在诊断胰腺癌中敏感性和特异性最高，分别达到 71.69% 和 74.35%。但单独检测血清 CA199 水平对诊断早期胰腺癌价值有限。Ⅰ、Ⅱ、Ⅲ和Ⅳ期胰腺癌诊断的阳性率分别为 40.0%、58.3%、84.0% 和 85.7%。约有 20% 的Ⅲ和Ⅳ期胰腺癌血清 CA199 水平在正常范围内。

（2）癌胚抗原（CEA）可用于监测肿瘤病情演变、疗效观察及预后评估，同时可作为中晚期肿瘤的参考指标。CEA 对胰腺癌检测的阳性率报道不一，一般在 50%～70%，联合 CA199 检测可提高胰腺癌检出的敏感性、准确性。

5. 大肠癌 大肠癌是常见的恶性肿瘤，但目前尚无特异性的肿瘤标志物。

（1）癌胚抗原（CEA）：在肠癌中，不建议用于肿瘤诊断，但可用于肿瘤的病情监测、疗效判断和预后评估。

（2）糖链抗原（CA199）：在各种腺癌中都可升高，并与大肠癌侵袭和转移密切相关。

（3）癌抗原242（CA242）：为消化道肿瘤相关抗原，当细胞出现癌变时，该指标显著增加。

6. 乳腺癌

（1）癌胚抗原（CEA）：在乳腺癌早期诊断中的敏感性仅为10%～20%，乳腺癌转移时检测的敏感性可达50%～75%。另外，如治疗过程中监测CEA浓度持续下降，提示病情好转，反之病情加重。

（2）癌抗原153（CA153）：是目前公认的对乳腺癌较为特异的肿瘤标志物之一。一般乳腺癌患者血中CA153水平增高可比临床发现转移灶提早几个月，因此，该肿瘤标志物是监测乳腺癌复发和转移的指标。

（3）组织多肽特异性抗原（TPS）：有助于晚期转移性乳腺癌辅助诊断，敏感性高于CA153。TPS与CA153联合应用，能够进一步提高乳腺癌检测的敏感性和特异性。

7. 卵巢癌

（1）癌抗原125（CA125）：是卵巢上皮癌检测的首选标志物。

（2）甲胎蛋白（AFP）：该指标是否升高取决于肿瘤组织中是否有内胚窦成分，对内胚窦肿瘤有特异性诊断价值。

（3）人绒毛膜促性腺激素（HCG）：可协助诊断卵巢绒毛膜癌或伴有绒毛膜癌成分的生殖细胞肿瘤。

8. 前列腺癌

前列腺特异性抗原（PSA）：血清PSA是最具有器官特异性的肿瘤标志物。临床上常测定游离前列腺特异性抗原（fPSA）与总前列腺特异性抗原（TPSA）的比值，F/T < 0.1时前列腺癌的可能性大，F/T > 0.16时多为正常，但仍需结合临床。

附：肿瘤标志物及其正常参考值

甲胎蛋白（AFP）	血清 <25μg/L
癌胚抗原（CEA）	血清 <5μg/L
癌抗原125（CA125）	血清 <3.5U/L
组织多肽抗原（TPA）	血清 <130U/L

续表

癌抗原 153(CA153)	血清 $< 2.5 \times 10^4 \text{U/L}$
前列腺特异性抗原(PSA)	血清 t – PSA $< 4.0 \mu\text{g/L}$
	血清 f – PSA $< 0.8 \mu\text{g/L}$
	血清 f – PSA/t – PSA > 0.25
鳞状上皮细胞癌抗原(SCC)	血清 $< 1.5 \mu\text{g/L}$
癌抗原 50(CA50)	血清 $< 2.0 \times 10^4 \text{U/L}$
癌抗原 724(CA724)	血清 $< 6.7 \mu\text{g/L}$
糖链抗原 199(CA199)	血清 $< 3.7 \times 10^4 \text{U/L}$
癌抗原 242(CA242)	血清 $< 2.0 \times 10^3 \text{U/L}$
神经元特异性烯醇化酶(NSE)	血清 $< 15 \mu\text{g/L}$
前胃液素释放肽(ProGRP)	血清 $< 46 \text{ng/L}$
组织多肽特异性抗原(TPS)	血清 $< 130 \text{U/L}$
人绒毛膜促性腺激素(HCG)	血清 $0 \sim 5 \text{U/L}$

第五节　体液免疫检查

体液免疫主要包括抗体和补体系统。抗体属于免疫球蛋白(immunoglobulin)，是由浆细胞合成分泌的一组具有抗体活性的球蛋白，存在于机体的血液、体液、外分泌液和部分细胞的细胞膜上。免疫球蛋白有着极为重要的生理功能，它的变化可反映机体体液免疫功能状态。

免疫球蛋白因其功能和理化性质不同，可分为 IgG、IgA、IgM、IgD 和 IgE 五大类。血清中 IgG、IgA、IgM 的含量较高，IgD、IgF 的含量较低。

一、免疫球蛋白 G(IgG)

免疫球蛋白 G(IgG)占总免疫球蛋白的 70%~80%，属再次免疫应答抗体，也是唯一能够通过胎盘的免疫球蛋白，通过天然被动免疫使新生儿获得免疫抗体。

1. 参考值　IgG 7.0～16.6g/L。

2. 临床意义

(1)生理性变化：胎儿出生前可从母体获得 IgG。出生后第 3～4 个月婴儿血 IgG 浓度降至最低，随后体内逐渐开始合成 IgG，到 16 岁前达到成人水平。

(2)病理变化：IgG 增高，常见于各种慢性感染、慢性肝炎、胶原血管病、淋巴瘤及自身免疫性疾病(如系统性红斑狼疮、类风湿关节炎等)。单纯性 IgG 增高主要见于免疫增殖性疾病，如 IgG 型分泌型多发性骨髓瘤等。IgG 降低，见于各种先天性和获得性体液免疫缺陷病、联合免疫缺陷病、重链病、轻链病、肾病综合征、病毒感染及服用免疫抑制剂的患者。还可见于代谢性疾病，如甲状腺功能亢进和肌营养不良等。

二、免疫球蛋白 A(IgA)

免疫球蛋白 A 分为血清 IgA 与分泌型 IgA 两种。

1. 参考值　成人血清 IgA 0.7～3.5g/L。

2. 临床意义

(1)生理性变化：儿童的 IgA 水平比成人低，随年龄增长而增加，到 16 岁前达到成人水平。

(2)病理变化：IgA 增高，见于 IgA 型多发性骨髓病、系统性红斑狼疮、类风湿关节炎、肝硬化、湿疹和肾脏疾病等。中毒性肝损伤时，IgA 的浓度与炎症程度相关。IgA 降低，见于反复呼吸道感染、非 IgA 型多发性骨髓瘤、重链病、轻链病、原发性和继发性免疫缺陷病、自身免疫性疾病和代谢性疾病(如甲亢、肌营养不良等)。

三、免疫球蛋白 M(IgM)

免疫球蛋白 M(IgM)是初次免疫应答反应中的免疫球蛋白，无论是在个体发育中还是当机体受到抗原刺激后，IgM 都是最早出现的抗体。

1. 参考值　成人血清 IgM 0.5～2.6g/L。

2. 临床意义

(1)生理性变化：胎儿和新生儿 IgM 浓度是成人水平的 10%，随年龄增长而增加，8～16 岁前达到成人水平。

（2）病理性变化：IgM 增高，见于初期病毒性肝炎、肝硬化、类风湿关节炎、系统性红斑狼疮等。此外，原发性巨球蛋白血症的 IgM 呈单克隆性明显增高。IgM 降低，见于 IgG 型重链病、IgA 型多发性骨髓瘤、先天性免疫缺陷症、免疫抑制疗法后、淋巴系统肿瘤、肾病综合征及代谢性疾病（如甲亢、肌营养不良）等。

四、免疫球蛋白 E(IgE)

免疫球蛋白 E(IgE)为血清中最少的一种免疫球蛋白。它是一种亲细胞性抗体，检测血清总 IgE 和特异性 IgE 对 I 型变态反应的诊断和过敏原的确定有重要价值。

1. 参考值 成人血清 IgE 0.1～0.9mg/L。

2. 临床意义

（1）生理性变化：婴儿脐血 IgE 的水平很低，出生后随年龄增长而增高，12 岁时达到成人水平。

（2）病理变化：IgE 增高，见于 IgE 型多发性骨髓瘤、重链病、肝脏病、结节病、类风湿关节炎、特异性皮炎、过敏性哮喘、过敏性鼻炎、间质性肺炎、荨麻疹、嗜酸性粒细胞增多症、疱疹样皮炎、寄生虫感染、支气管肺曲菌病等疾病。IgE 降低，见于先天性或获得性丙种球蛋白缺乏症、恶性肿瘤、长期用免疫抑制剂和共济失调性毛细血管扩张症等。

第二十八章 人类遗传病

随着医学科学的发展，特别是 20 世纪 90 年代开始的人类基因组计划，为人类遗传多样性的研究提供了基本数据，揭示约 1 万种人类单基因异常（有临床意义的有 7000 多种）和上百种严重危害人类健康的多基因病（如冠心病、高血压、糖尿病、恶性肿瘤、精神疾病和自身免疫性疾病等）的致病基因或易感基因，建立对各种疾病的新的诊断方法，从而推动整个生命科学和医学领域的发展。人类遗传病涉及人群广泛，危害性极大，目前尚缺乏有效的治疗手段。因此，预防、阻断特殊遗传病的发生和传播是人类的一项长期任务。

第一节 分 类

一、单基因病

单基因病是由单基因突变所致。这种突变可发生于两条染色体中的一条，由此所引起的疾病呈常染色体（或性染色体）显性遗传。突变也可同时存在于两条染色体上，所引起的疾病呈常染色体（或性染色体）隐性遗传。单基因病相对较少见，最高时也仅为 1/500，但由于其具有遗传性，因而危害极大。

二、多基因病

多基因病是有一定家族史，但没有单基因性状遗传中所见到的系谱特征的一类疾病，如先天性畸形及若干人类常见病（高血压、糖尿病、动脉粥样硬化、自身免疫性疾病、老年痴呆、癫痫、精神分裂症、类风湿关节炎、智能发育障碍等）。环境因素在这类疾病中起着不同程度的作用。多基因病是最常见、最多发的遗传病。

三、染色体病

染色体病是染色体结构或数目异常引起的一类疾病(综合征)。其中最常见的为唐氏综合征。

四、体细胞遗传病

单基因病、多基因病和染色体病的遗传异常发生在人体所有细胞包括生殖细胞的 DNA 中,并能传递给下一代。体细胞遗传病的累积突变只在特定的体细胞中发生,体细胞基因突变是病变发生的基础。这类疾病包括恶性肿瘤、白血病、自身免疫缺陷病等。

五、线粒体遗传病

线粒体是细胞内的一个重要细胞器,是除细胞核外唯一含有 DNA 的细胞器,具有自己的蛋白质翻译系统和遗传密码。线粒体遗传病就是由线粒体 DNA 缺陷引起的疾病,如莱贝尔(Leber)视神经萎缩等。

第二节 特 点

一、遗传病的传播方式

不延伸至无亲缘关系的个体。如果是遗传性的,一般以"垂直方式"出现,这在显性遗传方式的病例中尤为突显。

二、遗传病的数量分布

患者在亲祖代和子孙中是以一定数量比例出现的,通过特定的数量关系,可以预期再发风险等。

三、遗传病的先天性

所谓先天性就是生来就有的特性,如白化病是一种常染色体隐性遗传病。但并非所有的遗传病都是先天性的，如亨廷顿病是一种典型的常染色体显性遗传病，往往在 35 岁以后才发病。

四、遗传病的家族性

遗传病的家族性表现为具有家族聚集性。如亨廷顿病常表现为亲代与子代间代代相传。但并非所有的遗传病都表现为家族性，如白化病在家系中很可能仅仅是偶发，患儿父母亲均为正常。也有家族性发病，如饮食中长期缺乏维生素 A 引起的夜盲症，这类家族性疾病是由共同环境条件的影响，而不是出自遗传原因，尽管表现家族性，但它不是遗传病。

五、遗传病的传染性

一般认为，遗传病是没有传染性的，但在目前已知的疾病中，人朊粒蛋白病是一种朊遗传又具有传染性的疾病。本病为常染色体显性遗传，致中枢神经系统变性的疾病。

第三节　诊断和预防

遗传病的诊断是开展遗传病防治的基础。常规诊断与一般疾病的诊断相同，而特殊诊断则是利用遗传学的方法进行诊断，如家系分析、染色体检查、基因诊断等。遗传病的预防重点是遗传咨询、婚育指导、环境保护、检出遗传携带者等。

一、遗传病的诊断

1. 细胞遗传学的检查　即染色体检查或称核型分析，是应用较早的遗传病诊断的辅助手段。染色体检查的标本主要来自外周血、绒毛、羊水中的脱落细胞和脐带血、皮肤、骨髓、胸腹水、手术切除的病理组织等。

染色体检查的指征：①有明显智力障碍者；②生长迟缓或伴有其他先天畸形者；③夫妇之一有染色体异常者；④家庭中已有染色体异常或

先天畸形的个体；⑤多发性流产妇女及丈夫；⑥原发性闭经和女性不孕症者；⑦无精子症和男性不育症者；⑧两性内外生殖器畸形者；⑨疑为唐氏综合征的患儿及其父母；⑩原因不明的智力低下并伴有大耳、大睾丸和多动症者；⑪35岁以上的高龄孕妇。

2. 生化检查 检查的标本来源于被检者的血和尿液。通过对其基因突变所引起的酶和蛋白质定量和定性分析，对单基因病和先天性代谢病进行诊断。

3. 基因诊断 也可称为分子诊断，取材方便，如血液、唾液、尿液等，适用于遗传性疾病及一些感染性疾病和肿瘤的诊断。

基因诊断的特点：①以特定基因为目标，特异性强；②采用信号放大技术，灵敏度高；③可用于出现临床症状前、胎儿出生前、群体筛查等，应用广泛；④检测样品获得方法便利，不受个体发育阶段性等限制。目前，DNA测序是基因突变检测的金标准，适用于已知和未知的突变检测，不仅可确定突变的部位，还可确定突变的性质。

二、遗传病的预防

1. 遗传咨询 对遗传病患者本人或其家属就某种遗传病在家庭中的发生情况、再发风险、诊断和防治上所面临的问题，进行全面交流，让患者或家属对其遗传病有全面了解，选择最适当的决策。

2. 婚育指导 避免近亲结婚。对已婚的在优生法规中指定的遗传病患者，以及明确双方为同一隐性遗传病患者，以及明确双方为同一隐性遗传病携带者而又不能进行产前诊断时，最好动员一方进行绝育，如果母亲已怀孕，则应进行产前诊断，确定胎儿的性别和疾病的情况，进行选择性流产。随着产前诊断方法不断改进，选择性流产的针对性将日益增强。母亲连续发生两次以上自然流产，应进行染色体检查，确定是否与遗传因素有关，由医生决定能否再次受孕。上一胎是畸胎的妇女，再次生育之前必须经过医生全面检查，弄清畸胎的原因，再决定能否妊娠。

3. 环境保护 对人类遗传有危害的环境污染：①基因突变的诱发剂，如强烈的电离辐射、食品中的亚硝酸盐以及砷制剂等。②可诱发染色体畸变的物质，如药物中的烷化剂（氮芥、环磷酰胺等）、抗叶酸剂

（氨甲蝶呤、丝裂霉素 C 等）。一些生物因素，如病毒感染也可引起染色体畸变。③作用于发育中个体体细胞能产生畸形的物质。一般胚胎发育的第 20～60 天是对致畸因子的高度敏感期，此期应注意避免与上述致癌因素接融。

4. 检出遗传携带者　遗传携带者是指表型正常，但带有致病遗传物质的个体，包括：①隐性遗传病患者；②显性遗传病的未显者；③遗传病迟发外显者；④染色体平衡易位的个体。染色体平衡易位携带者生育死胎及染色体病儿的概率很大，因此检查十分重要。

第七篇

人体组织与器官检查

现代医学的发展，用于对人体疾病的辅助检查设备越来越多，如超声检查、内镜检查、放射线检查、CT检查、磁共振检查、血管造影检查以及组织病理检查等都广泛用于临床，了解相关知识，对帮助就医、提高健康素养是有益的。

第二十九章 影像与病理学检查

　　医学影像学是通过检查所获取的影像来显示人体内部组织器官的形态和生理功能状况以及疾病所造成的病理改变，借以达到诊断疾病的目的。近十余年来，影像诊断技术获得了快速发展，由于设备和检查技术的不断创新，进一步提高了成像性能和图像质量，使原来难以发现的组织结构和器官的形态功能及代谢异常得以清晰显示，从而显著提高了影像诊断水平，拓宽了应用领域。组织病理学检查，是将活检组织或手术标本制成组织切片后在显微镜下观察组织细胞的形态学变化，进而诊断疾病，是迄今临床诊断疾病的最可靠方法。

第一节　超声检查

　　超声医学(ultrasonic medicine)是超声学与医学的结合，它以处理超声波在人体内所产生的各种回声信息为基础，对人体组织、器官的形态、功能等的变化，探讨其疾病的发生并进行诊断。近年来，随着科学技术的快速发展，很多高新技术如介入超声、超声造影、心内超声成像等技术，逐步在临床上得到了应用，为超声在医学领域开辟了更为广阔的前景。目前，超声医学已广泛应用于人体各组织、器官以及介入领域等的检查、诊断和辅助治疗，显示了独特的应用优势。

一、超声检查的内容

　　1. 解剖学检查　二维和三维超声检查可清晰地显示脏器的位置、形态和断层解剖结构图像，同时可以显示病变组织的位置，病灶的数量、回声的高低程度，有无包膜等声学特点，还可以通过变换体位动态观察病变情况，判断有无活动度及与邻近组织的关系。

　　2. 功能性检查　结合应用二维和多普勒超声可以对特定脏器的结

构进行功能性测定。主要应用于对心脏的收缩和舒张功能的评估，其他还包括对胆囊收缩功能和胃、膀胱排空功能等的评估。

3. 血流动力学检查 应用多普勒技术动态显示心脏和血管内血液的流动状态，可以判断血流的方向和性质，定量测量血流动力学指标，如血流速度、跨瓣压差、加速时间等，在评估心血管内狭窄性病变、反流性病变和分流性病变方面发挥着重要作用。此外，最新的超声造影技术还可用于实时观测组织内的微循环变化，显示微循环的分布、数量及实时流动过程。

4. 介入性超声 介入性超声是指以临床诊断和(或)治疗为目的的介入性质的超声应用，包括超声监视下或引导下完成的各种穿刺活检、药物治疗和物理治疗，也包括术中超声、经阴道的腔内超声检查、经食管超声检查、经直肠超声检查和经血管超声检查等。

二、超声检查的优点与局限性

1. 超声检查的优点

(1)为无创性检查方法，临床应用一般不受限制。

(2)超声检查与人体解剖结构一致，二维切面图像质量高，高端仪器可检查出毫米级病灶。

(3)超声检查能够动态显示器官运动功能和血流动力学状况及其异常改变，且可实时进行身体各部位任意方位的断面成像，因而能够同时获得功能和形态学方面的信息，有利于病变的检出和诊断。

(4)超声检查便捷，易于操作，且可及时获取检查结果。检查费用也相对低廉，可在短期内对病变进行反复多次检查。

(5)超声设备较为轻便，不但能对危急症患者进行床边检查，还可用于术中检查。

2. 超声检查的局限性

(1)由于骨骼和肺、胃肠道内气体对入射超声波的全反射而影响检查效果，限制了这些部位超声检查的应用。此外，对肥胖患者进行检查时也难以获得良好的声像图。

(2)超声检查显示的解剖范围有限，一幅声像图上难以整体显示较大的脏器和病变。

(3)超声检查结果的准确性除了与设备性能有关外，在很大程度上依赖于操作医师的技术水平和经验。

三、超声检查的应用范围

1. 浅表器官 眼、淋巴结、腮腺、下颌下腺、舌下腺、乳腺、甲状腺、胸腹壁、皮下软组织、男性外生殖器等。

2. 腹部器官 肝、胆囊、胰腺、脾、肾、泌尿系统(膀胱)等。

3. 血管 心肌瓣膜的结构、功能，肢体血管(颈动脉、锁骨下动脉、椎动脉、胸主动脉、腹主动脉及四肢动静脉)，颅内血流图等。

4. 生殖器官 子宫与内膜、卵巢、盆腔等。

四、超声检查的注意事项

1. 需空腹检查的器官准备 检查肝脏、胆囊、胆管、胰腺、肾上腺、肾动脉、肾静脉、腹部血管、腹膜后等，通常在前一日晚饭后开始禁食，次日上午空腹检查，以保证胆囊、胆管内胆汁充盈，并减少胃肠道食物和气体的干扰。

2. 需充盈膀胱检查的准备 检查膀胱、前列腺、精囊腺、输尿管下段需充盈膀胱。可在检查前 1~2 小时喝水 1000~1500mL，喝水后不要排尿，使膀胱充盈以利于检查。

3. 妊娠妇女的检查准备 未妊娠妇女做子宫检查无须特殊准备。妊娠小于 3 个月，检查时为避免肠管内容物，尤其是气体的影响，宜在检查前排空大便。怀孕 3 个月以上者无特殊准备。但妊娠中晚期可疑前置胎盘者，仍需饮水充盈膀胱后再做检查。

4. 不需要特殊准备的器官检查 心脏、肢体血管、甲状腺、乳腺、胸水，以及妇科经阴道检查和经颅多普勒超声检查者，均无须特殊准备。

第二节　内镜检查

内镜(endoscope)是通过人体的自然腔道或者有创腔道进入机体，进行直观检测、诊断和治疗的医学仪器。它经历了一个多世纪的发展，随着电子技术与各种先进诊疗技术的结合，进一步拓宽了内镜诊治的领域，如超声内镜可在内镜指导下，用超声探头扫查消化道管壁或邻近器官的病变，并可行穿刺做病理检查。色素与放大内镜可用于发现黏膜细微病变，并鉴别良恶性质。共聚焦显微镜引入腔内检查，达到光学活检的效果。胶囊内镜是将无线摄影装置吞入消化道，定时摄录腔内图像，为小肠病变的诊断提供了新的手段。根据类似原理制成的内镜还有结肠镜、胸腔镜、腹腔镜等，已经形成了一个崭新的诊疗领域，称为内镜学，达到内镜技术发展的全新境界。

一、消化道内镜检查

1. 上消化道内镜检查

（1）适应证：适用于所有食管、胃、十二指肠疾病诊断不明者。吞咽困难、胸骨后疼痛、烧灼感、上腹部疼痛、不适、饱胀、食欲下降等上消化道症状，原因不明；不明原因的上消化道出血。急性上消化道出血，早期检查不仅可获病因诊断，尚可同时进行内镜下止血；X 线钡餐检查不能确诊或不能解释的上消化道病变，特别是黏膜病变和疑有肿瘤者；需要随访观察的病变，如消化道溃疡、萎缩性胃炎、胃手术后、反流性食管炎、巴雷特（Barrett）食管等；药物治疗前后对比观察或手术后随访；内镜下治疗，如异物取出、止血、食管静脉曲张的硬化剂注射与套扎、食管狭窄的扩张与内支架放置治疗、上消化道息肉切除等。

（2）禁忌证：严重心肺疾病，如严重心律失常、心力衰竭、心肌梗死急性期、严重呼吸衰竭及支气管哮喘发作期等；休克、昏迷等危重状态；神志不清、精神失常、不能合作者；食管、胃、十二指肠穿孔急性期；严重咽喉疾病、巨大食管憩室、主动脉瘤及严重颈胸段脊柱畸形者；急性病毒性肝炎或胃肠道传染病一般暂缓检查。慢性乙、丙型肝炎或病原携带者、艾滋病患者检查时应采用特殊的消毒措施。

（3）检查前准备：检查前禁食 8 小时；局部麻醉者，检查前 5 ~ 10 分钟，吞服含 1% 丁卡因胃镜胶 10mL，或 2% 利多卡因喷雾咽部 2 ~ 3 次。全麻检查由麻醉师给予受检者麻醉；检查前取下活动义齿、眼镜等，利于操作；放松心情，保持良好的情绪等。

2. 下消化道内镜检查

（1）适应证：不明原因的便血、大便习惯改变者；钡剂灌肠检查有结肠狭窄、溃疡、息肉等病变，需进一步明确者；转移性腺癌 CEA、CA199 等肿瘤标志物升高，需寻找原发病灶者；炎症性肠病的诊断；结肠癌术前确诊、术后随访、息肉摘除术后随访；行镜下止血、息肉切除、整复肠套叠和肠扭转、扩张肠狭窄及放置支架解除肠梗阻等治疗。

（2）禁忌证：肛门、直肠严重狭窄；急性重度结肠炎，如急性细菌性痢疾、急性重度溃疡性结肠炎及憩室炎等；急性弥漫性腹膜炎、腹腔脏器穿孔。多次腹腔手术，腹内广泛粘连及大量腹腔积液者；妊娠期妇女；严重心肺功能衰竭、精神失常及昏迷患者。

（3）检查前准备：临床常用复方聚乙二醇电解质溶液。检查当日给药：当日早餐禁食（可以饮水），预定检查时间前大约 4 小时给药。检查前日给药：当日晚餐后禁食（可以饮水），晚餐后 1 小时给药。前日的早餐、午餐应吃残渣少的食物，晚餐应吃不含固形食物的流食；服用方法及用量：首次服用 600～1000mL，以后每隔 10～15 分钟服用一次，每次 250mL，直至服完或排出水样清便，总量 2000～3000mL。

3. 胶囊内镜检查

胶囊内镜检查是一种新型无创的全消化道无线监测系统，属于非侵入性检查。此项检查突破了原有的小肠检查禁区，且具有无痛苦、安全等优点，成为疑诊小肠疾病的一线检查方法。

（1）适应证：可作为诊断小肠疾病的首选方法；经上、下消化道内镜检查无阳性发现但原因不明的消化道出血者；其他检查提示的小肠影像学异常；各种炎症性胃肠病，但不含肠梗阻及肠狭窄者；怀疑为小肠器质性疾病导致的腹痛、腹泻者；消化道肿瘤者；肠营养吸收不良病者。

（2）禁忌证：可能发生胶囊内镜检查失败或摄像胶囊排出障碍的高危人群；年老体弱和病情危重者；吞咽困难者；胃肠道梗阻、消化道畸形、狭窄、穿孔或瘘管者；急性肠炎、放射性结肠炎者；患者体内有起搏器或已植入其他电子医学仪器者；无手术条件者及拒绝接受任何外科手术者；妊娠妇女。

（3）检查前准备：受检者在检查前禁食 8～12 小时；检查前 2～3 日进食少渣、半流质食物；检查前 12 小时可用缓泻剂，同时多饮水。检查前 2 小时禁止服用药物。

二、呼吸道内镜检查

光导纤维支气管镜因管径细、可弯曲、易插入段支气管和亚段支气管，同时可在直视下做活检或刷检，亦可做支气管灌洗和支气管肺泡灌洗，行细胞学或液性成分检查，并可摄影或录像，已成为支气管、肺和胸腔疾病诊断、治疗和抢救的一项重要手段。

1. 适应证 不明原因咯血，需明确出血部位和咯血原因者，或原因和病变部位明确，但内科治疗无效或反复大咯血而又不能行急诊手术需局部止血治疗者；胸部 X 线片示块影、肺不张、阻塞性肺炎，疑为肺癌者；胸部 X 线片结果正常，但痰细胞学阳性的"隐性肺癌"者；性质不明的弥漫性病变，孤立性结节或肿块，需钳取或针吸肺组织做病理切片或细胞学检查者；原因不明的肺不张或胸腔积液者；原因不明的喉返神经麻痹和膈神经麻痹者；不明原因的干咳或局限性喘鸣者；吸收缓慢或反复发作的肺炎；肺癌手术术前评估；用于治疗，如取气管异物、肺化脓症吸痰及局部用药、手术后痰液潴留吸痰、肺癌局部瘤体化疗等。另外，对于气道狭窄患者，可在纤维支气管镜下行球囊扩张或放置镍钛记忆合金支架等介入治疗。

2. 禁忌证 对麻醉药过敏者以及不能配合检查者；严重心肺功能不全、严重心律失常、频发心绞痛者；全身状况极度衰弱不能耐受检查者；凝血功能严重障碍以致无法控制的出血倾向者；有主动脉瘤破裂危险者；新近有上呼吸道感染或高热、哮喘发作、大咯血者，需待症状控制后再考虑做纤维支气管镜检查。

3. 检查前准备 严格进行检查前的全身准备；受检者术前禁食 4 小时。术前半小时肌注阿托品 0.5mg 和地西泮 10mg；局部麻醉常用 2% 利多卡因溶液行咽喉喷雾，也可在纤维支气管镜镜管插入气管后滴入或经环甲膜穿刺注入。

三、泌尿道内镜检查

应用膀胱镜、输尿管镜、肾镜等内镜对泌尿系统的腔道进行检查，切取活组织检查及治疗等。

1. 适应证 膀胱尿道病变不能明确诊断，需要直接观察者；需要在内镜下操作，如切取组织活检、电灼肿瘤、摘取异物、碎石等；需要分别收集两侧肾盂尿做检查，分别测定两侧肾功能及做逆行造影者；需要进行输尿管扩张或输尿管肾盂镜检查及治疗者。

2. 禁忌证 全身极度衰竭，而不需膀胱镜检查确定治疗措施者；尿道膀胱急性感染者；尿道狭窄难以放入膀胱镜者；膀胱容量极小，难以进行观察者；妊娠期进行膀胱镜检查时须慎重，因可能引起流产或早产，在妊娠后期则难以进行观察。

3. 检查前准备　检查前一晚沐浴或清洗会阴部，检查前排尿，备好检查后的饮用水。

四、生殖道内镜检查

妇产科内镜包括胎儿镜、阴道镜、宫内镜、腹腔镜和输卵管镜等。

1. 胎儿镜检查　胎儿镜检查是用光纤内镜从孕妇腹壁穿刺，经子宫壁进入羊膜腔观察胎儿形体，采集脐血或胎儿组织行活组织检查，以及对胎儿进行宫内治疗的方法，为有创检查。

2. 腹腔镜检查　腹腔镜检查是利用冷光源照明的腹腔镜经腹壁插入腹腔，通过视屏检查诊断。如在直视屏幕上行可视下手术治疗则为手术腹腔镜。

3. 阴道镜检查　阴道镜分为光学阴道镜和电子阴道镜两种，均可与计算机和视器相连。阴道镜只适用于阴道和宫颈部的检查，定位活检等。

（1）适应证：妇科检查怀疑宫颈病变者；宫颈锥形切术前确定切除范围者；疑阴道恶性肿瘤者；宫颈、阴道病变治疗后复查和评估者。

（2）检查要求与特点：检查部位出血或阴道、子宫颈急性炎症，应先治疗后择期检查。

4. 宫腔镜检查　宫腔镜检查是用光导纤维镜插入宫腔直视观察宫颈管、宫颈内口、宫内膜及输卵管开口的结构与变化，也可用于手术治疗等。

（1）适应证：异常子宫出血；疑宫腔粘连及畸形；超声检查有异常宫腔回声及占位病变；节育器定位；原因不明的不孕；子宫造影异常；复发性流产。

（2）禁忌证：急、亚急性生殖道感染；器官衰竭及其他不能耐受手术者；3个月内有子宫穿孔史或子宫手术史；子宫颈瘢痕不能扩张者。

（3）检查前及术前准备：以月经干净后1周内为宜，此时子宫内膜处于增生早期，薄且不易出血，黏液分泌少，容易观察宫腔内病变；术前禁食6~8小时；宫腔镜检查无须麻醉或仅行局部麻醉；宫腔镜手术多采用硬膜外麻醉或静脉麻醉。

五、关节镜检查

关节镜（arthroscope）是一种用于诊治关节疾患的内窥镜，已广泛用于临床。关节镜手术为微创手术，开始主要用于膝关节，后逐渐应用于髋关节、肩关节、踝关节、肘关节等。在颌面部也应用于颞下颌关节内疾病的诊治。关节镜检查和手术的特点如下：

（1）切口小，可避免或减小局部瘢痕引起的不良症状。

（2）属微创手术，痛苦小，术后反应也较小。

（3）并发症相对较少。

（4）对关节周围肌肉结构的破坏小，术后可早期进行功能锻炼，防止关节长期固定而引起的废用和并发症。

（5）可在正常生理环境下对关节内病变进行直视检查，极大地提高了诊断水平。

（6）关节镜可施行以往开放性手术难以完成的治疗，如半月板部分切除等。

第三节 全口曲面体层 X 线摄影

全口曲面体层 X 线摄影亦称正位全景体层摄影（orthopantomogram，OPG）。是应用窄缝及圆弧轨道，通过一次成像获得摄有上、下颌骨及牙与牙周围组织总影像的一种简单、快捷的技术。

一、适应证

1. 显示全口牙及牙周情况。

2. 显示儿童牙胚、牙列等发育状况。

3. 牙列紊乱正畸前的分析，指导矫正方案的制订。

4. 显示阻生牙与埋伏牙的位置。

5. 显示上、下颌骨肿瘤和囊肿。

6. 显示外伤患者颌骨损伤状况。

7. 检查颞颌关节骨性病变。

8. 检查上颌窦病变。

二、禁忌证

孕妇、婴幼儿及对放射线高度敏感者。

第四节　锥形束 CT 检查

口腔颌面锥形束 CT（cone beam computer tomography，CBCT）检查，其原理是 X 线发生器以较低的射线量围绕投照体做环形数字式投照，然后将围绕投照体多次数字投照后"交集"中所获得的数据在计算机中重组后进而获得三维图像。

一、适应证

1. 适用检查范围基本同全口曲面体层 X 线摄影。

2. 对所检查部位可行三维观察，包括冠状位、矢状位和轴位（水平位）。

3. 检查的断层可薄至 0.1mm，对牙体牙周组织的病变，埋伏牙和多生牙与相邻重要结构的彼此关系显示得十分清楚。

4. 用于种植牙术前的精确定位检查，可明确牙槽嵴的高度与宽度，牙槽嵴顶与上颌窦底及与下颌神经管的准确距离等。

二、禁忌证

孕妇、婴幼儿及对放射线高度敏感者。

第五节　计算机体层成像检查

计算机体层成像（computed tomography，CT）是用 X 线束对人体检查部位一定厚度的层面进行扫描，由探测器接收透过该层面的 X 线，将其转为可见光后，再由光电转换器转变为电信号，经模拟数字转换器转为数字信号，输入计算机处理，计算机将每个数字转为由黑到白不等灰度的像素进行排列，即构成 CT 图像。CT 图像所显示的黑白灰度，反映了组织结构的密度，可用量化指标 CT 值[单位为亨氏单位(Hounsfield unit, HU)]来表示。人体各种组织结构及其病变的 CT 值范围为 – 1000 ～ + 1000HU，其中以空气为 – 1000HU，水为 0，骨皮质为 +1000HU，密度越高的组织 CT 值越高。这就为临床诊断提供了客观重要的依据。

一、CT 设备的类型

CT 设备包括单层螺旋 CT、多层螺旋 CT、双源 CT 和能谱 CT。

1. 单层螺旋 CT 单层螺旋 CT 设备利用滑环技术，使 CT 扫描摆脱了逐层扫描的模式，提高了 CT 扫描和检查的速度。由于螺旋 CT 采集的数据是连续的，所以可在扫描区间的任意位置重建图像。

2. 多层螺旋 CT 多层螺旋 CT 亦称多排探测器螺旋 CT。它在工作时，X 线管和多排探测器围绕检查部位做连续快速同步旋转和扫描，同时检查床沿纵轴恒速平移，因此扫描一周即可通过重建获得多个层面的 CT 图像。每个层面的层厚可小至 0.5～0.625mm。因此，显著加快了成像的时间和图像的分辨力，有利于活动器官如心脏的成像，以及对微小病变的检测提供了手段。常见的多层螺旋 CT 有 4 层、16 层、32 层、64 层等，另外还有 8 层、40 层螺旋 CT，其技术层面的特点并不明显，因此应用不广泛。近几年，128 层、256 层以及 320 层螺旋 CT 已逐渐推出，使多层螺旋 CT 发展进程又迈出了坚实一步。

3. 双源 CT 双源 CT 是在 64 层螺旋 CT 的基础上配置了双 X 线管和双探测器系统，提高了 CT 的扫描速度和功能定位(可利用两种不同的辐射进行功能性的检查)。另外，在心脏成像中，还可采用多扇区重建方法提高时间分辨率。

4. 能谱 CT 能谱 CT 是一种具有崭新能谱成像功能的 MSCT。通常 CT 成像所应用的 X 线包含不同能量的光子，为混合能量成像。在成像时，低能量光子被吸收，导致穿透后的 X 线束硬化，因而 CT 值测量不精确并产生线束硬化伪影。能谱 CT 是在扫描中行两种电压的瞬间切变，利用所获得的两组 X 线吸收系数数据，经公式计算出不同物质空间分布的密度值，依据已知的各种物质不同单能量下的 X 线吸收系数，用所计算出的物质密度质，再经计算并重建出各种单能量下的 CT 图像，也可计算并重建出不同物质密度的 CT 图像。能谱 CT 对于提高图像质量、病变检出率和定性诊断，以及削减线束硬化伪影等均有一定价值。

二、常用的 CT 检查

1. 平扫检查　在不通过静脉注射造影剂的情况下，如急性脑出血、支气管扩张、肝囊肿和肾结石等，平扫即能诊断。但是，更常见的是平扫虽然能显示病变，但难以明确诊断，甚至不能显示病变。

2. 对比增强检查　是经静脉注入水溶性有机碘对比剂后再进行扫描的方法，常简单称为增强检查。当平扫显示病变而未能明确诊断，或可疑异常，或未显示异常而临床和其他辅助检查提示有病变时，均应行增强检查。增强检查时，通过判断病变有无强化，强化的程度和方式等，常有助于定性诊断。

三、CT 检查的优势与不足

1. CT 检查的优势　密度分辨力高，相当于传统 X 线成像的 10～20 倍。能够清楚显示密度差别小的组织器官，能敏感地发现病灶并显示其特征；可行密度量化分析，不同组织结构的密度，可用 CT 值来表示。组织结构影像无重叠，明显提高了病变的检出率；可行多种图像后处理，其中包括二维显示、三维显示技术以及其他多种分析技术，应用价值较高。

2. CT 检查的不足　常不能整体显示器官结构和病变，应用 CT 三维显示技术能克服这一限度，但增加了后处理时间。多幅图像不利于快速观察，尤其是薄层厚度的扫描，因图幅多，不利于快速、仔细观察。受到部分容积效应影响，如 CT 图像中同一体素内含有两种密度不同的组织时，该图像所显示的密度或测得的 CT 值并非代表其中任何一种组织，其影响了小病灶的显示。但采用更薄的扫描和重建厚度，可克服部分容积效应的影响。较高的 X 线辐射剂量，增加了对人体损伤的概率。

四、CT 检查的适应证与禁忌证

1. 适应证

（1）神经系统病变：颅脑外伤、脑出血、脑梗死、脑部占位性病变、脑部先天性畸形、脑部炎症等。

（2）心血管系统病变：心脏肿瘤、心肌病变、心包积液等。

（3）颌面颈部病变：颌面颈部创伤、肿瘤、炎症，鼻咽部肿瘤，耳部炎症、肿瘤、畸形，甲状腺病变等。

（4）胸部病变：胸部创伤，气管异物，肺部炎症、肿瘤，纵隔肿瘤等。

（5）腹部病变：肝、胰、脾、肾的占位性病变，腹腔、腹膜后占位性病变，肠梗阻，肠道缺血性炎症，腹腔积液等。

（6）盆腔病变：卵巢、子宫、宫颈肿瘤，泌尿系统结石，前列腺病变，生殖系统先天性畸形等。

（7）骨与关节病变：外伤、畸形、肿瘤、感染及退行性病变等。

2. 禁忌证 孕妇及对放射线高度敏感者；选择增强 CT 检查，对碘过敏者；重症甲状腺疾病，如甲亢患者及严重心、肝、肾衰竭者，也不宜做增强 CT 检查。

第六节 正电子发射计算机体层显像检查

正电子发射计算机体层显像检查（positron emission tomography and computed tomography，PET/CT）检查，是将 PET 图像与 CT 图像功能整合在一起的功能图像显示，组成了一个完整的显像系统，被称作 PET/CT 系统。它可以同时获得 CT 解剖图像和 PET 功能代谢图像，两种图像优势互补，使医生在了解生物代谢信息的同时获得精准的解剖定位，从而对疾病做出全面、准确的判断。

一、适应证

1. 全身检查，判断各器官是否存在肿瘤性病变。

2. 患恶性肿瘤者是否已有淋巴结转移，或排查其他部位是否存在转移灶。

3. 恶性肿瘤患者，治疗后的效果评估。

4. 探测和定位癫痫病灶，以及老年性痴呆、帕金森病的诊断和鉴别等。

二、禁忌证

1. 糖尿病患者，如血糖不能得到有效控制，高血糖状态会影响 PET/CT 的显像效果，可能造成检查的误差而影响医生的判断。

2. 孕妇、哺乳期妇女及对放射线高度敏感者。

第七节　血管造影检查

血管造影（angiography）是指将医用对比剂注入人体靶血管内，使目的血管显影，以获取血管的相关解剖或病理影像信息，或评价介入治疗后的效果等。血管造影已广泛用于全身各脏器的检查，如脑动脉、冠状动脉、肺动脉、主动脉、肝动脉、肾动脉、腹腔动脉、肠系膜动脉等。血管造影既可作为检查与诊断方法，又可用于治疗疾病，因其具有微创、安全、疗效好、并发症少的特点，已在临床各学科得到广泛应用。

一、冠状动脉造影检查

冠状动脉造影检查是将特制定型的心导管经皮穿入上肢的桡动脉或下肢的股动脉内，插入到达供给心脏血液的左、右冠状动脉口内，分别注入造影剂，经血管造影数字减影（digital subtraction angiography，DSA）技术系统的支持处理，把不需要的组织影像删除掉，只保留血管影像，可清楚地显示左、右冠状动脉。其特点是图像清晰、分辨率高，是诊断冠状动脉粥样硬化性心脏病的"金标准"。

1. 适应证

（1）评价冠状动脉血管的走行或畸形。

（2）评价冠状动脉血管有无病变，病变程度和范围。

（3）评价冠状动脉功能性改变，包括冠状动脉的痉挛和侧支循环情况。

（4）评价冠状动脉介入治疗或冠状动脉搭桥术后的效果。

2. 禁忌证

（1）对碘或造影剂过敏者。

（2）严重的心肺功能不全，不能耐受手术者。

（3）未控制的严重心律失常，如室性心律失常者。

（4）严重的肝、肾功能不全者。

（5）严重的电解质紊乱者。

3. 检查前准备

（1）完善术前的常规检查。

（2）碘过敏试验。

（3）执行检查前的医嘱。

二、脑血管造影检查

脑血管介入造影检查，其方法与冠状动脉造影检查类似，它同样是在数字减影血管造影（DSA）系统的支持下，采用血管内导管操作技术，分别对颈总动脉、颈内动脉、椎动脉进行造影，以显示所需观察的血管。

1. 适应证

（1）颅内血管性疾病，如颅内动脉栓塞、动脉瘤、动静脉畸形、动静脉瘘等。

（2）颅内占位性病变，如颅内肿瘤、囊肿等。

（3）头面部血循环丰富的肿瘤，了解其血供情况。

（4）头面颈部及颅内血管性疾病治疗后复查等。

2. 禁忌证

（1）对碘过敏者。

（2）严重出血倾向或出血性疾病者。

（3）严重心、肺、肝、肾功能不全者。

（4）脑干功能衰竭者。

3. 术前准备

（1）常规术前检查准备。

（2）术前 8 小时禁食。

（3）行碘过敏试验。

（4）血管穿刺部位皮肤准备。

第八节　磁共振成像检查

磁共振成像（Magnetic Resonance Imaging，MRI）是利用强外磁场内人体中的氢原子核即氢质子（^1H），在特定射频（radio frequency，RF）脉冲作用下产生磁共振现象，所进行的一种新医学成像技术。MRI 的应用极大地推动了医学、神经生理学和认知神经科学的迅速发展，MRI 检查对人体无损害，也没有放射性，是临床诊治疾病中的重要辅助检查之一。

一、MRI 图像的生成原理

磁共振成像的过程较为复杂，图像上的黑白灰度对比，不同于 X 线、CT 和超声图像上的灰度概念。MRI 的成像技术，是利用物理学中的磁共振现象的原理来产生影像。人体内富含有氢质子，氢质子具有自旋特性而产生磁矩。通常，它们排列无序，磁矩相互抵消。当进入强外磁场内，则依外磁场磁力线方向有序排列，而产生纵向磁矢量。同时，这些氢质子的自旋轴围绕磁力线做锥形运动，称为进动，进动的频率与外磁场场强成正比。当向强外磁场内人体发射特定频率即与氢质子进动频率相同的 RF 脉冲，氢质子吸收能量而发生磁共振现象。结果同时产生两种改变：一种是吸收能量的氢质子呈反磁力线方向排列，致纵向磁矢量变小、消失；另一种是氢质子呈同步、同速即同相位进动，由此产生横向磁矢量。

当停止发射 RF 脉冲后，氢质子迅速恢复至原有的平衡状态，这一过程称为弛豫过程，所需时间称为弛豫时间。有两种弛豫时间：一种是纵向磁矢量恢复的时间，为纵向弛豫时间，亦称 T_1 弛豫时间，简称 T_1；另一种是横向磁矢量的衰减和消失时间，为横向弛豫时间，亦称 T_2 弛豫时间，简称 T_2。发生共振的氢质子在弛豫过程中，会产生代表 T_1 值

和 T_2 值的 MR 信号。对于反映人体组织结构 T_1 值和 T_2 值的 MR 信号，经采集、编码、计算等一系列复杂处理，就可重建为 MRI 灰阶图像。

MRI 检查的两种基本成像：一种是反映组织间 T_1 值的差异，称为 T_1 加权成像（T_1WI）；另一种是反映组织间 T_2 值的差异，称为 T_2 加权成像（T_2WI）。人体内各种组织及其病变，均有相对恒定的 T_1 值和 T_2 值。MRI 检查就是通过图像上反映 T_1 值和 T_2 值的黑白灰度及其改变，来检查出病变并进行诊断的。

MRI 上的黑白灰度称为信号强度。白影称为高信号，灰影称为中等信号，黑影称为低信号或无信号。T_1WI 图像上，高信号代表 T_1 弛豫时间短的组织，常称为短 T_1 高信号或短 T_1 信号。低信号代表 T_1 弛豫时间长的组织，常称为长 T_1 低信号或长 T_1 信号。T_2WI 图像上，高信号代表 T_2 弛豫时间长的组织，常称为长 T_2 高信号或长 T_2 信号，低信号代表 T_2 弛豫时间短的组织，常称为短 T_2 低信号或短 T_2 信号。几种正常组织在 T_1WI 和 T_2WI 图像上的信号强度与影像灰度见表46。

表46　几种正常组织在 T_1WI 和 T_2WI 图像上的信号强度与影像灰度

		脑白质	脑灰质	脑脊液和水	韧带	肌肉	脂肪	骨皮质	骨髓
T_1WI	信号强度	较高	中等	低	低	中等	高	低	高
	影像灰度	白灰	灰	黑	黑	灰	白	黑	白
T_2WI	信号强度	中等	较高	高	低	中等	较高	低	中等
	影像灰度	灰	白灰	白	黑	灰	白灰	黑	灰

二、常用的 MRI 检查

1. 平扫检查　行全身部位 MRI 检查时，若无特殊要求，通常先行普通平扫检查。常规为横断层 T_1WI 和 T_2WI 检查，必要时辅以冠状、矢状或其他方位 T_1WI 和（或）T_2WI 检查。经普通平扫检查，一些病变如肝囊肿、胆囊结石、子宫肌瘤等常可明确诊断。

2. 对比增强检查 称 MRI 增强检查，是经静脉注入顺磁性或超顺磁性对比剂后，再行 T_1WII 和（或）T_2WI 检查的方法。MRI 增强检查依应用对比剂类型、注入后扫描延迟时间和扫描次数，分为以下方法：

（1）普通增强检查：常用于颅脑疾病诊断。

（2）多期增强检查：能够观察病变强化程度随时间所发生的动态变化，有利于定性诊断，主要用于腹、盆部疾病的诊断。

（3）超顺磁性对比剂增强检查：主要用于肝脏肿瘤的诊断与鉴别诊断。

（4）肝细胞特异性对比剂增强检查：主要用于肝脏肿瘤的诊断与鉴别诊断，对于小肝癌的检出有较高价值。

三、MRI 检查的优势与不足

1. MRI 检查的优势

（1）组织分辨力高，不同病变内的组织检查有不同的信号强度，据此可以进行区分，从而有助于病变的检出及诊断和鉴别诊断。

（2）直接进行水成像，不用任何对比剂，就能够显示含有液体的器官和间隙，效果类似 X 线造影检查。

（3）直接进行血管成像，利用液体流动效应，不用对比剂，采用时间飞跃（Time of flight，TOF）或相位对比（phase contrast，PC）法，即能整体显示血管，类似 X 线血管造影效果。

（4）能够进行功能性磁共振成像（FMRI）检查，包括：扩散加权成像和扩散张量成像，可反映组织和病变内水分子扩散运动及其受限程度等；灌注加权成像，通过灌注参数值反映组织和病变的血流灌注状态；脑功能定位成像，进行脑功能活动区的定位和定量。

2. MRI 检查的局限性

（1）通常不能整体显示器官结构和病变。

（2）多序列、多幅图像不利于快速确定病变。

（3）检查时间较长，不利于急症患者和难以制动者的检查。

（4）易发生不同类型的伪影。

（5）识别钙化的能力有限，不及 CT 检查。

四、MRI 检查的适应证与禁忌证

1. 适应证 ①中枢神经系统、头颈部、乳腺、纵隔、心脏大血管、腹盆部、肌肉软组织及骨髓等疾病；②对 X 线、CT 和超声检查发现而不能诊断的病变，需进一步诊断和鉴别诊断；③检出 X 线、CT 和超声检查难以或不能发现的病变，如脑内微小的转移瘤、关节软骨退变和韧带损伤等。

2. 禁忌证 ①体内有金属置入或金属异物者，如安装有心脏起搏器、人工金属心脏瓣膜、金属关节、胰岛素泵、镍铬合金类固定义齿；②孕妇早期不建议行磁共振检查，以避免影响胎儿发育。

五、检查前准备

1. 进行腹部检查，需禁食 6～8 小时；行盆腔检查，则需憋尿。

2. 严禁将金属制品带入检查室，因为磁共振检查环境是一个巨大的磁场脉冲，带有磁性的金属物质会造成严重危害。

第九节　病理检查

病理检查是指检查机体器官、组织或细胞中的病理改变、病理形态学的方法，并探讨病变产生的病因、发病机制、病变的发生发展过程，最后做出病理论断。现代医学中，诊断疾病的手段不断发展，如实验室的特殊检测，影像学诊断技术，内窥镜检查等，它们在疾病的发现和诊断上起到了重要作用，但很多疾病的最后确诊，仍归依赖于病理检查诊断。

随着科学技术的不断发展，病理检查也逐渐从形态学观察定性到更为客观的定量标准和方法上，如流式细胞术、生物芯片技术、原位杂交技术的应用等，对病理学的发展起到了极大的推动作用。临床上，新技术已远远超越了传统的形态观察，但就广大的基层而言，常用的形态观察方法仍不失为基本的检查技术。

一、脱落细胞检查

脱落细胞检查是通过采集病变处脱落的细胞，将其涂片染色后进行观察。包括：①腔道脱落细胞，如鼻咽部、食管、女性生殖道等；②自然分泌物，如痰液、乳液、前列腺液等；③渗出液，如胸腹腔液等。

二、活体组织检查

1. 组织来源 病变摘除、肿物切取、钳取、穿刺针吸取、病灶搔刮等。

2. 检查方法及意义

（1）冰冻切片检查：①手术中确定病变性质；②确定病变切除后的周围组织是否有残留；③确定邻近淋巴结有无肿瘤转移；④送检诊断正确率低于石蜡切片检查。

（2）石蜡切片检查：①适用于所有人体检查组织的检查；②形态学观察优于冰冻切片；③有利于永久性保存；④制片时间较长(需 12～24 小时)。

三、免疫组化检查

应用免疫学抗原与抗体特异性结合的原理，通过化学反应使标记抗体的显色剂显色，确定组织或细胞内抗原，对其进行定位、定性及相对的定量检查。

1. 适应证 组织或细胞中凡是能作为抗原或半抗原，以及病原体等都可用免疫组化法对相应的特异性抗体进行检测。

2. 免疫组化检查的意义

（1）用于恶性肿瘤的诊断与鉴别诊断。

（2）确定转移性恶性肿瘤的原发部位。

（3）对某类肿瘤进行进一步的病理分型。

（4）对一些难以区分的软组织肿瘤组织来源的诊断。

（5）为临床确定治疗方案提供参考。

附：常用放射检查辐射剂量参考值

项目		剂量（msv）
一般 X 线检查	头部	0.1
	颈椎	0.2
	胸椎	1
	腰椎	1.5
	胸部正位	0.02
	腹部	0.7
	髋关节	0.7
	膝关节	0.005
口腔科 X 线检查	牙片摄影	0.001
	全口曲面体层摄影	0.022
	口腔锥形束 CT 摄影	0.05
常用 CT 检查	头部	2
	颈部	3
	胸部	7
	低剂量胸部	1
	腹部	8
	冠状动脉	16
	PET/CT	10～30
介入性 X 线检查	头部或颈部血管摄影	5
	冠状动脉诊断性血管摄影	7
	冠状动脉治疗性血管摄影	15

注：辐射剂量换算单位

1 希弗（sv）= 1000 毫希弗（msv）

1 毫希弗（msv）= 1000 微希弗（μsv）

第三十章　人体健康指数
和临床常用检验正常值

在人类对自身身体奥秘的探索中，健康指数的测定与评价占据了重要的地位。人体健康指数不仅反映了人体的基本生理功能，还为我们提供了关于疾病预防、诊断和治疗的重要信息。本章不仅涵盖了常见的健康指数，如体格指数、体成分指数、身体活动水平指数和骨健康指数等，还列举了临床常用检验的正常值。

第一节　体格指数

体格指数是指人体有关部位长度、宽度、厚度和围度等测量指标。人体体格指数测量资料可以较好地反映个体或群体的营养状况，体格的大小和生长速度是营养状况的灵敏指标。主要测量项目为身高（身长）、体重、体成分、上臂围、腰围、臀围及皮褶厚度等。

一、体格指数及测量方法

1. 身高（长）

（1）身长：身长指平卧位头顶到足跟的长度。

①测量条件：适用于 2 岁及以下婴幼儿，仰卧位。

②测量工具：卧式测量床，分度值 0.1cm，测板摆幅 ≤0.5cm。

③测量方法：将量板平稳放在桌面上，脱去婴幼儿的鞋帽和厚衣裤，使其仰卧于量板中线上。助手固定婴幼儿头部使其接触头板。此时婴幼儿面向上，两耳在同一水平上，两侧耳廓上缘与眼眶下缘的连线与量板垂直。测量者位于婴幼儿右侧，在确定婴幼儿平卧于板中线后，将左手置于儿童膝部，使婴幼儿两腿平行伸直，双膝并拢并固定。用右手滑动滑板，使之紧贴婴幼儿双足跟，当两侧标尺读数一致时读数。

④读数与记录：读取滑板内侧数值，精确至0.1cm。

（2）身高：身高指站立位足底到头部最高点的垂直距离。

①测量条件：适合于2岁以上人群，测量时被测量者应免冠、赤足，解开发髻，室温25℃左右。

②测量工具：立柱式身高计，分度值0.1cm，有抵墙装置。滑测板应与立柱垂直，滑动自如。

③测量方法：被测量者取立正姿势，站在踏板上，挺胸收腹，两臂自然下垂，脚跟靠拢，脚尖分开约60°，双膝并拢挺直，两眼平视正前方，眼眶下缘与耳廓上缘保持在同一水平。脚跟、臀部和两肩胛角间3个点同时接触立柱，头部保持正立位置。测量者手扶滑测板轻轻向下滑动，直到底面与头颅顶点相接触，此时观察被测者姿势是否正确，确认姿势正确后读数。

④读数与记录：读数时测量者的眼睛与滑测板底面在同一个水平面上，读取滑板底面对应立柱所示数值，以厘米（cm）为单位，精确到0.1cm。

2. 体重　体重指人体总重量（裸重）。

（1）2岁及以下婴幼儿体重

①测量条件：适合于2岁及以下婴幼儿，测量应在空腹状态下进行，室温25℃左右。

②测量工具：经计量认证的体重秤，分度值≤0.01kg。每次移动婴幼儿体重秤后，需以1kg标准砝码为参考物校准体重秤，误差不得超过±0.01kg。测量时将体重秤放置平稳，校准并调零。

③测量方法：尽量脱去全部衣裤，将婴幼儿平稳放置于体重秤上，四肢不得与其他物体相接触，待婴幼儿安静时读取体重读数，冬季可用已知重量的毯子包裹婴幼儿。

④读数与记录：准确记录体重秤读数，精确到0.01kg，如穿贴身衣物称量，应以称量读数减去衣物估重得到裸重。

（2）2岁以上人群体重

①测量条件：适合于2岁以上人群，测量应在清晨、空腹、排泄完毕的状态下进行，室温25℃左右。

②测量工具：经计量认证的体重秤，分度值≤0.1kg。使用前体重秤以20kg标准砝码为参考物校准体重秤，误差不得超过±0.1kg，测量

时将体重秤放置平稳并调零。

③测量方法：被测者平静站立于体重秤踏板中央，两腿均匀负重，免冠、赤足、穿贴身内衣裤。

④ 读数与记录：准确记录体重秤读数，精确到0.1kg。

3. 上臂围 上臂围可反映机体营养状况，且与体重密切相关。上臂紧张围与上臂松弛围之差表示肌肉的发育状况。一般差值越大说明肌肉发育状况越好，反之说明脂肪发育状况良好。

（1）上臂紧张围：上臂紧张围指上臂肱二头肌最大限度收缩时的围度。

①测量工具：玻璃纤维软尺。

②测量方法：被测者上臂斜平举约45°，手掌向上握拳并用力屈肘；测量者站于其侧面或对面，将软尺在上臂肱二头肌最粗处绕一周进行测量。

③读数与记录：以厘米（cm）为单位，精确到0.1cm。

（2）上臂松弛围：上臂松弛围指上臂肱二头肌最大限度松弛时的围度。

①测量工具：玻璃纤维软尺。

②测量方法：在测量上臂紧张围后，将卷尺保持在原来的位置不动，令被测者将上臂缓慢伸直，将软尺在上臂肱二头肌最粗处绕一周进行测量。

③读数与记录：以厘米（cm）为单位，精确到0.1cm。

4. 头围 头围指右侧齐眉弓上缘经过枕骨粗隆最高点水平位置头部周长。

（1）测量工具：玻璃纤维软尺。

（2）测量方法：测量者立于被测者的前方或右方，用左手拇指将软尺零点固定于头部右侧齐眉弓上缘处，右手持软尺沿逆时针方向经枕骨粗隆最高处绕头部一圈回到零点。测量时软尺应紧贴皮肤，左右两侧保持对称，长发者应先将头发在软尺经过处向上下分开。

（3）读数与记录：以厘米（cm）为单位，精确到0.1cm。

5. 皮褶厚度 皮褶厚度（skinfold thickness）指皮肤和皮下组织的厚度，是衡量个体营养状况和肥胖程度较好的指标。测定部位有上臂肱三头肌部、肩胛下角部、腹部、髂嵴上部等，其中前三个部位最重要，可分别代表个体肢体、躯干、腰腹等部分的皮下脂肪堆积情况，对判断肥胖和营养不良有重要价值。

（1）目的：测量人体脂肪含量和分布。

（2）原理：皮褶厚度反映人体皮下脂肪含量，它与全身脂肪含量具有一定的线性关系，可以通过测量人体不同部位皮褶厚度推算全身的脂肪含量，相关系数在 0.7～0.9。另外皮褶厚度还反映人体皮下脂肪的分布情况。

（3）仪器：皮褶测量计（图9）。

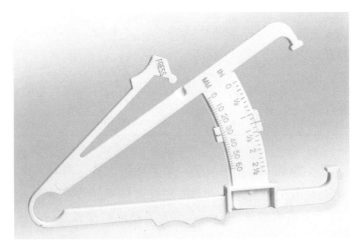

图9　皮褶测量计

（4）操作步骤：使用拇指和示指将特定解剖部位的皮肤连同皮下组织捏起，使用皮褶测量计测量距拇指1cm处的皮褶厚度。皮褶测量计的压力要求符合规定标准（$10g/cm^2$）。一般要求在同一部位测量3次，取平均值为测量结果。

（5）结果计算：由于皮下脂肪厚度随不同部位、性别、年龄而异，所以在计算体内总脂肪含量时应选择适当的推算公式。

（6）参考公式：首先根据皮褶厚度的公式推算人体密度：

$$D = C - m \times logskinfold$$

公式中的 C 和 m 是系数，由于性别和测量部位的不同，所采用的计算公式的系数有一定的差别。不同性别和测量部位的系数见表47。人体脂肪含量计算公式为：

$$BF\% = \left(\frac{4.95}{D}\right) - 4.50$$

表47　不同性别和测量部位皮褶厚度计算体密度公式中的参数

皮褶厚度测量部位		男性	女性
肱二头肌	C	1.0997	1.0871
	m	0.0659	0.0593
肱三头肌	C	1.1143	1.1278
	m	0.0618	0.0775
肩胛下	C	1.1369	1.1100
	m	0.0741	0.0669
髂脊上	C	1.1171	1.0884
	m	0.0530	0.0514

(7)优点：测量方法相对简单，便于进行大量人群的调查。

(8)缺点：由于每个测量者对解剖位置的确定存在差异，而且测量时手法不同，会造成测量误差偏大。为了避免测量者之间的误差，在调查时应事先进行相关培训，使测量结果具有一定的可比性。

测量皮褶厚度的位置：①肱三头肌。上臂背侧中点(肩峰至尺骨鹰嘴之间连线的中点)上约2cm处。测量者应站在被测量者的背面，让被测量者上臂自然下垂，测量时皮褶测量计与上臂垂直。② 肱二头肌。上臂内侧中点(在肱三头肌的对面)，测量方法与肱三头肌相同。③ 肩胛下。在肩胛骨下角下方约2cm处。测量时肩、臂放松自然下垂，与水平成45°测量。④ 髂嵴上。位于腋中线上，在髂前上棘与肋下缘连线中点处。测量时向内下方，与水平成45°进行测量。

6. 腰围　腰围指腋中线肋弓下缘和髂嵴连线中点的水平位置处体围周长。

(1)测量工具：软尺。

(2)测量部位：双侧腋中线肋弓下缘和髂嵴连线中点位置为测量平面，12岁以下儿童以脐上2cm为测量平面。

(3)测量方法：被测者取站立位，两眼平视前方，自然均匀呼吸，腹部放松，两臂自然下垂，双足并拢(两腿均匀负重)，充分裸露肋弓下缘和髂嵴之间的测量部位，在双侧腋中线肋弓下缘和髂嵴连线中点处做标记。将软尺轻轻贴住皮肤，经过双侧标记点，围绕身体一周，平静呼气末读数。

（4）读数与记录：以厘米（cm）为单位，精确到0.1cm。重复测量一次，两次测量的差值不得超过1cm，取两次测量的平均值。

7. 臀围 臀围指经臀峰点水平位置处体围周长。

（1）测量工具：软尺。

（2）测量方法：被测者取站立位，两眼平视前方，自然均匀呼吸，腹部放松，两臂自然下垂，双足并拢（两腿均匀负重），穿贴身内衣裤。将软尺轻轻贴住皮肤，经过臀部最高点，围绕身体一周。

（3）读数与记录：测量两次，两次差值不超过1cm，取两次测量的平均值。以厘米（cm）为单位，精确到0.1cm。

8. 坐高 坐高指头顶点至身高坐高计坐板的垂直距离，即头顶到坐骨结节的长度。

（1）测量工具：身高坐高计。测试前校正坐高计0点，以三角尺一边平放于坐板上，尖端指向坐高标尺的0点，误差不大于0.1cm。

（2）测量方法：①被测者坐于身高坐高计的坐板上，使骶骨部、两肩胛区靠立柱，躯干自然挺直，头部正直，两眼平视前方，以保持耳屏的上缘与眼眶下缘呈水平位。两腿并拢，大腿与地面平行并与小腿呈直角。上肢自然下垂，双手不得支撑坐板，双足平踏在地面上。如被测者小腿较短，适当调节踏板高度以维持正确检测姿势。如较小儿童应选择宽度适宜的坐板和合适的足踏板高度，以免测量时被测者向前滑动，影响测量值的准确性。②测量者站在被测者右侧，将水平压板轻轻沿立柱下滑，轻压被测者头顶。

（3）读数与记录：测量者两眼与压板呈水平位进行读数，以厘米（cm）为单位，精确到小数点后一位。记录读数。测试误差不超过0.5cm。

9. 胸围 胸围指人体胸部外圈的周长，是判断人体生长发育情况的一个指标。

（1）测量工具：软尺。

（2）测量方法：①被测者自然站立，两脚分开与肩同宽，双肩放松，两上肢自然下垂，平静呼吸。不能低头、耸肩、挺胸、驼背等。②两名测量者分别立于被测者面前与背后共同进行胸围测量。将软尺上缘经背部肩胛下角下缘向胸前围绕一周。肩胛下角如摸不清，可令被测者挺胸，摸清后被测者应恢复正确测量姿势。男生及未发育女生，软尺下缘在胸前沿乳头上缘；已发育女生，软尺在乳头上方与第四肋骨平齐。③软尺围绕胸部的松紧度应适宜，以对皮肤不产生明显压迫为度。测量者应严格掌握软尺的松紧度，并做到检测全过程的一致性，以求减小误差。测量误差不超过1cm。

（3）读数与记录：应在被测者吸气尚未开始时读取数值，软尺上与0点相交的数值即为胸围值。以厘米（cm）为单位，精确到小数点后一位。

10. 膝高 膝高指胫骨平台上缘至胫骨内踝下缘之间的垂直距离。

（1）测量工具：直尺。

（2）测量方法：①被测者事先做好预备（脱右鞋和袜子，右裤腿卷起至膝部以上、露出膝盖），自然站立；②被测者右腿提起、屈膝，将脚踩在木凳上，全脚掌贴于凳面，小腿与凳面垂直；③测试者找准胫骨内踝和胫骨平台位点，将直钢尺固定齿端对准胫骨内踝下缘，测量胫骨内踝下缘至胫骨平台上缘之间的垂直距离。

（3）读数与记录：以厘米（cm）为单位，精确到小数点后一位。

11. 小腿围 小腿围指小腿腿肚最粗处的水平周长。

（1）测量工具：软尺。

（2）测量方法：被测者取站立位，两腿分开与肩同宽，两腿平均负担体重。测量者在其侧面将软尺置于被测者小腿最粗壮处以水平位绕其一周。

（3）读数与记录：测量两次，两次差值不超过1cm，取两次测量的平均值。以厘米（cm）为单位，精确到0.1cm。

12. 大腿围 大腿围指大腿内侧肌肉最膨隆处的水平周长或经臀股沟点的大腿水平围长。

（1）测量工具：软尺。

（2）测量方法：被测者取站立位，两腿分开与肩同宽，两腿平均负担体重。测量者在其侧面将软尺置于被测者臀股皱襞下水平环绕大腿一周。

（3）读数与记录：测量两次，两次差值不超过 1cm，取两次测量的平均值。以厘米（cm）为单位，精确到 0.1cm。

二、体格指数的评价

体格指数是评价个体或群体营养状况的有用指标。身高、体重的测量是体格测量的主要内容，其表示方法有年龄别身高、年龄别体重及身高别体重。年龄别身高偏低，表示较长期的慢性营养不良；身高别体重偏低，表示较急性的营养不良。不同年龄和性别的人群其评价方法不同，特别是儿童评价方法较多，其评价标准各国也不一致。

1. 身高和体重 目前，国内外评价儿童生长发育和营养状况常用的有 5 种参考标准：①2007 年 WHO 生长参考标准；② NCHS 和 CDC 2000 年建立的 CDC 2000 生长曲线；③ 1998 年发布的中国 9 城市 7 岁以下儿童体格发育参考值；④ 2003 年 IOTF 建立的肥胖标准；⑤ 2004 年 WGOC 推荐的中国学龄儿童青少年超重、肥胖筛查体重指数值分类标准。常用的评价方法有以下几种：

（1）平均值法：对群体的调查结果按性别、年龄分组后，所得平均值与参考标准直接比较，是一个最直接的评价方法。缺点是需要收集较大的样本量，才能使各年龄组有足够的数量，以便进行比较、说明差异，因此不常应用。

（2）中位数百分比法：即调查儿童的身高或体重的数值达到同年龄、性别参考标准中位数的百分比，以此来评价儿童生长情况。一般在儿科常用此方法。例如，常用的 GOMEZ 评价法，具体如下：

① Ⅰ 度营养不良：参考标准体重中位数的 90% ~ 74%。

② Ⅱ 度营养不良：参考标准体重中位数的 75% ~ 60%。

③ Ⅲ 度营养不良：参考标准体重中位数的 60% 以下。

这种方法的优点是意义比较明确，易为儿童家长理解，但缺点是不同指标的中位数百分比的数值意义不一样，如年龄别体重中位数 80% 与年龄别身高中位数 80% 的意义不同，临床上还可按身高的体重中位数百分比来评价营养状况（表 48）。

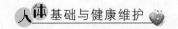

表 48　年龄别体重中位数百分比来评价营养状况

按身高的体重中位数/%	营养状况
≥120	肥胖
90～119	适宜
80～89	轻度营养不良
70～79	中度营养不良
60～69	重度营养不良

（3）标准差法：即将所用的评价参考数据按平均值加减 1 个标准差，加减 2 个标准差，划分成 5 个等级范围。评价时将个体发育指标的实测值与相应的标准做比较，以确定发育等级。该评价方法简单，易掌握，可较准确、直观地显示个体发育水平的高低。

（4）百分位数法：由于人群的体格测量数据分布通常不是正态的，所以用平均值和标准差表示不太合理，故建议用百分位数法评价。这种方法是将不同性别各年龄参考标准的原始数据从小到大分成 100 份，第 1 份的数据即第 1 百分位，第 25 份的数据即第 25 百分位。然后根据需要将其分成若干组段（或不同等级），例如 0～25 百分位，25～50 百分位等。评价时将所测量的数值与相应性别年龄段的参考标准百分位数相比较，看属于哪一组段（等级）。优点是同时适用于正态、偏态分布的指标，其数字表达方式具有直观性，有利于人们理解儿童生长发育所达到的实际水平。

2. 体质指数　体质指数（BMI）是一种计算身高别体重的指数，是评价人群营养状况的常用指标。它不仅较敏感地反映体型胖瘦程度，而且与皮褶厚度、上臂围等营养状况指标的相关性也较高。BMI 的计算公式为：

$$BMI(kg/m^2) = 体重(kg) / [身高(m)^2]$$

2018 年我国原卫生与计划生育委员会发布了卫生行业标准《学龄儿童青少年超重与肥胖筛查》（WS/T 586 – 2018），该标准适用于我国所有地区各民族 6～18 岁学龄儿童青少年利用性别年龄别 BMI 筛查超重与肥胖。

成年人 BMI 的分类标准有：①WHO 对成年人 BMI 的划分：18.5～24.9kg/m² 为正常范围，＜18.5kg/m² 为低体重（营养不足），25.5～29.9kg/m² 为超重，30.0～34.9kg/m² 为一级肥胖，35.0～39.9kg/m² 为二级肥胖，≥40.0kg/m² 为三级肥胖；② 亚太地区对成年人 BMI 的划分：WHO 肥胖专家顾问组针对亚太地区人群的体质及其与肥胖等有关疾病的特点，在 2002 年提出亚洲成年人 BMI ＜18.5kg/m² 为体重过低，18.5～22.9kg/m² 为正常，23.0～24.9kg/m² 为超重，25.0～29.9kg/m² 为一级肥胖，＞30.0kg/m² 为二级肥胖；③ 我国对成年人 BMI 的划分：WGOC 提出对中国成年人判断超重和肥胖程度的界限值，BMI ＜18.5kg/m² 为体重过低，18.5～23.9kg/m² 为体重正常，24.0～27.9kg/m² 为超重，≥28kg/m² 为肥胖。2013 年该划分方法已成为卫生行业标准《成年人体重判定》（WS/T 428—2013）。

　　3. 腰围　我国发布的卫生行业标准《7～18 岁儿童青少年高腰围筛查界值》（WS/T 611—2018）分别以不同性别儿童青少年年龄别腰围第 75 百分位数和第 90 百分位数作为儿童青少年正常腰围高值和高腰围界值点。具体的 P_{75} 和 P_{90} 腰围值可参考该标准。

　　根据《成年人体重判定》（WS/T 428—2013），男性腰围≥90cm，女性腰围≥85cm 判定为中心性肥胖。

　　4. 腰臀比　腰臀比即腰围与臀围之比。正常成年人 WHR 男性＜0.9，女性＜0.85，超过此值为中心性肥胖，又称为腹型/内脏型肥胖。

　　5. 体脂率　过多的体脂肪沉积是肥胖的主要特征，因此体脂肪率被认为是一种判定肥胖的方法。WHO 规定，成年男性体脂率≥25%，成年女性体脂率≥35%，则判定为肥胖。

第二节　体成分指数

　　体成分（body composition）是指在人体总重量中，不同身体成分的构成比例。构成人体的各种成分的组成并不是杂乱无章的，而是存在一定的规律性，以维持人体的正常组成和功能。体成分指数可以通过稳定同位素稀释法、密度法、双能 X 线吸收法、磁共振、生物电阻抗法、皮褶厚度测量、计算机 X 线断层成像技术等测量方法从不同水平进行检测。体成分的含量和分布状况在健康和疾病的研究中具有重要意义。

一、水下皮脂测定法

1. 目的 测量体脂(body fat，BF)含量和去脂体重(FFM)。

2. 研究对象 适合不同年龄、性别的健康人群和肥胖人群。

3. 仪器 使用精确的体重秤分别称量人体在空气中和水中的体重。空气中体重秤的精密度要求精确到 0.01kg；水下体重使用快速数字式电子天平精确到 0.001kg；使用肺功能仪测量人体在水中的功能性肺残气(functional residual capacity，FRC)。

4. 操作步骤 被测者身着统一的泳装，称量体重。被测者平躺在担架上，全身完全浸入水中，通过口式呼吸器与肺功能仪相通，保证可在水下进行呼吸。令被测者在呼气末屏住呼吸，通过测量功能性肺残气，同时快速称报被测者水下重量 10~20 次，计算平均值。

5. 结果计算

$$体密度 D_b = \frac{W_{空气}}{\dfrac{W_{空气} - W_{水}}{D_{水}} - FRC - R}$$

$$体脂含量 BF\% = \frac{4.95}{D_b} - 4.50$$

$$去脂体重 FFM = 体重 - 体脂含量$$

二、双能 X 线吸收法

1. 目的 直接测量全身或局部的骨、骨骼肌和脂肪组织。

2. 仪器和操作步骤 参见本章第四节。

三、生物电阻抗法

1. 目的 测量去脂体重(FFM)和体脂含量(BF)。

2. 仪器 多采用频率为 50Hz，电流为 800μA 的交流电，4 个电极的单频生物电阻抗仪(图 10)。

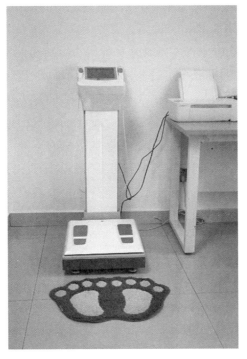

图 10 生物电阻抗仪

3. 测量步骤 以典型的四电极生物电阻抗仪为例，测量时要求被测者空腹或餐后 2 小时进行测量。测量时被测者放松平躺，在身体左侧进行测量。电极的位置分别位于手背面，第三指关节下方和腕关节处尺－桡粗隆连线上，以及脚背面，第三趾关节下方和踝关节处胫－腓粗隆连线上。

4. 结果计算 测量结果为人体的电阻抗和电容抗，同时结合人体的身高、体重、年龄和性别等参数利用回归方程计算 BF 或 FFM。

5. 计算公式

（1）正常人群

① 7～15 岁：$FFM = \dfrac{0.406\,H^2}{R} + 0.360W + 5.580H + 0.56S - 6.48$

② 16～83 岁：$FFM = \dfrac{0.340\,H^2}{R} + 0.273W + 15.34H - 0.127A + 4.56S - 12.44$

（2）肥胖人群

18～67 岁：$BF\% = 0.846W - \dfrac{0.185\,H^2}{R} - 2.361S - 24.98$

W：体重（kg），H：身高（cm），R：生物电阻抗，R =（电阻抗^2 + 电容抗^2），S：性别指数（男性 = 1，女性 = 0），A：年龄指数（岁）。

6. 注意事项　由于人体体成分在种族、年龄和性别之间，特别是在肥胖与正常人群之间存在一定的差异，所以使用回归方程计算 BF 或 FFM 时应当选择适当的方程。另外，生物电阻抗测量方法对测试时的条件有明确的规定。任何可能影响人体内水分变化的情况，如剧烈运动、大量饮水、高温脱水、疾病等都对测量结果有明显的影响。而且被测者在测量时的体位、仪器测量的电流频率和电极部位对测量结果也有影响。

四、稳定同位素稀释法

1. 目的　测量总体水（TBW），同时可以根据去脂体重（FFM）与 TBW 的相关性推算 FFM 的含量。

2. 示踪剂　重水（^2H_2O）或双标水（double labeled water，DLW，$^2H2^{18}O$）。^2H 可以独立用于测量 TBW，而 ^{18}O 则一般与 ^2H 同时使用，除了测量 TBW 之外，其主要目的是测量人体的能量消耗。

3. 仪器

^2H：使用同位素比值质谱仪或固相滤膜吸附红外光谱仪分析。

^{18}O：采用液相 – 质谱联机分析。

4. 剂量　给予示踪剂的一般原则为既要保证分析方法的精确度和准确度，又不影响被测者健康的最小剂量。示踪物质的剂量取决于同位素的种类、给予方式、分析方法和研究目的。因此，使用稳定同位素的剂量与观察对象（如成人、婴儿或儿童）、实验观察的长短、稳定同位素的分析方法（如质谱分析、红外分析等）、采集生物样品的种类（如尿、血和唾液）以及实验要求的精度等因素有关。

5. 结果计算　使用 ^2H 或 ^{18}O 的丰度计算人体含水量。^2H 或 ^{18}O 的丰度可以分别通过公式计算：

$$X = [(\delta_s - \delta_p)/(\delta_a - \delta_t)] \times [(18.02 \times a)/(W \times A)]$$

δ_s：总样品的丰度比值（相对于工作标准的比值 $\delta‰$）

δ_p：口服双标记水前，基线样品的丰度比值（相对于工作标准的比值 $\delta‰$）

δ_a：双标记水的丰度比值（相对于工作标准的比值 $\delta‰$）

δ_t：工作标准的丰度比值（相对于工作标准的比值 $\delta‰$），应当等于"0"

18.02：水的分子量

a：分析用双标记水重量

W：稀释口服双标记水所用水的重量

A：口服双标记水重量

分别用样品中 ^2H 和 ^{18}O 的丰度比值，转换为自然对数，以时间为横坐标作图，即为同位素的消除曲线。^2H 和 ^{18}O 的消除速率 K_H 和 K_O 分别为各自消除曲线斜率。N_D 和 N_O 分别代表 ^2H 和 ^{18}O 代谢池的大小，可以由消除曲线中的截距除以斜率得到。总体水的计算公式为：

$$TBW(kg) = (N_O/1.01 + N_D/1.04)/2 \times 0.01802$$

去脂体重（FFM）的计算公式为：

$$FFM(kg) = TBW/H_f$$

其中 H_f 去脂体重的水合系数，婴儿的水合系数比成人高，而且不同性别的婴儿之间也有一定的差异。体脂含量为体重和瘦体重的差值。

6. 注意事项 示踪剂的剂显及其给予的准确性，生物样本的种类和采集时间，同位素分析方法的准确性都是影响稀释法测量准确性的因素。由于 ^{18}O 在人体中所稀释的空间比 ^2H 稀释的空间小，所以使用 ^{18}O 作为示踪剂，测量人体全身水含量的误差比 ^2H 小。^{18}O 的误差约为 0.7%，^2H 约为 4.2%。

五、磁共振法

1. 目的 磁共振被认为是测试人体组成的种类、含量和分布最准确的方法，同时对人体的损害最小。唯一的缺点就是检测设备体积庞大，价格昂贵，不利于进行大样本量的测量。利用 MRI 技术可以测定局部或全身脂肪组织，还可以对骨骼肌进行测量。

2. 方法 MRI 不仅可以进行腹部脂肪组织（皮下脂肪组织和内脏脂肪组织）的测定，还可以进行全身脂肪组织的测定。扫描范围一般为从腕关节到踝关节，扫描的体位多为仰卧位，部分采取俯卧位。MRI 仪器一般选用 1.5 或 3.0T，得到 T_1 加权像。应用商业化软件（slice - O - matic、Amira 等）进行图像分析。

MRI 技术可以比较直观地观察脂肪组织的含量、分布以及变化情况，但是 MRI 扫描时间较长且费用昂贵，主要用于局部组成的研究和其他一些方法结果的校准。

第三节　身体活动水平指数

身体活动水平（physical activity level，PAL）是将人的日常身体活动进行量化的一种表达形式，用于估计人体总能量消耗情况。

身体活动水平的高低取决于身体活动量和基础代谢率。由于基础代谢率在一段时间内相对稳定，身体活动量的大小直接反映身体活动水平的高低，故在实际应用中常通过测定身体活动量及反映身体活动量的指标来评价身体活动水平。

一、身体活动水平的定义和分级

1. 身体活动水平定义　PAL 是指成人 24 小时总能量消耗与 24 小时的基础代谢能量消耗的比值，即：

PAL = 总能量消耗（TEE）/基础代谢能量消耗（BEE）

与基础代谢率组合，PAL 可以用来计算人保持特定的生活方式需要摄入的食物能量的数量。比值越大，说明身体活动水平越高，日常身体活动量越大，需要摄入的能量也就越多。

2. 身体活动水平分级　根据大多数人的身体活动量，或在可持续进行的 PAL 范围（1.0～2.5），通常将 PAL 分为 5 个等级（表49）。1.0 表示不活动，即静态生活方式。2.5 表示是一个非常积极活跃的生活方式。非常低的能量消耗水平 PAL < 1.4 可以维持生存，但不能使人体长期保持健康。在此范围之外还有一类极高的身体活动水平 PAL > 4.0，这样高的能量消耗水平只能短期内进行，如运动员在进行某些运动（自行车比赛、极地探险）时，PAL 可以达到最大值4.0。

适量或理想的 PAL，包括工作中或业余时间有一定强度和持续时间的规律的身体活动，有助于健康，可以减少超重肥胖及多种慢性病（如心血管疾病、糖尿病、某些癌症等）发病的风险。

表 49　身体活动水平分级

生活方式	PAL	举例
非常不活跃（extremely inactive）	< 1. 40	卧床的人
不活跃、久坐（sedentary）	1. 40 ~ 1. 69	很少运动的办公室工作人员
中等活动（moderately active）	1. 70 ~ 1. 99	每天跑步 1 小时
较大强度活动（vigorously active）	2. 00 ~ 2. 40	每天游泳 2 小时
高强度活动（extremely activity）	> 2. 40	自行车赛手

二、身体活动水平的测定

身体活动水平的高低取决于身体活动量和基础代谢率。由于基础代谢率在一段时间内相对稳定，身体活动量的大小直接反映身体活动水平的高低，故通常通过测定身体活动量的大小评价身体活动水平。

身体活动量的测量方法可分为两类：一类是借助于一些仪器设备进行的客观测量方法；一类是以身体活动问卷为主要形式的主观评价方法。客观测量方法多用于实验研究，是从身体活动能量消耗角度对身体活动进行测量；主观评价方法多用于流行病学调查，是从身体活动的强度、频率和时间 3 方面对身体活动进行量化。

1. 客观测量方法　身体活动的能量消耗直接反映身体活动量。客观测量方法包括：双标水测热法、间接热量测定法、心率监测法及各种机械或电子运动传感器法。

（1）双标水测热法：双标水测热法于 1955 年由 Lifson 和他的同事共同发明并于 1982 年第一次应用于人类研究。此方法是使被测者服用稳定性放射性核素^{2}H 和^{18}O 双重标记的水，通过测量尿液中放射性核素的含量，得到^{2}H 和^{18}O 的代谢速率，从而计算 CO_2 生成率和 O_2 消耗量（VO_2），得出单位时间的能量消耗，结合人体基础代谢率，计算出身体活动能量消耗。双标水法测量准确、无毒副作用，而且不影响被测者的日常活动，所以一直被认为是身体活动测量的"金标准"。但是由于^{2}H 和^{18}O 价格昂贵，不适合在大人群中应用。

（2）间接热量测定法：间接热量测定法也是一种较精确的能量测定

方法，它通过测定吸进的 O_2 和呼出的 CO_2 来计算能量消耗，结果真实可信，目前许多验证运动传感器测量步行或跑步有效性和可靠性的研究就是以此法作为参考。

（3）心率监测法：心率监测法的原理是心率在一定强度范围内，通常是 110～150 次/分，心率与耗氧量呈线性关系。Strath 等在校正了年龄和体能后，测得心率与耗氧量的相关系数为 0.68，因而心率可以作为测量身体活动的一种客观指标。但是，心率监测法也有明显缺陷：① 容易受到环境温度、湿度、情绪变化和身体姿势的影响，单纯记录心率的方法不够准确；② 对低水平的身体活动如步行测量结果不准确。

（4）运动传感器法：运动传感器可以固定在身体上，通过感应肢体或躯体的运动或加速度来测量身体活动。常见的运动传感器有计步器和加速度传感器。①计步器：计步器是机械式步伐计数器，可以感应垂直方向的运动，当人们以正常的步速行走时，计步器能够精确记录行走的步数。根据步数可以推算能量消耗。计步器不适合测量行走缓慢或步态失调的老年人。② 加速度传感器：加速度传感器是更为复杂的运动传感器，通过感应水平、侧面和垂直方向的加速度来测量身体活动的频率和强度。与计步器相比，加速度传感器的优点是可以提供活动强度和频率等信息，其输出结果更能反映人体的真实活动情况，但加速度传感器对上楼梯、骑自行车和搬运物体等非全身运动的测量不准确。

2. 主观测量方法　主观测量方法包括行为观察、问卷调查和面访调查，其中问卷调查又可细分为：回顾性问卷、日记和日志。

（1）回顾性问卷：回顾性问卷是通过回顾过去一段时间（通常是过去 1 周）各种或各类身体活动的时间和频率，根据每种或每类身体活动强度 MET 值计算 MET - mins 或能量消耗，来估计身体活动量。目前有很多的回顾性问卷应用于身体活动测量和评价，应用比较广泛的有国际身体活动问卷（IPAQ）、全球身体活动问卷（GPAQ）、明尼苏达休闲时间身体活动问卷（mLT - PAQ）等。IPAQ 由国际身体活动测量工作组于 2001 年制定，包括长卷和短卷两种形式，长卷多用于科学研究，短卷多用于行为监测。Craig 等在 12 个国家的 14 个中心对 IPAQ 的信度和效度进行了研究，认为 IPAQ 是一种应用于 18～65 岁人群中的可被接受和合理的身体活动测量工具（在中国人群中也得到验证）。GPAQ 是国际身体活动测量工作组专为发展中国家制定的国际标准身体活动问卷，主要用于身体活动监测，其效度已在 9 个国家得到验证。mLTPAQ 也是应用较广的问卷，其信度和效度经过了多个国家的验证。虽然回顾性问卷与客观测量相比，其准确性较低，但由于其成本相对低廉，便于管理，调查对象易于接受，目前仍是国内外大型流行病调查中最常用的方法。当前，已有研究开始使用问卷调查联合计步器来共同测量身体活动量。

（2）身体活动日记：身体活动日记通常是用来详细记录每 15 分钟或 30 分钟的活动内容，连续记录 1～3 天。通过日记，研究者可以计算身体活动总的能量消耗。与双标水法和间接热量测定法相比，身体活动日记也能较为精确地估计能量消耗，故被认为是最准确的主观测量法，但是，由于被测者不容易坚持，影响了该方法的推广使用。

三、身体活动水平的评价

身体活动水平的高低取决于身体活动量的大小。身体活动量的大小取决于单位时间内身体活动的总量与能耗，而活动总量和能耗的多少又与身体活动的强度、持续时间、活动频度等要素密切相关。因此，身体活动强度、时间、频率等变量也可作为确定身体活动水平等级的量纲，而这些变量又各自有着不同的表达方式，因而也就决定了身体活动水平评价方法的多样性。

1. 按 PAL 值评价 身体活动构成了能量代谢途径中可变性最大的部分，也构成了影响能量代谢平衡状态的关键，而身体活动所需要的能量在每日消耗的总能量中所占的比例，既可反映出身体活动水平的高低，也可作为身体活动水平等级划分的依据。故根据个体 24 小时内总能量消耗与该个体 24 小时基础代谢能量消耗的比值即可推算出每日身体活动水平（PAL）。世界卫生组织（WHO）按此种方法将职业性身体活动（劳动强度）分为 3 个等级。我国也采取此种分级方法对身体活动水平进行分级，见表 50。

2. 按 MET－mins 评价 根据国际身体活动问卷（IPAQ）或全球身体活动问卷（GPAQ）计算每周身体活动量的 MET－mins，或按中或高强度活动每天活动的时间和每周活动的频率，可以将身体活动水平划分为久坐少动、活动不足、活动充分、活动活跃和高度活跃 5 个等级（表 51）。

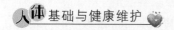
表50 身体活动水平分级

身体活动水平	职业工作时间分配	工作内容举例	PAL值 男	PAL值 女
低	75%的时间坐或站立，25%的时间站着活动	办公室工作、修理电器钟表、售货、实验操作、讲课	1.55	1.56
中	40%的时间坐或站立，60%的时间特殊职业活动	学生日常活动、机动车驾驶、电工安装、车床操作、金属切削	1.78	1.64
高	25%的时间站着活动，75%的时间特殊职业活动	非机械化农业劳动，炼钢、舞蹈、体育运动、装卸、采矿	2.10	1.82

表51 身体活动水平分级(按MET - mins)

身体活动水平	划分标准	PAL值
高度活跃	符合下列两项中任何一项：①高强度身体活动，每周至少3天，且累计达到3000 MET - mins以上；②每周中、高强度身体活动合计不少于7天，并且累计达到3000 MET - mins以上	1.90～2.50
活跃	高强度身体活动每周至少3天，每周累积达到1500 MET - mins；或者每天步行并参加中等强度或高强度的身体活动，每周累积达到3000 MET - mins	
充分	每周至少3天，每天至少20分钟的高强度身体活动；或者每周至少5天，每天至少30分钟的中等强度的身体活动或步行；或者每周至少5天步行并参加中等强度或高强度的身体活动，每周累积达600 MET - mins以上	1.60～1.89
不足	没有达到身体活动活跃或身体活动充分的水平	1.40～1.59

3. 按身体活动强度和时间评价 根据身体活动强度和时间，可以将身体活动分为以下水平：

（1）不活动状态：是在日常生活的基本活动之外没有进行任何中等或较大强度的身体活动。

（2）身体活动不足：进行一些中等强度或高强度的身体活动，但是每周达不到 150 分钟的中等强度身体活动或 75 分钟的较大强度活动或等效组合。该水平身体活动低于满足成人身体活动指南的目标范围。

（3）活跃：每周进行相当于 150～300 分钟的中等强度的身体活动。该水平身体活动达到成人身体活动指南的目标范围。

（4）非常活跃：每周超过 300 分钟的中等强度身体活动。该水平身体活动超过成人身体活动指南的目标范围。

4. 按步数评价 按每天步行的步数，可以分为：

（1）久坐少动（基础生活活动）：＜2500 步。

（2）身体活动不足：2500～5000 步。

（3）一般（不活跃）：5000～7500 步。

（4）比较活跃：7500～10 000 步。

（5）活跃：10 000～12 500 步。

（6）非常活跃：≥12 500 步。

第四节　骨健康指数

骨骼系统包括骨、软骨及其附属结构，具有构成骨架结构、支撑体重、参与钙、磷代谢及造血等功能。骨生长发育与代谢异常可引起佝偻病、骨软化症、骨质疏松症、维生素 C 缺乏病（坏血病）等疾病。因此，骨状态的测量具有重要意义。骨状态测量主要包括骨龄测量、骨密度测量、骨生物力学测定及骨组织形态计量学等。

一、骨龄

骨龄指骨骺或小骨的骨化中心（骨化点、化骨核）出现以及骨骺与骨干愈合的年龄，是判断骨发育正常与否及骨成熟程度的重要指标。骨龄测量方法主要有计数法、图谱法、评分法和计算机辅助评定骨龄法等。

1. 计数法 骨龄计数法是计算骨化中心出现和骨骺愈合的数目并与相应的标准比较得出骨龄的评定方法，通常以 50% 出现率（或融合率）所在年龄为正常值的标准，把 3%~97% 的年龄视为正常范围。包括单部位摄片计数法和多部位摄片计数法。

（1）单部位摄片法：只要拍摄手腕部 X 线片，并数出骨化中心的数目，然后与表对照就可以得出骨龄。该法较少受拍片时手腕部位置的影响，但仅适用于学龄前。

（2）多部位摄片法：利用肩、肘、腕、髋、膝、踝六大关节骨化中心的出现和融合制定中国人四肢骨龄标准。该方法虽适用年龄有所增宽、精确度有所提高，但误差仍然较大。

骨化中心数目：1 岁时 2~3 个，3 岁时 4 个，6 岁时 7 个，8 岁时 9 个，10 岁时出齐 10 个。即在 10 岁以前，腕部骨化中心出现的个数大约为周岁年龄的"岁数 +1"。实际上除了头状骨和钩骨外，其余各骨骨化中心出现的正常年龄范围仍较大。但由于其使用简便、省时、易于掌握，仍应用于年龄的粗略估计。

2. 图谱法 骨龄图谱法是将被检片与手、腕部系列骨龄标准 X 线片图谱比较（每一标准图谱代表该年龄儿童的平均水平），以最相像的标准片骨龄作为被检片的骨龄的评定方法。代表性的图谱法有 G‑P（Greulich and Pyle）法（应用最广）、顾氏图谱、日本人标准骨成熟图谱。

（1）整片匹配法：这种方法最简便，应用也最普遍。将被评价的 X 线片与图谱标准片做整片比较，直到选择出发育程度最为相似的标准片，该标准片的骨龄即为被评价儿童的骨龄。

（2）插入法：如果在上述的比较中，被评价的 X 线片与标准片均不确切一致，而是处于相邻两幅标准片之间时，那么可取这两幅标准片骨龄读数的平均数作为被评价儿童的骨龄。

（3）逐块骨评价法：在 G‑P 图谱中，对每一幅标准片不仅有成熟度指征发育程度的描述，而且也标注有每块骨的骨龄。可分别采用上述方法评价出每块骨的骨龄，然后取各骨骨龄的平均数为被评价儿童的骨龄。这种评价方法是 Greulich 等所提倡的应用方式，评价结果精确。但要分别评价手腕部 28 块骨，很费时，所以在临床中较少使用，而在骨发育研究中时有应用。

3. 评分法 骨龄评分法是根据各骨发育的阶段或期及分值，计算总分，从相应的标准查出骨龄的评定方法。它是评定骨龄最为精确的方法。主要包括 TW1(Tanner - Whitehouse 1)、TW2 分类［TW2 - RUS(桡骨、尺骨、掌指骨)、TW2 - Carpal(腕骨)和 TW2 - 20(包括 RUS 和腕骨)］、TW3、RWT(Roche - Wainer - Thissen)膝部骨龄评分法、中国人骨成熟度评价标准 - CHN 法(后修改为《中国人手腕骨发育标准 - 中华05》)。

(1)TW2 法：该法观察手腕部及手掌部的 20 个骨化中心，分别为尺骨、桡骨的远端骨骺，第一掌骨的近端骨骺，第三、五掌骨的远端骨骺，第一、三、五近节指骨的近端骨骺，第三、五中节指骨的近端骨骺，第一、三、五远节指骨的近端骨骺及头骨、钩骨、三角骨、月骨、舟骨、大多角骨、小多角骨的形状、密度和分期进行计分，最后统计总分，查图表定骨龄。

(2)TW3 法(RUS 评估方法)：是目前国际上通用的骨龄评估方法。观察手腕部及手掌 13 块管状骨：桡骨、尺骨远端骨骺，第一掌骨的近端骨骺，第三、五掌骨的远端骨骺，第一、三、五近节指骨的近端骨骺，第三、五中节指骨的近端骨骺，第一、三、五远节指骨的近端骨骺。根据分期进行计分，统计总分，最后查图表定骨龄。

(3)CHN 法：利用方差极小化和迭代法的数学方法，参考 G - P 图谱法，重新确定了骨发育分级及各级分值，提出了中国人骨发育等级标准。该法舍去尺骨、三角骨、月骨、舟骨、大多角骨、小多角骨等权重指数接近 0 的这六块骨，只对骨化中心出现早、生长发育期长、等级评定可靠性高的骨给予较高的权重。CHN 法在判定 13 ~ 18 岁生长突增期男性青少年骨龄较为准确，并使得手腕骨生长发育研究由定性达到了定量分析。

(4)《中国人手腕骨发育标准 - 中华05》法：在 TW3 法基础上修订了中国儿童手腕骨发育标准。并在第一掌骨、近节指骨和中节指骨的第 4、5、6、7 等级，远节指骨的 5、6、7 等级，以及桡骨的第 5、6 等级和尺骨第 5 等级内选择新的骨成熟度指征，将每个等级分为两个骨发育等级;同时,根据桡骨、尺骨的融合程度将融合过程划分为 4 个阶段。使用分类特征计分算法计算骨发育等级得分,以百分位数法分别制定了 TW – CRUS、TW – C 腕骨、RUS – CHN 骨龄标准。

(5)Sauvegain 法:该法选用肱骨外髁、肱骨滑车、尺骨鹰嘴和桡骨近端骨骺,将其分成不同的发育等级,再对各骨各等级赋予相应的分数,各项总分最高为 27 分,将累计分数相加得出总分,然后使用标准曲线图表确定骨龄。与 G – P 图谱法比较,Sauvegain 法更为准确,它可以清楚地以半年为间隔来划分骨龄,从而弥补了 G – P 图谱不能将青春发育加速期的青少儿骨龄评估到半岁以内的不足。该法仅适用于青春期开始至最初 2 年很短时间范围内(女孩 10 ~ 13 岁,男孩 12 ~ 15 岁),也就是生长发育加速及第二性征发育期。Sauvegain 法绘制的曲线,特别是在其上部很难读取数据,需重新校准。

4. 计算机辅助评定骨龄法 计算机辅助骨龄评分(computer assisted skeletal age scores, CASAS)以数字化信息技术和分类统计方法,进行计算机图像分析得出结果。通过数据化处理,将 X 线片原图转换为数字图像,进行数字分析,具体包括数字化处理、模版创建、图像分类等。

CASAS 能自动完成骨发育分期和骨龄评定等工作,使用者只需操作仪器,主要操作如下:①置左手腕部 X 线片于专门设计的灯光盒上。②逐个骨获取 X 线片图像于相应的框架内,由高分辨单色视频相机连接微电脑内的框架缓冲器,以每秒 30 次的速度重建图像。这是一种实时图像获取系统,从桡骨远端开始,按一定顺序逐个骨进行图像获取,利用显示在电脑屏幕周边的相应骨各期的模版图,选取能重叠于待获取骨部位的期模版图,使 X 线片上该骨部位图像被获取在此模板框架内,以备分析。简而言之,通过移动 X 线片、调节焦距、选取骨的期模板图,达到以正确位置获取图像的目的。③计算机图像处理,如图像信息的增益和过滤等。④计算机图像分析,即利用傅里叶系数进行分类,得出待检各骨的期数。⑤根据合计骨发育分,得出骨发育分、百分位骨龄等结果。

数字化图像由 X 线摄像器械生成并直接输入到 CASAS 计算机内,自动调节图像位置,选取相应期模板,评定骨龄发育期,直至得出各项结果。作为最新产品，数字化 CASAS 对期模板的要求较为宽松，若选取的期模板太不适合或骨的位置太差会自动报警。

二、骨密度（bone mineral density，BMD）

骨密度测量目前普遍采用双能 X 线吸收法（DXA）、定量计算机断层成像法（quantitative computed tomography，QCT）、单光子或单能吸收法（single photon absorptiometry/single X - ray absorptiometry，SPA/SXA）、定量超声法（quantitative ultrasound，QUS）。其中 DXA 是目前诊断的"金标准"，是技术最成熟的测量方法，有较好的重复性，辐射量低（有效剂量：$1 \sim 3\mu Sv$），多数流行病学研究采用该测量方法。另外，DXA 的骨密度结果与骨折危险性相关，多数临床药物研究和疗效观察也采用此测量方法。以下介绍双能 X 线骨密度仪测定骨密度。

1. 测量前准备 打开仪器，先通过仪器自身的质量保证系统进行自检，自检通过方能进行骨密度测量。另外在开始前需要注意下列事项：

（1）衣物限制：确定患者取下可以削弱 X 射线光束的物件，例如，具有拉链、锁扣、带扣的衣物。要求患者穿着运动装前来检查，或提供检查服。

（2）放射性核素和不透射线药剂：确定患者在过去的 3 ~ 5 天内没有服用或注射放射性核素和不透射线药剂。如果患者曾经进行使用此类药剂的测试，请将测量延后直到患者体内不再存有该元素的痕迹，一般需 72 小时。最好能咨询放射安全机构。

（3）孕期限制：怀孕妇女测量时，胎儿可能会暴露在小剂量辐射中。如果临床处理不受影响，可将测量延后直到孕期结束。

2. 体位

（1）脊柱骨密度测量

①使用足部泡沫块定位器：使用支撑块抬高患者的脚部，确保患者的大腿与扫描床面成 60°或 90°，有助于隔离椎骨和使后背底部平躺。

②不使用足部泡沫块定位器：扫描床中线作为参考，确保足部支架居中，将中线与足部支架的底座上导线对齐，向内旋转患者的腿，然后

将患者的足部固定在足部支架上(建议不要脱鞋)。

(2)股骨/双股骨骨密度测量:患者身体必须在扫描床的中间(使用扫描床的中线作为参考校正)。患者的手臂应在胸前交叉,远离髋的边侧。

(3)前臂骨密度测量:患者坐在扫描床旁边的椅子上,手臂放置在定位板上,手掌朝下,松开拳头,将前臂捆束于专用测量器上进行测量。

(4)脊柱侧位测量:将侧位定位器放在扫描床上,在扫描床上放置一个枕头以支撑患者头部,患者膝盖朝向胸部定位,直到背部下方与双肩平直靠着侧位定位器,确定患者脊柱与扫描床平行,手臂从胸前形成 90°。

(5)APVA 脊柱几何/形态计量法测量:让患者平直躺于中央,激光定位在其肚脐下方约 5cm 处。

(6)全身骨密度测量:确保将所有会减弱结果的材料(腰带、金属纽扣等)从测量区除去。患者的身体必须在扫描床的中间。使用扫描床的中线作为参考,校正患者位置(如果患者身体比扫描区域宽,则可以调整位置进行半身扫描),除了身体的整个左侧或右侧外,整个头部和脊柱也应包含在扫描窗口内;患者的手部应该拇指朝上,手掌朝向腿部,手臂顺着身体摆放,如果可能,手不应接触腿部,且需检查患者手臂是否在扫描床垫上的扫描区线条内。

3. 扫描测量 各个测量部位均按测量仪说明书上规定的测量操作模式进行自动扫描测量。

4. 结果分析和评价 通常以感兴趣区边缘线为计算密度的界线。要注意:骨骼架构明显变形,例如骨赘、椎间盘变性病、脊髓关节炎、脊椎前移、脊柱后凸侧弯和椎骨骨折以及主动脉中的大量钙沉积物,都会错误地提高脊骨的矿质值。

(1)测量结果的报告:不同厂家生产的仪器,都有其统一的结果报告格式。报告单上给出被测者各椎体骨密度值(g/cm^2)和平均骨密度值,也给出 T 记分值[将检测者检测所得到骨密度与 30～35 岁健康年轻人的骨密度做比较,以得出高出(＋)或低于(－)年轻人的标准差数]。实际临床工作中通常用 T 值来判断骨密度是否正常。

（2）评价标准：根据 2017 年版的《原发性骨质疏松症诊疗指南 2017》，诊断标准如下：

①基于 BMD 的诊断：DXA 测量的 BMD 是目前通用的骨质疏松症诊断指标。对于绝经后女性、50 岁及以上男性，建议参照 WHO 推荐的诊断标准，基于 DXA 测量结果，BMD 低于同性别、同种族健康成人的骨峰值 1 个标准差及以内属正常；降低 1 ~ 2.5 个标准差为骨盐低下（或低骨量）；降低等于和超过 2.5 个标准差为骨质疏松；BMD 降低程度符合骨质疏松诊断标准，同时伴有一处或多处脆性骨折为严重骨质疏松。BMD 通常用 T - 值表示，T - 值 =（实测值 - 同种族同性别正常青年人峰值 BMD）/同种族同性别正常青年人峰值 BMD 的标准差。基于 DXA 测量的中轴骨（腰椎 1 ~ 4、股骨颈或全髋）BMD 或桡骨远端 1/3 BMD 对骨质疏松症的诊断标准是 T - 值 ≤ - 2.5。对于儿童、绝经前女性和 50 岁以下男性，其 BMD 水平的判断建议用同种族的 Z - 值表示，Z - 值 =（BMD 测定值 - 同种族同性别同龄人 BMD 均值）/同种族同性别同龄人 BMD 标准差。将 Z - 值 ≤ - 2.0 视为"低于同年龄段预期范围"或低骨量。

②基于脆性骨折的诊断：脆性骨折是指受到轻微创伤或日常活动中即发生的骨折。如髋部或椎体发生脆性骨折，不依赖于 BMD 测定，临床上即可诊断骨质疏松症。而在肱骨近端、骨盆或前臂远端发生的脆性骨折，即使 BMD 测定显示低骨量（ - 2.5 < T - 值 < - 1.0），也可诊断为骨质疏松症。

第五节　常用检查正常值

一、体温、脉搏、呼吸与血压

1. 体温（正常参考值）

（1）口温：36.3 ~ 37.2℃。

（2）腋温：36.0 ~ 37.0℃。

（3）肛温：36.5 ~ 37.5℃。

2. 脉搏（正常参考值）

（1）新生儿：120~140 次/分。

（2）婴儿：110~130 次/分。

（3）1~3 岁：100~120 次/分。

（4）4~7 岁：80~100 次/分。

（5）8~14 岁：70~90 次/分。

（6）成人：60~100 次/分；常为 70~80 次/分。

（7）老人：55~60 次/分。

3. 呼吸频率（正常参考值）

（1）新生儿：40~45 次/分。

（2）<1 岁：30~40 次/分。

（3）1~3 岁：25~30 次/分。

（4）4~7 岁：20~25 次/分。

（5）8~14 岁：18~20 次/分。

（6）成人：12~20 次/分。

4. 血压 成人血压水平分类见表 52。不同年龄小儿血压的正常值公式推算

收缩压（mmHg）= 80 + （年龄×2），舒张压为收缩压的 2/3。

表 52　成人血压水平分类　　　　单位：mmHg

分类	收缩压	舒张压
正常血压	<120	<80
正常高值血压	120~139	80~89
高血压	≥140	≥90
1 级高血压	140~159	90~99
2 级高血压	160~179	100~109
3 级高血压	≥180	≥110
单纯收缩期高血压	≥140	<90

二、心肺功能

1. 心功能 反应心室收缩功能的指标

（1）每搏量（SV）：指左室每次心动周期排出的血量。

正常值：65～70mL。

（2）心排出量（CO）：指每分钟左室泵至全身循环的血量。

正常值：4～7L/min。

（3）心脏指数（CI）：指由心脏泵出的血量（L/min）除以体表面积（m^2）得出的数值。

正常值：3.0～3.5L/（min·m^2）。

（4）射血分数（EF）：指每搏量占左心室舒张期末期容积的百分比。

正常值：≥50%。

（5）左室射血分数（EF）：是评价左室收缩功能比较稳定的指标，其测量方法简单，临床应用最为广泛。

EF：40%～50%为轻度降低。

30%～40%为中度降低。

＜30%为重度降低。

2. 肺功能

（1）潮气量（TV）：是指平静呼吸时每次吸入或呼出的气量。

正常值：成人500mL。

（2）补吸气量（IRV）：是指平静吸气末，再尽力吸气所能吸入的气体量。

正常值：男性2.16L；女性1.50L。

（3）补呼气量（ERV）：是指平静呼气末，再尽力呼气所能呼出的气体量。

正常值：男性910mL；女性560mL。

（4）余气量（RV）：是指最大呼气末尚存留于肺内不能再呼出的气体量。

正常值：成人1000～1500mL。

（5）肺活量（VC）：是指在最大吸气后，尽力呼气的气体量。

正常值：男性3500mL；女性2500mL。

3. 血氧浓度(正常参考值)

(1)动脉血氧分压(PaO_2):12.6～13.3kPa(95～100mmHg)。

(2)动脉血二氧化碳分压($PaCO_2$):4.7～6.0kPa(35～45mmHg)。

(3)动脉血氧饱和度(SaO_2):0.95～0.98(95%～98%)。

(4)静脉血氧饱和度(SvO_2):0.64～0.88(64%～88%)。

三、血液检查

1. 血常规(正常参考值)

(1)红细胞(RBC)

新生儿:(6.0～7.0)×10^{12}/L。

婴儿:(5.2～7.0)×10^{12}/L。

儿童:(4.2～5.2)×10^{12}/L。

成人男:(4.0～5.5)×10^{12}/L。

成人女:(3.5～5.0)×10^{12}/L。

(2)血红蛋白(Hb)

男性:120～160g/L。

女性:110～150g/L。

新生儿:170～200g/L。

(3)白细胞(WBC)

成人:(4.0×100)×10^9/L。

新生儿:(15.0×20)×10^9/L。

(4)白细胞分类计数(DC)

中性粒细胞:0.5～0.7(50%～70%)。

嗜酸性粒细胞:0.005～0.05(0.5%～5%)。

嗜碱性粒细胞:0～0.01(0～1%)。

淋巴细胞:0.20～0.40(20%～40%)。

单核细胞:0.03～0.08(3%～8%)。

(4)血小板计数

正常参考值:(100～300)×10^9/L。

2. 凝血检测

（1）血浆凝血酶原时间（PT）

正常参考值：10～14秒。测定值超过正常对照值3秒为异常。

临床意义：凝血酶原时间是检查外源性凝血因子的一种过筛试验，是用来证实先天性或获得性纤维蛋白原凝血酶原和凝血因子Ⅴ、Ⅶ、Ⅹ的缺陷或抑制物的存在，同时用于监测口服抗凝剂的用量，是监测口服抗凝剂的首选指标。

PT延长：见于先天性凝血因子Ⅰ（纤维蛋白原）、Ⅱ（凝血酶原）、Ⅴ、Ⅶ、Ⅹ缺乏；获得性凝血因子缺乏，如严重肝病、维生素K缺乏、使用抗凝药物等。

PT缩短：血液高凝状态，如心肌梗死、脑栓塞、深静脉血栓形成、多发性骨髓瘤等。

（2）活化部分凝血活酶时间（APTT）

正常参考值：20～40秒。测定值与正常对照值比较，延长超过10秒为异常。

临床意义：活化部分凝血活酶时间（APTT）是检查内源性凝血因子的一种过筛试验，是用来证实先天性或获得性凝血因子Ⅷ、Ⅸ、Ⅺ的缺陷或是否存在它们相应的抑制物等。

延长：见于因子Ⅻ、Ⅺ、Ⅸ、Ⅷ、Ⅹ、Ⅴ、Ⅱ、PK（激肽释放酶原）、HMWK（高分子量激肽原）和纤维蛋白原缺乏。另外，APTT还是监测普通肝素的首先指标。

缩短：见于血栓性疾病和血栓前状态，但灵敏度和特异度差。

（3）凝血酶时间（TT）

正常值：手工法16～18秒。超过正常对照值3秒为延长。

临床意义：凝血酶时间（TT）能反映血浆内纤维蛋白原水平及血浆中肝素样物质的多少。

延长：见于低（无）纤维蛋白原血症和异常纤维蛋白原血症；血中纤维蛋白（原）降解产物（FDPs）增高；血中有肝素或类肝素物质存在。

缩短：无临床意义。

（4）纤维蛋白原（Fg）

正常参考值：2～4g/L。

临床意义：纤维蛋白原即凝血因子I，是凝血过程中的主要蛋白质。

增高：见于糖尿病、急性心肌梗死、风湿病、急性肾小球肾炎、大面积烧伤、多发性骨髓瘤、休克、妊娠高血压综合征、急性感染、恶性肿瘤以及血栓前状态、部分老年人等。

减低：见于弥散性血管内凝血（DIC）、原发性纤溶症、重症肝炎、肝硬化和低（无）纤维蛋白原血症。

（5）纤维蛋白（原）降解产物（FDP）

正常参考值：$0 \sim 5mg/L$。

临床意义：阳性或增高见于原发性纤维蛋白溶解和继发性纤维蛋白溶解，后者如DIC、恶性肿瘤、急性早幼粒细胞白血病、肺栓塞、深静脉血栓形成、肾脏疾病、肝脏疾病、器官移植术后的排异反应、溶栓治疗等。

（6）抗凝血酶Ⅲ（AT－Ⅲ）

正常值：$290g/L \pm 30.2g/L（90.3\% \pm 13.2\%）$。

临床意义：反应机体抗凝系统的功能。升高一般不会引起病理性后果，减少见于遗传性抗凝血酶Ⅲ缺乏，抗凝血酶Ⅲ缺乏见于各种肝病，如肝硬化、肝癌晚期等。

（7）国际标准化比值（INR）

正常参考值：1.0 ± 0.1。

临床意义：国际标准化比值是标准化的凝血时间（PT）与常模凝血时间（MNPT）之比，公式为 INR = PT/MNPT。常模凝血时间是指正常健康人群的平均凝血时间，用于作为一种对照基准，从而可以将不同实验室的结果进行标准化比较。

INR值过低：会增加血栓形成风险。

INR值过高：会增加出血风险。

3. 血液生化检测

（1）血清总蛋白（TP）：$60 \sim 80g/L$。

（2）血清清蛋白（A）：$40 \sim 55g/L$。

（3）血清球蛋白（G）：$20 \sim 30g/L$。

（4）清蛋白/球蛋白比值（A/G）：$（1.5 \sim 2.5）:1$。

（5）血清前清蛋白：$280 \sim 360mg/L$。

（6）空腹血糖：$3.9 \sim 6.1mmol/L$。

（7）服糖后 0.5～1 小时血糖：7.8～9.0mmol/L。

（8）服糖后 2 小时血糖：＜7.8mmol/L。

（9）服糖后 3 小时血糖：恢复至空腹水平。

（10）糖化血红蛋白（GHb）

电泳法为 5.6%～7.5%。

微柱法为 4.1%～6.8%。

（11）血清总胆固醇（TC）：2.9～6.0mmol/L。

（12）血清三酰甘油（TG）：0.56～1.70mmol/L。

（13）高密度脂蛋白胆固醇（HDL－C）：0.94～2.0mmol/L。

（14）低密度脂蛋白胆固醇（LDL－C）：2.07～3.12mmol/L。

（15）血清钾：3.5～5.5mmol/L。

（16）血清钠：135～145mmol/L。

（17）血清氯：95～105mmol/L。

（18）血清钙：2.25～2.58mmol/L。

（19）血清总胆红素（STB）：3.4～17.1μmol/L。

（20）血清结合胆红素（CB）：0～6.8μmol/L。

（21）血清非结合胆红素（UCB）：1.7～10.2μmol/L。

（22）肌酐（CRE）

全血：88.4～176.8μmol/L。

血清或血浆：男性 53～106μmol/L；女性 44～97μmol/L。

（23）尿酸

磷钨酸盐法：男性 268～488μmol/L；女性 178～387μmol/L。

酶法：男性 208～428μmol/L；女性 155～357μmolL；儿童 119～327μmol/L。

（24）丙氨酸氨基转移酶（ALT）：5～40U/L。

（25）天冬酸氨基转移酶（AST）：8～40U/L。

（26）血清碱性磷酸酶（ALP）：男性 45～125U/L；女性 20～49 岁为 30～100U/L，50～79 岁为 50～135U/L。

（27）肌酸激酶（CK）：男性 15～163U/L；女性 3～135U/L（肌酸显色法）。

（28）血清淀粉酶（AMY）：血液 35～135U/L（麦芽七糖法）。

4. 内分泌激素检测

（1）血甲状素（T_4）：65～155nmol/L（放免法）。

（2）血游离甲状腺素（FT_4）：10.3～25.7pmol/L（放免法）。

（3）血三碘甲腺原氨酸（T_3）：1.6～3.0nmol/L（放免法）。

（4）血游离三碘甲腺原氨酸（T_3）：6.0～11.4pmol/L（放免法）。

（5）反三碘甲腺原氨酸（RT_3）：0.2～0.8nmol/L（放免法）。

（6）基础代谢率（BMR）：－0.10～＋0.10（－10%～＋10%）。

（7）血甲状旁腺激素（PTH）：1～10pmol/L（免疫化学发光法）。

（8）血生长激素（GH）：男性成人＜2.0μg/L；女性成人＜10.0μg/L；儿童＜20.0μg/L（放免法）。

四、排泄物检测

1. 尿液

（1）尿量：1000～2000mL/24h。

（2）外观：透明，淡黄色。

（3）比重：1.015～1.025。

（4）蛋白质：阴性（定性）。

（5）葡萄糖：阴性（定性）。

（6）酮体：阴性（定性）。

（7）尿隐血试验：阴性。

（8）尿淀粉酶 somogyi 法：＜1000U。

（9）尿沉渣检查

白细胞：＜5个（每高倍视野）。

红细胞：＜3个（每高倍视野）（0或偶见）。

扁平或大圆上皮细胞：少许（每高倍视野）。

透明管型：偶见（每高倍视野）。

2. 粪便

（1）量：100～300g/24h。

（2）颜色：黄褐色。

（3）胆红素：阴性。

（4）隐血试验：阴性。

（5）细胞、上皮细胞或白细胞：无或偶见（每高倍视野）。

后　记

　　《人体基础与健康维护》是一本关于人体生理基础和健康生活方式的指导书。全书从人体各个系统的基本结构与功能入手，详细阐述了人体的物质需要、常见疾病的预防以及心理健康维护等内容，并重点讨论了均衡饮食、适量运动、规律作息和心理健康等关键要素对健康维护的意义，目的是帮助读者建立科学的生活方式，关注自己的身体需求。健康的身体是实现人生目标的基础，也是享受美好生活的保障，请大家始终把健康放在首位，更好地为自己的健康做出选择。随着科技的飞速发展，未来健康领域将迎来更多突破和创新，我们将密切关注这些进步，并在未来的作品中与大家分享。

　　在本书的写作过程中，我们得到了西北大学出版社医学编辑部各位老师的帮助和支持，在此表示衷心感谢。尽管我们尽力确保本书内容的准确性和完整性，但由于知识更新速度之快，书中难免存在一些不足之处。如有任何疑问或建议，请随时与我们联系。我们期待读者的反馈，以便在未来不断改进和提高。

　　再次感谢您选择阅读《人体基础与健康维护》，希望您能将书中的知识运用到实际生活中，享受到真正的健康带来的快乐与满足。愿您的人生因健康而更加精彩！

参考文献

［1］丁文龙，刘学政．系统解剖学［M］.9 版．北京：人民卫生出版
　　社，2018.

［2］Susan Standring. 格氏解剖学：第 39 版［M］.徐群渊主译．北京：北
　　京大学医学出版社，2008.

［3］王庭槐．生理学［M］.9 版．北京：人民卫生出版社，2021.

［4］中国营养学会．中国居民膳食指南［M］.北京：人民卫生出版
　　社，2022.

［5］杨月欣，葛可佑．中国营养科学全书［M］.北京：人民卫生出版
　　社，2019.

［6］中国营养学会．中国居民膳食营养素参考摄入量［M］.北京：人民
　　卫生出版社，2023.

［7］中国营养学会．中国学龄儿童膳食指南［M］.北京：人民卫生出版
　　社，2022.

［8］史俊楠．现代口腔内科学［M］.北京：高等教育出版社，2000.

［9］邱蔚六．口腔颌面外科学［M］.6 版．北京：人民卫生出版社，2008.

［10］孙力，刘春艳，杨杨，等．下颌阻生第三磨牙与下颌管关系分型
　　　的研究［J］.实用口腔医学杂志，2021，37（2）：246 － 249.

［11］马轩祥．口腔修复学［M］.5 版．北京：人民卫生出版社，2003.

［12］傅民魁．口腔正畸学［M］.3 版．北京：人民卫生出版社，2001.

［13］刘宝林．口腔种植学［M］.北京：人民卫生出版社，2011.

［14］葛均波，徐永健．内科学［M］.8 版．北京：人民卫生出版社，2015.

［15］陈孝平，汪建平．外科学［M］.8 版．北京：人民卫生出版社，2015.

［16］杨文洁，严福华．2022 年美国国立综合癌症网络（NCCN）《肺癌筛
　　　查临床实践指南》（第 2 版）解读［J］.诊断学理论与实践，2022，
　　　22（1）：14 － 20.

［17］赫捷，陈万青，沈洪兵，等．中国人群肝癌筛查指南（2022，北京）［J］．中国肿瘤，2022，31(8)：587－631.

［18］赫捷，陈万青，李兆申，等．中国胃癌筛查与早诊早治指南（2022，北京）［J］．中国肿瘤，2022，31(7)：488－527.

［19］陈万青，李霓，兰平，等．中国结直肠癌筛查与早诊早治指南（2020，北京）［J］．中国肿瘤，2021，30(1)：1－28.

［20］中华人民共和国国家卫生健康委员会．乳腺癌诊疗指南（2022年版）［J］．中国合理用药探索，2022，19(10)：1－26.

［21］邵俊杰，倪洁丽，李琥，等．下颌神经管结构、位置与分支的CBCT影像研究［J］．口腔生物医学，2018，9(3)：148－151.

［22］姚树桥，杨彦春．医学心理学［M］．6版．北京：人民卫生出版社，2013.

［23］白人驹，徐克．医学影像学［M］．7版．北京：人民卫生出版社，2014.

［24］万雪红，卢雪峰．诊断学［M］．9版．北京：人民卫生出版社，2018.

［25］卞金有．口腔公共卫生［M］．南宁：广西科学技术出版社，2018.